妇科护理学

第2版

（供助产及相关专业用）

主　编　谭　严

副主编　路红春　梁　娟　王琳云

编　者　（以姓氏笔画为序）

王琳云（重庆市万州区妇幼保健院）

李海燕（益阳医学高等专科学校）

苏会港（漯河医学高等专科学校）

梁　娟（江苏医药职业学院）

蒋　佩（重庆三峡医药高等专科学校）

路红春（安庆医药高等专科学校）

廉　萍（长沙卫生职业学院）

谭　严（重庆三峡医药高等专科学校）

中国健康传媒集团

中国医药科技出版社

内 容 提 要

本教材为"全国高等职业院校护理类专业第二轮教材"之一，教材的广度和深度适宜，内容紧密结合岗位能力要求、理论与实践结合、对接护士执业资格考试大纲要求，免费搭载与纸质教材配套的在线学习平台，将价值塑造、知识传授和能力培养三者融为一体。本教材全面介绍了妇科常见病、多发病，包括女性生殖系统炎症、肿瘤、损伤及发育异常、女性生殖内分泌异常及其他一些特有疾病患者的护理，同时还介绍了计划生育、妇女保健等内容。本教材为书网融合教材，即纸质教材有机融合电子教材、教学配套资源（PPT、微课、视频、图片等）、题库系统、数字化教学服务（在线教学、在线作业、在线考试），使教材内容立体化和生动化，易教易学。

本教材可供全国高等职业院校助产专业及相关专业师生教学使用，也可作为医药行业成人教育、培训和自学用书。

图书在版编目（CIP）数据

妇科护理学/谭严主编. — 2 版 . —北京：中国医药科技出版社，2022.12

全国高等职业院校护理类专业第二轮教材

ISBN 978 – 7 – 5214 – 3522 – 1

Ⅰ.①妇… Ⅱ.①谭… Ⅲ.①妇科学 – 护理学 – 高等职业教育 – 教材 Ⅳ.①R473.71

中国版本图书馆 CIP 数据核字（2022）第 252362 号

美术编辑 陈君杞

版式设计 友全图文

出版　**中国健康传媒集团** | 中国医药科技出版社

地址　北京市海淀区文慧园北路甲 22 号

邮编　100082

电话　发行：010 – 62227427　邮购：010 – 62236938

网址　www.cmstp.com

规格　889 × 1194mm $\frac{1}{16}$

印张　11 $\frac{1}{2}$

字数　339 千字

初版　2018 年 8 月第 1 版

版次　2022 年 12 月第 2 版

印次　2024 年 1 月第 2 次印刷

印刷　大厂回族自治县彩虹印刷有限公司

经销　全国各地新华书店

书号　ISBN 978 – 7 – 5214 – 3522 – 1

定价 39.00 元

获取新书信息、投稿、为图书纠错，请扫码联系我们。

为贯彻落实《国家职业教育改革实施方案》《职业教育提质培优行动计划（2020—2023年）》《关于推动现代职业教育高质量发展的意见》等有关文件精神，不断推动职业教育教学改革，对标国家健康战略、对接医药市场需求、服务健康产业转型升级，支撑高质量现代职业教育体系发展的需要，中国医药科技出版社在教育部、国家药品监督管理局的领导下，在本套教材建设指导委员会主任委员西安交通大学医学部李小妹教授，以及长春医学高等专科学校、江苏医药职业学院、江苏护理职业学院、益阳医学高等专科学校、山东医学高等专科学校、遵义医学高等专科学校、长沙卫生职业学院、重庆医药高等专科学校、重庆三峡医药高等专科学校、漯河医学高等专科学校、皖西卫生职业学院、辽宁医药职业学院、天津生物工程职业技术学院、承德护理职业学院、楚雄医药高等专科学校等副主任委员单位的指导和顶层设计下，通过走访主要院校对2018年出版的"全国高职高专院校护理类专业'十三五'规划教材"进行了广泛征求意见，有针对性地制定了第二版教材的出版方案，旨在赋予再版教材以下特点。

1. 强化课程思政，体现立德树人

坚决把立德树人贯穿、落实到教材建设全过程的各方面、各环节。教材编写应将价值塑造、知识传授和能力培养三者融为一体，在教材专业内容中渗透我国医疗卫生事业人才培养需要的有温度、有情怀的职业素养要求，着重体现加强救死扶伤的道术、心中有爱的仁术、知识扎实的学术、本领过硬的技术、方法科学的艺术的教育，为人民培养医德高尚、医术精湛的健康守护者。

2. 体现职教精神，突出必需够用

教材编写坚持现代职教改革方向，体现高职教育特点，根据《高等职业学校专业教学标准》《职业教育专业目录（2021）》要求，以人才培养目标为依据，以岗位需求为导向，进一步优化精简内容，落实必需够用原则，以培养满足岗位需求、教学需求和社会需求的高素质技能型人才准确定位教材。

3. 坚持工学结合，注重德技并修

本套教材融入行业人员参与编写，强化以岗位需求为导向的理实教学，注重理论知识与岗位需求相结合，对接职业标准和岗位要求。在教材正文适当插入临床案例，起到边读边想、边读边悟、边读边练，做到理论与临床相关岗位相结合，强化培养学生临床思维能力和操作能力。

4. 体现行业发展，更新教材内容

教材建设要根据行业发展要求调整结构、更新内容。构建教材内容应紧密结合当前临床实际要求，注重吸收临床新技术、新方法、新材料，体现教材的先进性。体现临床程序贯穿于教学的全过程，培养学生的整体临床意识；体现国家相关执业资格考试的有关新精神、新动向和新要求；满足以学生为中心而开展的各种教学方法的需要，充分发挥学生的主观能动性。

5. 建设立体教材，丰富教学资源

依托"医药大学堂"在线学习平台搭建与教材配套的数字化资源（数字教材、教学课件、图片、视频、动画及练习题等），丰富多样化、立体化教学资源，并提升教学手段，促进师生互动，满足教学管理需要，为提高教育教学水平和质量提供支撑。

本套教材凝聚了全国高等职业院校教育工作者的集体智慧，体现了凝心聚力、精益求精的工作作风，谨此向有关单位和个人致以衷心的感谢！

尽管所有参与者尽心竭力、字斟句酌，教材仍然有进一步提升的空间，敬请广大师生提出宝贵意见，以便不断修订完善！

数字化教材编委会

主　编　谭　严
副主编　路红春　梁　娟　王琳云
编　者　（以姓氏笔画为序）
　　　　王琳云（重庆市万州区妇幼保健院）
　　　　李海燕（益阳医学高等专科学校）
　　　　苏会港（漯河医学高等专科学校）
　　　　梁　娟（江苏医药职业学院）
　　　　蒋　佩（重庆三峡医药高等专科学校）
　　　　路红春（安庆医药高等专科学校）
　　　　廉　萍（长沙卫生职业学院）
　　　　谭　严（重庆三峡医药高等专科学校）

前言 PREFACE

本教材是"全国高等职业院校护理类专业第二轮教材"之一，根据《高等职业学校专业教学标准》《职业教育专业目录（2021）》要求，以人才培养目标为依据，由来自全国不同地区、多所学校和医院的专职护理教师和临床妇产科护理专家悉心编写而成。本教材结合党的二十大会议精神，融入课程思政元素，旨在适应学科发展，进一步提升教材质量，更好地满足教学要求。

妇科护理学实践应用性强，主要介绍护理及助产专业学生进入临床实践必须掌握的基础知识和基本技能。本教材坚持现代职教改革方向，在体现"三基""五性"的基础上，突出职业教育和岗位能力需求特点，渗透有温度、有情怀的职业素养要求，着重体现加强救死扶伤的道术、心中有爱的仁术、知识扎实的学术、本领过硬的技术、培养医德高尚、医术精湛的健康守护者。全书共十八章，全面介绍了妇科健康史采集及检查、妇科炎症、肿瘤、性传播疾病等常见病、多发病、妇女保健、计划生育，以及妇科常用护理技术等妇科护理相关知识。在每章开头设有明确的"学习目标"，以便学生抓住重点；"情境导入"引导学生带着具体问题学习；挖掘蕴含于课程内容的思政元素，增加"素质提升"模块，积极引导当代学生树立正确的的世界观、人生观和价值观，实现与思想政治理论课的同向同行。在出版纸质教材的同时，免费为师生搭建"医药大学堂"在线学习平台（含数字教材、PPT课件、图片、视频、微课、在线题库等），使教学资源更加多元化、立体化，促进学生自主学习。

本教材适用于助产、护理专业高职高专层次教育或成人继续教育，也可用于临床助产士、护士执业资格考试及相关培训、自学使用。

本教材得到了编者所在院校领导和广大妇科护理学教师的指导和帮助，在此表示诚挚的谢意！鉴于助产专业的快速发展，也限于编者们的知识面和护理实践的区域局限性，书中难免存在疏漏和不足之处，热忱欢迎广大师生及读者批评指正，以便修订完善，共同打造精品教材。

编 者
2022 年 10 月

CONTENTS **目录**

绪　论

一、妇科护理学的定义与范畴

妇科护理学是诊断并处理女性在非妊娠状态下现存和潜在的生殖系统健康问题，运用护理程序为其提供整体护理的一门科学。妇科护理学的研究领域已从单纯的"疾病护理"向"健康促进"过渡，包括妇科疾病护理、计划生育指导及妇女保健内容。妇科疾病护理主要包括女性生殖系统炎症、生殖系统肿瘤、生殖器官损伤及发育异常、生殖内分泌异常及其他一些特有疾病患者的护理；计划生育及生殖健康护理主要对女性非意愿妊娠的预防和指导；妇女保健是根据女性各阶段的生理特点，采取有效的防御措施，对妇女开展预防保健工作，不断提高妇女健康水平。

二、妇科护理学的发展概况

约在公元前 1825 年，古埃及的《Kahun 妇科纸草书》就专门论述了女性健康及疾病处理方法，被认为是第一部妇产科学专著；至公元前 460 年，著名"医学之父"希波克拉底（Hippocrates）在其《希氏医学》这部医学巨著中对一些妇科疾病如痛经、月经失调、不孕、盆腔炎症做了详细的观察和记载。古罗马医学家 Soranus（公元 98—138 年）撰写的《论妇女病》对月经、避孕、分娩、婴儿护理作了详细论述，被誉为妇产科学的创始人。1801 年阴道窥器问世，使妇科检查发生了重大变化。1809 年美国外科医师 McDowell 医师成功切除了巨大卵巢囊肿，是人类历史上第一例妇科腹部手术。

中医是世界上最古老的医学形式之一，妇科护理学成为专门学科已有悠久的历史，几千年来，在妇科诊治方面积累了诸多中医护理方法、经验和理论。2000 多年前中医古典巨著《黄帝内经》中的《素问》篇里有对女性生理和月经疾患的认识和解释。东汉张仲景著述的《金匮要略》记载了带下、无月经、痛经等病症。唐代孙思邈著有《备急千金要方》将妇科列为首卷。汉、隋、唐时期各学者对于阴道炎症、瘙痒等均有详细论述，并主张用各种局部灌洗方法和坐浴进行治疗，至今这些方法仍在临床常用。宋代陈自明的《妇人大全良方》系统概括了妇产全科疾病，为以后妇产科学的发展做出了卓越的贡献。

近代妇科学及妇科护理学的发展更为迅速。1960 年口服避孕药的上市，使妇女可以控制生育而提高生活质量。1978 年诞生了世界第一例试管婴儿，标志着人类生殖医学技术的重大进展。20 世纪的医学发展突飞猛进，一大批新理论、新技术和新观念出现。微创理念与技术的引入，特别是内镜技术及机器人在妇科诊疗中的应用带来了突破性的进步。妇女保健学的建立与发展为改善妇女身心健康状况提供了保障。信息科学、电子通讯、计算机技术与临床医学及护理学的结合，使远程医疗护理服务得以覆盖偏远或医疗欠发达地区，让更多的女性享受到高水平的医疗卫生服务。

三、妇科护理学的学习方法

1. 树立整体护理观念　学习者需理解人体是一个有机整体，生殖系统是女性整体的一部分。认识生育、衰老对一个女人的影响，以及妇科疾病对女性行为与态度、事业与家庭、生理与心理的影响。

2. 建立妇科与产科的联系　由于女性生殖系统的特殊性，妇科与产科在临床工作中密不可分，妇科与产科的某些疾病甚至互为因果关系，因此学习者需把握两者的联系，理解促进妇科患者的健康对促进生育健康具有重要意义。

3. 认识到妇科护理与临床其他专科护理相互影响 不同年龄段的妇科患者往往面临内科、外科、儿科等其他专科护理问题，需要护理人员为其提供全面的护理服务。因此学好妇科护理课程必须具备前期课程学习的基础，除基础医学知识和社会人文知识外，还需认真学习内科护理、外科护理、儿科护理等专科护理的知识及技能。

最后，还要充分认识到妇科护理学作为一门实践性课程，护理的对象为女性，相关疾病多涉及患者隐私，护士应尊重并维护其尊严，为其保守秘密，涉及私密部位操作时，注意做好解释并有效遮挡，保护患者隐私。在学习的全过程中强调理论联系实际、培养临床评判性思维，学做一体，运用护理程序、针对个体差异性提供个性化整体护理，为护理对象提供高质量的护理服务，最大限度满足护理对象的需求。

（谭　严）

第一章　妇科患者健康史采集及身体评估

PPT

◎ 学习目标

1. 通过本章学习，重点掌握妇科健康史的采集方法与内容、妇科检查的护理配合及注意事项。

2. 学会运用所学知识，配合医师进行妇科健康史的采集，并准确书写妇科护理文书；具有良好的沟通协作能力及尊重和保护患者隐私的意识。

健康史采集和体格检查是妇科临床实践的基本技能，既有与其他各科检查相同的基本内容和基本方法，又有其自身的特点。通过妇科患者健康史采集和身体评估获取病历资料，是疾病诊断、治疗、护理、预防和预后评估的重要依据，也是临床总结经验、提高护理质量和进行科学研究的基础。护士应熟悉妇科患者常见的临床表现和盆腔检查，以便配合医生诊治并正确书写妇科护理文书，使妇科健康史和检查能够准确、系统、全面。临床工作中护理人员要运用护理程序，采集健康史、进行体格检查，评估和分析患者的心理–社会状态，根据不同服务对象的需要，制订相应的护理计划。本章主要介绍妇科健康史的采集和妇科盆腔检查的方法，重点列举妇科疾病常见症状、体征和常见护理诊断。

≫ 情境导入

情境描述　李女士，40岁，已婚。因下腹部疼痛来院就诊进行妇科检查，患者是第一次在本院做妇科检查。

讨论　1. 作为门诊护士，在进行妇科健康史采集时，重点应收集哪些方面的资料？

　　2. 在为李女士进行妇科检查时，护士应配合医师做好哪些工作？

第一节　健康史采集

健康史是护理病历的重要组成部分。采集资料是进行妇科护理评估的前提，对确定护理诊断、制订护理计划、评价护理效果有重要意义。

一、健康史采集的方法

健康史采集是指收集有关护理对象的全面资料，并加以整理、综合、判断，以了解其目前的健康状况，并评价其过去和现在的对应形态。健康史采集的方法包括交谈、观察、身体检查、心理测试、阅读检查报告等，以获得患者生理、心理、社会、精神和文化等方面的资料。护理评估的准确性有赖于收集资料的可靠性和准确性。由于妇科疾病常涉及患者个人或家庭隐私，所以在采集健康史过程中护士要关心体贴和尊重患者，在条件允许的情况下，避免第三者在场，消除其思想顾虑，以利于收集到真实的健康史、生理和心理–社会资料。询问健康史应有目的性，可采用启发式提问，但应避免暗示和主观臆测，同时注意将患者视为一个完整的个体，重视其身心状况和反应。

对危重患者在初步了解病情后，应立即抢救，以免贻误治疗。对不能口述的危重患者可询问护送转诊人员和最了解情况的家属和亲友，并在初步了解病情后，立即抢救患者以免贻误治疗。

二、健康史采集的内容

1. 一般项目　包括患者姓名、性别、年龄、籍贯、职业、民族、文化程度、宗教信仰、家庭住址、入院日期、入院方式。健康史陈述者，可靠程度。若非患者陈述，应注明陈述者与患者的关系。

2. 主诉　是指患者就诊的主要症状（或体征）及其持续时间。主诉力求简明扼要，通常不超过20个字。妇科临床常见症状有阴道流血、白带异常、外阴瘙痒、闭经、下腹痛、下腹部包块及不孕等。若患者有停经、阴道流血及腹痛三种主要症状，则要按其发生时间顺序将主诉书写为：停经×日，阴道流血×日，腹痛×小时。若患者无任何自觉症状，仅为妇科普查时发现妇科疾病（如子宫肌瘤），主诉应该写为：普查发现"子宫肌瘤"×日。

3. 现病史　是指患者本次疾病发生、发展和诊疗的全过程，是病史的主要部分，常规按时间顺序进行询问，应围绕主诉进行详细询问。包括起病时间、发病的原因及可能的诱因、主要症状特点、伴随症状、发病后诊疗情况及结果，还需了解睡眠、饮食、体重、大小便、活动能力及心理反应等一般情况的变化。

4. 月经史　询问初潮年龄、月经周期及经期持续时间、经量（询问每日更换卫生巾次数）、有无血块、颜色和性状，有无痛经及其他不适等月经期伴随症状。常规询问末次月经时间（last menstrual period，LMP）及其经量和持续时间。若其流血情况不同于以往正常月经时，还应询问再前次月经（previous menstrual period，PMP）起始日期。绝经后患者应询问绝经年龄、绝经后有无阴道出血、分泌物情况或其他不适。月经史的书写为 初潮年龄（岁）$\dfrac{\text{经期}}{\text{月经周期}}$，如初潮12岁，月经周期为28～30日，经期5～6日，可简写为：$12\dfrac{5～6}{28～30}$。

5. 婚育史　包括婚姻史、生育史和计划生育史。①婚姻史：询问婚次、每次结婚年龄、是否近亲结婚，配偶的年龄及健康情况，有无性病史及同居情况等。②生育史：询问孕产史，包括初孕和初产年龄，足月产、早产、流产次数以及现存子女数（可用4个阿拉伯数字顺序表示，依次为：足月产－早产－流产－现存子女），如足月产2次，无早产，流产1次，现存子女2人，生育史简写为"2－0－1－2"。可记录为孕3产2（G_3P_2）。同时记录分娩方式，有无难产史，新生儿出生情况，产后有无大量出血或感染史。③计划生育史：询问自然流产或人工流产情况；采用何种避孕措施及效果。

6. 既往史　是指患者过去的健康状态和患病情况。内容包括以往一般健康状况、疾病史、传染病史、预防接种史、手术外伤史、输血史、药物过敏史。重点应了解与妇科和现病史有关的既往史、手术史。

7. 个人史　询问个人生活和居住状况，有无烟、酒等个人特殊嗜好及毒品使用史等。

8. 家族史　了解父母、兄弟、姊妹及其子女健康状况，家族成员中有无遗传性疾病（如血友病、白化病等）、可能与遗传有关的疾病（如糖尿病、高血压、肿瘤等）以及传染病（如结核、梅毒等）。

三、妇科疾病常见症状

1. 阴道流血　妇女生殖道的任何部位，包括宫体、宫颈、阴道、处女膜和阴道前庭均可发生出血。虽然绝大多数出血来自宫体，但无论其源自何处，除正常月经外，均称为"阴道流血"，为妇产科疾病最常见的主诉。注意询问出血日期、出血量、持续时间、颜色、性状，有无血块或组织物，出血与月经的关系，有无诱因及伴随症状，正常的末次月经和末次前月经日期。①引起阴道流血的常见原因：生殖器炎症、生殖器肿瘤、生殖内分泌功能失调、与妊娠有关的子宫出血、生殖道损伤、全身出血性疾病等。②阴道流血的形式：月经量多（＞80ml）或经期延长但月经周期基本正常、月经周期不规则的阴道流血、长期持续阴道流血、停经后阴道流血、阴道流血伴白带增多、接触性出血（于性交或阴道检查后立即有鲜血流出）、经期之间出血、经前或经后点滴出血、绝经多年后阴道流血、外伤后阴道流血等。

年龄对阴道流血原因的判断有重要参考价值。新生女婴少量阴道流血，系因离开母体后雌激素骤然下降所致；幼女出现阴道流血应考虑有性早熟或生殖道恶性肿瘤的可能；青春期阴道流血多为无排卵性异常子宫出血；育龄妇女阴道流血应考虑与妊娠相关的疾病；绝经过渡期阴道流血以无排卵性异常子宫出血多见，但应首先排除生殖道恶性肿瘤。绝经多年后阴道流血考虑生殖道恶性肿瘤。

2. 白带异常　白带是由阴道黏膜渗出物、宫颈管及子宫内膜腺体分泌物等混合而成，其形成与雌激素的作用有关。正常白带呈白色稀糊状或蛋清样，黏稠，无腥臭味，量少。生殖道出现炎症或癌变等病变时，白带量显著增多，且性状发生改变，称病理性白带。采集健康史时注意询问白带量、颜色、性状、气味，发病时间，与月经的关系及伴随症状。临床常见的病理性白带性状有以下几种。①豆渣样或白色凝乳块状白带：为外阴阴道假丝酵母菌病的阴道分泌物特点，常伴严重外阴瘙痒或局部灼痛。②灰黄色或黄白色稀薄泡沫状白带：为滴虫阴道炎的分泌物特征，可伴外阴瘙痒。③灰白色匀质鱼腥味白带：常见于细菌性阴道病，有鱼腥臭味，伴外阴轻度瘙痒。④脓样白带：色黄或黄绿，黏稠，多有臭味，为细菌感染所致。可见于阴道炎、急性宫颈炎及宫颈管炎，宫腔积脓、宫颈癌和阴道癌并发感染或阴道内异物残留。⑤血性白带：白带中混有血液，血量多少不一，应考虑宫颈癌、子宫内膜癌、宫颈炎或子宫黏膜下肌瘤等。⑥水样白带：持续流出淘米水样白带，且具奇臭者，一般见于晚期宫颈癌、阴道癌或黏膜下肌瘤伴感染。

3. 下腹部疼痛　下腹部疼痛为妇科疾病常见的症状。采集健康史时注意询问发生时间、部位，性质及程度，起病缓急，持续时间，疼痛与月经的关系，诱因及伴随症状。应根据下腹痛的性质和特点考虑各种不同情况。①起病急缓：急骤发病者，应考虑卵巢囊肿蒂扭转或破裂，或子宫浆膜下肌瘤蒂扭转；起病缓慢而逐渐加剧者，多为内生殖器炎症或恶性肿瘤所引起；反复隐痛后突然出现撕裂样剧痛伴阴道流血者，应想到输卵管妊娠破裂或流产的可能。②下腹痛部位：下腹正中疼痛多为子宫病变引起的疼痛。一侧下腹痛应考虑为该侧子宫附件病变，如输卵管卵巢炎症、卵巢囊肿蒂扭转，右侧下腹痛还应除外急性阑尾炎等；双侧下腹痛常见于子宫附件炎性病变。③下腹痛性质：顽固性疼痛难以忍受应考虑晚期生殖器肿瘤可能，输卵管妊娠破裂或卵巢肿瘤破裂可引起撕裂性锐痛，宫腔内有积血或积脓不能排出常可导致下腹坠痛，持续性钝痛多为炎症或腹腔内积液所致，子宫或输卵管等空腔器官收缩表现为阵发性绞痛。④下腹痛时间：在月经周期中间出现一侧下腹隐痛应考虑为排卵性疼痛；经期出现腹痛可为原发性痛经或有子宫内膜异位症的可能；周期性下腹痛但无月经来潮多为经血排出受阻所致。与月经周期无关的慢性下腹痛见于下腹部手术后组织粘连、子宫内膜异位症、慢性附件炎、盆腔静脉淤血综合征及妇科肿瘤等。⑤腹痛放射部位：放射至肩部应考虑为腹腔内出血，放射至腰骶部多为宫颈、子宫病变所致，放射至腹股沟及大腿内侧一般为该侧子宫附件病变所引起。⑥腹痛伴随症状：同时有停经史多为妊娠并发症，伴恶心、呕吐考虑有卵巢囊肿蒂扭转的可能，有畏寒、发热常为盆腔炎症，有休克症状应考虑有腹腔内出血，出现肛门坠胀一般为直肠子宫陷凹有积液所致。

4. 外阴瘙痒　外阴瘙痒是妇科患者常见的症状。当瘙痒严重时，患者坐卧不安，以致影响正常工作与生活。常见原因包括　①局部原因：外阴阴道假丝酵母菌病和滴虫阴道炎是引起外阴瘙痒最常见的原因。另外，细菌性阴道病、萎缩性阴道炎、疥疮、阴虱、蛲虫病、湿疹、尖锐湿疣、疱疹、外阴鳞状上皮增生、药物过敏、化学品刺激及不良卫生习惯等，也常是引起外阴瘙痒的原因。②全身原因：糖尿病、黄疸、维生素 A 或 B 族维生素缺乏、重度贫血、白血病、妊娠期肝内胆汁淤积症。除局部原因和全身原因外，还有不明原因的外阴瘙痒。

5. **下腹部包块** 下腹部包块是妇科患者就医时的常见主诉。健康史采集时注意询问发现时间、部位、大小、活动度、硬度、增大情况、疼痛及伴随症状。包块可能是患者本人或家属无意发现，或因其他症状（如下腹疼痛、阴道流血等）做妇科检查时被发现，或体检行 B 超检查盆腔时发现。下腹部包块可来自肠道、泌尿系统、腹壁、腹膜后或生殖器官等，可以是子宫增大、附件肿块、肠道或肠系膜肿块、泌尿系肿块等。①子宫增大：位于下腹正中且与宫颈相连的包块，多为子宫增大。可能的原因是妊娠子宫、子宫肌瘤、子宫腺肌病、子宫恶性肿瘤、宫腔阴道积血或子宫积脓、子宫畸形等。②子宫附件肿块：子宫附件包括输卵管和卵巢，在正常情况下均难以扪及。常见附件包块包括输卵管（或卵巢）妊娠、附件炎性包块、卵巢子宫内膜异位囊肿、卵巢肿瘤等。

第二节　身体评估

身体评估常在采集健康史后进行，检查范围包括全身检查、腹部检查和妇科检查。除病情危急外，应按下列顺序进行。

一、全身检查

测量体温、脉搏、呼吸、血压、体重和身高。观察患者神志、精神状态、面容、体态、全身发育及毛发分布情况、皮肤、浅表淋巴结（特别是左锁骨上淋巴结和腹股沟淋巴结）、头部器官、颈、乳房、心、肺、脊柱及四肢情况。

二、腹部检查

腹部检查是妇科体格检查的重要组成部分，应在盆腔检查前进行。视诊主要观察腹部有无隆起呈蛙状腹或凹陷，腹壁有无皮疹、瘢痕、静脉曲张、妊娠纹、腹壁疝、腹直肌分离等。触诊主要了解腹壁厚度、质地，肝、脾、肾有无增大及压痛，腹部是否有压痛、反跳痛或肌紧张，能否扪到包块。有包块时应当描述其发生部位、大小（以厘米为单位或以相应的妊娠月份表示）、形状、质地、活动度、表面是否光滑、有无高低不平，以及有无压痛等。叩诊时注意鼓音和浊音分布范围，有无移动性浊音。必要时听诊了解肠鸣音情况。如为妊娠还应检查宫底高度、子宫大小、胎位、胎心音及胎儿大小等。

三、妇科检查

妇科检查，也称盆腔检查，为妇科特有的检查，包括外阴、阴道、宫颈、宫体及双侧附件检查。

1. **检查注意事项**

（1）检查者应关心体贴患者，做到亲切认真、动作轻柔。检查前做好解释工作。检查过程中注意遮挡，保护患者隐私。检查前嘱患者排空膀胱，必要时导尿。大便充盈者应排便或灌肠后再行检查。

（2）患者臀下垫单为一次性，应一人一换，以防交叉感染。

（3）患者取膀胱截石位，臀部置于检查台缘，头部稍抬高，双手平放于身旁，以使腹肌放松；检查者面向患者，立于患者两腿之间。尿瘘患者需取膝胸卧位。不宜搬动的危重患者，可直接在病床上检查。

（4）月经期应避免妇科检查，但异常阴道出血需检查者除外，此时应消毒外阴后戴无菌手套再行检查，以防感染。

（5）无性生活患者禁做阴道窥器及双合诊或三合诊检查，可行直肠－腹部诊。确有检查必要时，须先征得患者及家属同意，仅用示指放入阴道扪诊即可。

（6）腹壁肥厚、高度紧张不合作者，若妇科检查不满意，可行 B 型超声检查，必要时可在麻醉下进行检查。

（7）检查者为男性时，需有女性医护人员在场方可进行妇科检查，以缓解患者紧张，并避免不必要的误会。

素质提升

加强保护患者隐私权

《护士条例》第 18 条规定护士应当尊重、关心、爱护患者，保护患者隐私；《执业医师法》第 22 条规定医师在执业活动中要关心、爱护、尊重患者，保护患者隐私；《医疗质量管理办法》第 24 条要求医疗机构及其医务人员开展诊疗活动，应当遵循患者知情同意原则，尊重患者的自主选择权和隐私权，并对患者的隐私保密。妇科患者常由于病痛、检查、手术等涉及个人性生活、生育等隐私，易出现顾虑多、焦虑等情况，在注意心理－社会因素对其康复的影响的同时，也要加强患者隐私权保护，改善人民群众看病就医体验，增强人民群众在看病就医过程中的幸福感、安全感和获得感。

2. 检查方法及步骤

（1）外阴检查　观察外阴的发育情况、阴毛疏密及分布，有无畸形、充血、水肿、溃疡、赘生物或肿块，注意皮肤和黏膜色泽及质地变化，有无增厚、变薄或萎缩。然后用左手拇指和示指分开小阴唇，暴露阴道前庭、尿道口和阴道口。观察尿道口周围黏膜色泽及有无赘生物。未婚者的处女膜完整，其阴道口勉强可容一指；已婚者的阴道口能容成人两指通过；经产妇的处女膜仅剩余残痕或可见会阴侧切瘢痕。必要时嘱患者用力向下屏气，观察有无阴道前后壁膨出、直肠膨出、子宫脱垂或张力性尿失禁等。

（2）阴道窥器检查　根据患者年龄、身高及阴道大小和松紧程度选用合适的阴道窥器，以免给患者造成不适或影响检查效果。使用阴道窥器检查阴道和宫颈时，要注意阴道窥器的结构特点，不同方向检查阴道壁四周、阴道穹窿部及宫颈组织，以免漏诊。未婚者未经本人签字同意，禁用窥器检查。

1）放置及取出　放置窥器时，应先将其前后两叶前端合拢，表面涂润滑剂，一手拇指和示指分开小阴唇暴露阴道口，一手持窥器将两叶合拢后避开敏感的尿道周围区斜行沿阴道后壁轻轻插入阴道，边插入边将两叶转平后缓慢张开，完全暴露子宫颈、阴道壁及穹窿部，固定窥器于阴道内（图 1－1）。如拟做宫颈刮片或阴道上 1/3 段涂片细胞学检查，则不宜用润滑剂，以免影响检查结果，可改用生理盐水。取出阴道窥器时应先松开窥器固定旋钮，将两叶合拢后沿阴道侧后壁缓慢退出，以免阴道壁黏膜或小阴唇被夹入两叶间而引起疼痛或损伤。

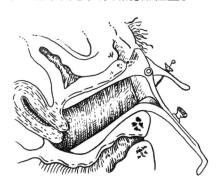

图 1－1　阴道窥器暴露宫颈

2）视诊　窥器放置好后，进行视诊，包括阴道、宫颈的视诊。①阴道视诊：前后壁、侧壁及穹窿黏膜颜色、皱襞多少，是否有阴道膈等先天畸形，有无红肿、溃疡、赘生物等。注意阴道分泌物量、性状、颜色、有无臭味。阴道分泌物异常者应做滴虫、假丝酵母菌、淋菌及线索细胞等检查。②宫颈视诊：暴露宫颈后，观察宫颈大小、位置、颜色、外口形状，有无出血、肥大、裂伤、糜烂样改变、外翻、腺囊肿、息肉、赘生物和接触性出血，宫颈管内有无出血或分泌物。必要时可采集宫颈外口鳞－柱状上皮交界处的脱落细胞或取宫颈分泌物标本。

（3）双合诊　检查者一手的示、中指放入阴道，另一手在腹部配合检查，称为双合诊。双合诊是妇科检查中最重要的检查项目。目的在于了解阴道、宫颈、宫体、输卵管、卵巢、宫旁结缔组织及骨盆腔内壁有无异常。

双合诊时，检查者戴无菌手套。一手示、中指蘸润滑剂后，顺阴道后壁轻轻插入。依次触诊：①检查阴道：通畅情况、深度、弹性，有无畸形、瘢痕、肿块及阴道穹窿情况。②检查宫颈：大小、形状、硬度及外口情况，观察有无接触性出血或宫颈举痛。通过扪及宫颈外口的方向判断宫体方向，如宫颈外口方向朝后时宫体为前倾，宫颈外口方向朝前则宫体为后倾。③检查子宫：检查者将阴道内手指置于宫颈后方，另一手掌心朝下，手指平放在患者腹部平脐，将阴道内手指向上、向前抬举宫颈时，腹部手指往下、往后按压腹壁，并逐渐向耻骨联合部移动，通过内、外手指同时分别抬举和按压，相互协调，即可扪清楚子宫的位置、大小、形状、软硬度、活动度以及有无压痛（图1-2）。正常子宫位置一般是前倾略微前屈。"倾"是指宫体纵轴与身体纵轴的关系。若宫体朝向耻骨称前倾，朝向骶骨称后倾。"屈"指宫体与宫颈间的关系。若两者间的纵轴形成的角度朝向前方为前屈，形成的角度朝向后方为后屈。④检查附件和宫旁组织：扪清子宫后，将阴道内两指由宫颈后方移至一侧穹窿部，尽可能往上向盆腔深部扪触，与此同时另一手从同侧下腹壁髂嵴水平开始由上往下按压腹壁，与阴道内手指相互对合，以触摸该侧子宫附件区有无肿块、增厚或压痛（图1-3）。同法检查另一侧。若扪及肿块，应查清其位置、大小、形状、软硬度、活动度，与子宫的关系、有无压痛等。正常卵巢偶可扪及，可活动，触之有酸胀感。正常输卵管不能扪及。

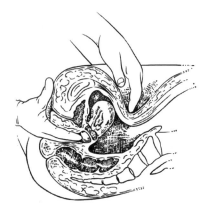

图1-2　双合诊检查子宫

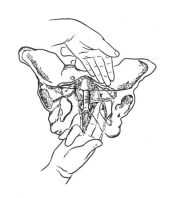

图1-3　双合诊检查附件

（4）三合诊　经直肠、阴道、腹部联合检查称为三合诊。双合诊完成后，检查者一手示指放入阴道，中指放入直肠，其余步骤与双合诊相同，是对双合诊检查不足的重要弥补（图1-4）。能更清楚地了解后倾或后屈子宫大小，发现子宫后壁、宫颈旁、直肠子宫陷凹、宫骶韧带和盆腔后部病变，估计盆腔内病变范围与子宫或直肠的关系。三合诊并非妇科检查常规项目，在妇科肿瘤、结核、炎症等疾病的评估中更重要。

（5）直肠－腹部诊　一手示指伸入直肠，另一手在腹部配合检查，称为直肠－腹部诊，简称肛－腹诊（图1-5）。适用于未婚无性生活史、阴道闭锁、经期或因其他原因不宜行双合诊的患者。

3. 妇科检查结果记录　盆腔检查结束后应将结果按解剖部位顺序记录如下。

（1）外阴　外阴发育情况、阴毛分布形态及婚产式（未婚、已婚未产或经产）。有异常时应仔细描述。

（2）阴道　阴道是否通畅，黏膜情况，分泌物的量、颜色、性状以及气味。

（3）宫颈　宫颈的大小、硬度，是否有糜烂样改变、撕裂、息肉、腺囊肿，有无接触性出血及宫颈举痛等。

（4）宫体　子宫的位置、大小、硬度、活动度，有无压痛等。

（5）附件　附件区有无增厚、肿块、粘连或压痛。如扪及肿块，应描述其位置、大小、硬度、表面是否光滑、活动度、有无压痛及其与子宫和骨盆壁的关系。左右两侧附件应分别记录。

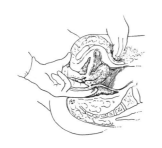

图1-4　三合诊检查

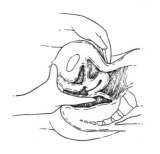

图1-5　直肠-腹部诊检查

第三节　心理-社会评估

妇科患者常由于病痛或手术涉及个人性生活、生育等隐私，影响家庭和夫妻生活，所以思想顾虑多、压力大，尤其应注意心理-社会因素对其康复的影响。心理社会评估主要是评估心理状况、精神状态、对健康问题的理解、应激水平和应对能力、人格类型等。

1. 患者对健康问题及医院环境的感知　患者对疾病的认识程度一般取决于其文化程度和病程长短。评估患者对健康问题的感受，对自己所患疾病的认识和态度，对住院、治疗和护理的期望及感受，对患者角色的接受。是否对疾病相关知识缺乏认识而表现得无所谓，或过分担心会查出更严重疾病不知道如何面对未来的压力，所以不愿意就医，也可能因为经济原因、工作忙碌、家庭矛盾或知识不足等延误就医。

2. 患者对疾病的认知和反应　可借用量化评估表，评估患者患病前以及患病后的应激方法、面对压力时的解决方式、处理问题过程中遭遇到的困难。尽可能确定导致患者疾病的社会-心理因素，并采取心理护理措施，帮助患者预防、减轻或消除心理因素对健康的影响。评估患者的睡眠、精力、食欲有无变化，评估患者的应对方式及能力。询问患者平时应对困难的方法，发现患者应对困难的潜力和积极性。

3. 患者的精神心理状态　评估发病后患者的定向力、意识水平、注意力、仪表、举止、语言、情绪、行为、沟通交流能力、思维、记忆和判断能力有无改变。患病后患者有无焦虑、恐惧、否认、绝望、自责、沮丧、悲哀、愤怒等情绪变化。

4. 人格类型　评估患者属于依赖/独立型，紧张/松弛型，主动/被动型，内向/外向型，为针对列出的护理问题制订护理措施提供相关依据。

5. 社会资源　评估患者的社会关系、生活方式、家庭关系、经济状况对疾病治疗、护理、康复的实施可能产生的影响。

答案解析

目标检测

选择题

【A1/A2 型题】

1. 观察阴道壁、子宫颈情况所用的检查方法是（　　）

    A. 外阴检查　　　　　　　　B. 阴道窥器检查　　　　　　C. 双合诊检查

    D. 三合诊检查　　　　　　　E. 肛腹诊检查

2. 了解子宫后壁及直肠子宫陷凹的病变情况，应做的检查是（　　）

    A. 外阴视诊　　　　　　　　B. B 型超声检查　　　　　　C. 阴道窥器检查

    D. 双合诊　　　　　　　　　E. 三合诊

3. 关于妇科检查前的注意事项，下列叙述正确的是（　　）

    A. 月经期行妇科检查效果更佳　　　　B. 臀下垫巾须每日一换

    C. 肥胖妇女检查困难时应屏气用力　　D. 双合诊检查为必查项目

    E. 男医生进行妇科检查，应有女医务人员在场

4. 妇科常见主诉不包括下列哪项（　　）

    A. 外阴瘙痒　　　　　　　　B. 白带异常　　　　　　　　C. 尿频

    D. 下腹部包块　　　　　　　E. 下腹痛

5. 末次月经的缩写形式正确的是（　　）

    A. FMP　　　　　　　　　　B. PMP　　　　　　　　　　C. LMP

    D. PML　　　　　　　　　　E. GMT

6. 患者，女，16 岁，未有性生活史。妇科检查时适合该患者的项目是（　　）

    A. 阴道窥器检查　　　　　　B. 双合诊　　　　　　　　　C. 三合诊

    D. 直肠 - 腹部诊　　　　　　E. 宫腔镜

7. 某女士流产两次，无早产史，足月产一次，现有一女，其生育史可简写为（　　）

    A. 1 - 0 - 2 - 1　　　　　　B. 1 - 2 - 0 - 1　　　　　　C. 2 - 0 - 1 - 1

    D. 1 - 1 - 0 - 2　　　　　　E. 0 - 1 - 2 - 1

（苏会港）

书网融合……

本章小结　　　　　　　　　微课　　　　　　　　　题库

第二章　妇科常用特殊检查与护理配合

PPT

◎ 学习目标

1. 通过本章学习，重点掌握妇科生殖道分泌物检查、生殖道细胞学检查、基础体温测定、生殖器官活组织检查的适应证、操作方法及护理配合。

2. 学会运用所学知识为检查或手术做好准备工作及护理配合。具有良好的护患沟通能力，进行检查前的护理评估、检查中的心理护理和检查后的健康指导。

>> 情境导入

情境描述　患者，女，41岁，患糖尿病5年。因泌尿系感染静脉滴注抗生素3周，近日来出现外阴瘙痒，白带增多，呈豆渣样。现无法正常上班。妇科检查：小阴唇内侧及阴道黏膜上有白色块状分泌物。

讨论　1. 护士应指导该患者进行哪些检查？
　　　　2. 检查前，护士应告知该患者哪些注意事项？

第一节　阴道分泌物检查

阴道分泌物是由阴道黏膜渗出物、宫颈管及子宫内膜腺体分泌物等混合组成，俗称"白带"。阴道分泌物检查是妇科临床最常用的检查项目。适用于阴道炎或子宫颈炎患者的辅助诊断。

（一）用物准备

阴道窥器1个，刮板1个，吸管1根，长棉签2支，0.9%氯化钠注射液，10%氢氧化钾溶液，小玻璃试管，清洁玻片。

（二）方法

阴道分泌物检查方法有涂片法、悬滴法、培养法。已婚妇女可用阴道窥器暴露后用刮板、吸管或棉拭子取材，未婚女子禁用阴道窥器，可取外阴部的分泌物。阴道窥器插入前可用0.9%氯化钠注射液湿润，用棉拭子在阴道深部或阴道穹窿后部、宫颈管外口等处取材，将阴道分泌物放在生理盐水涂片上（涂片法）或加入10%氢氧化钾中（悬滴法），在显微镜下观察是否有活动滴虫、芽孢和假菌丝。

（三）护理配合

1. 检查前准备　指导受检者阴道分泌物标本采集前24小时内禁止性交、盆浴、阴道检查、阴道灌洗及局部用药等，以免影响检查结果。月经期、阴道异常出血时避免检查。

2. 检查中配合　嘱受检者排空膀胱，协助其取膀胱截石位。

3. 检查后指导　采集的标本应及时送检，注意保温，以免影响检查结果。

（四）结果评价

1. pH测定　正常的阴道pH为3.8～4.4，外阴阴道假丝酵母菌感染常见pH＜4.5，滴虫阴道炎及细菌性阴道病患者均可见 pH >4.5。

2. 清洁度检查　主要依据白细胞、上皮细胞、阴道杆菌与杂菌的多少划分阴道清洁度。阴道清洁度分为以下 4 度。

Ⅰ度：大量阴道杆菌和上皮细胞，白细胞 0 ~ 5/HP，杂菌无或极少。

Ⅱ度：中等量阴道杆菌和上皮细胞，白细胞 5 ~ 15/HP，杂菌少量。

Ⅲ度：少量阴道杆菌和上皮细胞，白细胞 15 ~ 30/HP，杂菌较多。

Ⅳ度：无阴道杆菌，有少量上皮细胞，白细胞 >30/HP，大量杂菌。

清洁度为Ⅰ度或Ⅱ度为正常，Ⅲ度提示有炎症，Ⅳ度多提示阴道炎症较严重。单纯清洁度降低而未发现病原微生物，多见于非特异性阴道炎。

3. 微生物检查　显微镜检查时，如玻片上找到波纹状运动的虫体及被推移的白细胞或上皮细胞，考虑滴虫感染；玻片可见芽孢和假菌丝，考虑外阴阴道假丝酵母菌病；若找到线索细胞或胺试验阳性，考虑细菌性阴道病。

第二节　生殖道脱落细胞学检查

女性生殖道上皮细胞在卵巢激素的作用下出现周期性变化，临床上可通过检查生殖道脱落上皮细胞（包括阴道上段、宫颈阴道部、子宫、输卵管以及腹腔的上皮细胞）来反映其激素水平变化，也可以协助生殖道不同部位的恶性肿瘤的筛查。对子宫颈癌的早期发现、早期诊断有重要意义。

（一）用物准备

阴道窥器 1 个，宫颈刮片 2 个，宫颈吸管 1 根，细胞刷 1 个，长方形平玻片 2 张，0.9% 氯化钠溶液，装有固定液（95% 乙醇）的标本瓶 1 个或细胞保存液 1 瓶，无菌长棉签 2 支，干棉球若干。

（二）方法

1. 阴道涂片　了解卵巢或胎盘功能。阴道窥器扩张阴道，用刮片在阴道侧壁上 1/3 处轻轻刮取分泌物，再将分泌物薄且均匀地涂于玻片上，固定后送检。对无性生活者，可将卷紧的无菌棉签用 0.9% 氯化钠溶液浸湿后伸入阴道，在其侧壁的上 1/3 处轻卷后缓慢取出，固定后送检。

2. 宫颈刮片法　是筛查早期宫颈癌的重要方法。利用阴道窥器暴露子宫颈，用无菌干棉签轻轻拭去宫颈表面黏液，在子宫颈外口鳞 – 柱状上皮交界处，将宫颈刮板以外口为中心轻轻旋刮一周，将刮取物涂片检查。

3. 宫颈管涂片　先将宫颈表面分泌物拭净，用小型刮板进入宫颈管内，轻轻刮取一周做涂片。目前临床多采用"细胞刷"刮取宫颈管上皮，将"细胞刷"置于宫颈管内，达宫颈外口上方 10mm 左右，在宫颈管内旋转 360° 后取出，旋转"细胞刷"将附于小刷上的标本均匀涂于玻片上，亦可立即固定或洗脱于保存液中。涂片液基细胞学特别是用薄层液基细胞学检查（thinprep cytologic test，TCT）制作的单层细胞涂片观察效果更好。

4. 宫腔吸片　对疑有颈管癌或子宫内膜癌者，用吸管吸出宫腔内分泌物涂片检查。用直径 1 ~ 5mm 不同型号塑料管，一端连于干燥无菌注射器，用大镊子将塑料管另一端送入宫腔内达宫底部，上下左右移动，轻轻抽吸注射器以吸取分泌物，将吸得的标本涂片、固定、送检。注意取出吸管时停止抽吸，以免混入宫颈管内容物。也可用宫腔灌洗法取材，将 10ml 的 0.9% 氯化钠注射液用注射器注入宫腔，轻轻抽吸洗涤宫腔内膜面，然后抽取洗涤液离心后取沉渣涂片送检。

素质提升

"两癌"免费筛查，提高妇女自我保健意识

为提高农村妇女宫颈癌和乳腺癌（以下简称"两癌"）的早诊早治率，降低死亡率，提高广大农村妇女健康水平，根据《中共中央国务院关于医药卫生体制改革的意见》和《国务院关于医药卫生体制改革近期重点实施方案（2009—2011年)》确定的重点工作，卫生部、财政部、全国妇联决定从2009年开始实施农村妇女"两癌"检查项目，利用中央财政专项补助经费，在全国范围内开展农村妇女"两癌"检查。通过该项目的开展，为妇女讲解"两癌"和妇科常见病的防治知识，并对适龄妇女进行免费筛查，为广大妇女节省了诊疗费用，解除了妇女疾病隐患，减轻了广大人民群众的经济负担，提升了广大妇女自我保健意识和身心健康水平，有效传递了国家对人民的关爱，促进了妇女健康。

（三）护理配合

1. 检查前准备　指导受检者取材前24小时避免阴道冲洗、检查、上药、性交。月经期及生殖器官急性炎症期避免检查。

2. 检查中配合　取标本前不必行阴道消毒，不涂润滑剂，取材时应注意取材全面，动作应轻巧，避免出血。

3. 检查后指导　取材后标本立即用95%乙醇固定，做好标记送检。3个月内不宜多次重复取样，避免出现假阴性的结果，影响诊疗。

（四）结果评价

1. 内分泌诊断　阴道与宫颈阴道部鳞状上皮细胞的成熟度与体内雌激素水平成正比。雌激素水平越高，阴道上皮细胞越成熟。所以，阴道鳞状上皮细胞各层细胞的比例，可反映体内雌激素水平，临床上常用4种指数代表体内雌激素水平。①成熟指数：阴道细胞学卵巢功能检查中最为常用。计算鳞状上皮三层细胞百分比。按底层/中层/表层顺序表述。若底层细胞百分率高称为左移，提示不成熟细胞增多，即雌激素水平下降。若表层细胞百分率高则称为右移，提示成熟细胞增多，即雌激素水平升高。②致密核细胞指数：计算鳞状上皮细胞中表层致密核细胞的百分率即从视野中数100个表层细胞，如其中有40个致密核细胞，则KI为40%。其指数越高，表示上皮越成熟。③嗜伊红细胞指数：计算鳞状上皮细胞中表层红染细胞的百分率，其指数越高，提示上皮细胞越成熟。④角化指数：鳞状上皮细胞中表层（最成熟的细胞层）嗜伊红性致密核细胞的百分率，用以表示雌激素水平。

2. 妇科疾病诊断　生殖道脱落细胞涂片有助于对闭经、异常子宫出血、流产及生殖道感染性疾病等的诊断。也可根据细胞的形态特征推断生殖道感染的病原体种类，如HPV感染可见典型的挖空细胞。

3. 妇科肿瘤　癌细胞主要表现在细胞核、细胞形态以及细胞间关系的改变。生殖道脱落细胞学诊断的报告方式有两种：一种是分级诊断，如巴氏5级分类法。另一种是描述性诊断，采用TBS（the bethesda system）分类法，临床广泛应用。

（1）巴氏分类法　主要观察细胞核的改变。

巴氏 I 级：未见不典型或异常细胞，为正常阴道细胞涂片。

巴氏 II 级：发现不典型细胞，但无恶性特征细胞，一般属良性改变或炎症。

巴氏 III 级：发现可疑恶性细胞，为可疑癌。

巴氏 IV 级：发现细胞有恶性特征，待证实，为高度可疑癌。

巴氏V级：发现多量典型的癌细胞。

巴氏五级分类法主观因素较多，各级之间无严格的客观标准。因此正逐渐被 TBS 分类法替代。

（2）TBS（the bethesda system）分类法及其描述性诊断　TBS 分类法将涂片制作质量作为细胞学检查结果报告的一部分，同时对病变进行必要的描述，并给予细胞病理学诊断和提出治疗建议。TBS 描述性病理学诊断报告主要包括：①良性细胞改变：包括感染和反应性细胞学改变。②上皮细胞异常：包括鳞状上皮细胞异常、腺上皮细胞异常、其他恶性肿瘤细胞。

 知识链接

液基薄层细胞学检查（TCT）

　　液基薄层细胞检测简称为 TCT，是采用液基薄层细胞检测系统检测宫颈细胞并进行细胞学分类诊断，是目前国际上最先进的一种宫颈癌细胞学检查技术，与传统的宫颈刮片巴氏涂片检查相比，明显提高了标本的满意度及宫颈异常细胞检出率。TCT 宫颈防癌细胞学检查对宫颈癌细胞的检出率为 100%，同时还能发现部分癌前病变，微生物感染如真菌、滴虫、病毒、衣原体等。TCT 用于早期宫颈癌筛查，30 岁以上的已婚妇女应每年检查 1 次。采用扫帚状细胞刷采集子宫颈细胞样本，将细胞刷置入装有细胞保存液的标本瓶中进行漂洗，获取全部的细胞样本，用全自动细胞检测仪将样本分散并过滤，以减少血液、黏液及炎症组织的残迹。

第三节　生殖器官活组织检查

生殖器官活组织检查是自生殖器官病变处或可疑部位取部分组织做病理检查，简称活检。一般活检可以作为诊断的最可靠依据。

一、宫颈活组织检查

宫颈活组织检查简称宫颈活检，是采取子宫颈病灶的小部分组织进行病理学检查。

（一）适应证

1. TBS 分类鳞状上皮细胞异常低度鳞状上皮内病变（LSILs）及以上者。

2. 宫颈脱落细胞学涂片检查巴氏Ⅲ级或Ⅲ级以上；巴氏Ⅱ级经抗感染治疗后无效者。

3. 阴道镜检查时反复可疑阳性或阳性者。

4. 可疑宫颈癌或慢性特异性宫颈炎需要明确诊断者。

（二）禁忌证

1. 急性、亚急性生殖道炎症。

2. 月经期、妊娠期以及异常子宫出血者。

3. 急性严重全身性疾病。

（三）用物准备

阴道窥器 1 个，活检组织钳 1 把，宫颈钳 1 把，刮匙 1 把，无齿长镊子 1 把，无菌孔巾 1 个，带尾的宫颈棉球/纱布及棉签数根，消毒溶液，普通棉球数个，装有固定液的标本瓶 4~6 个。

（四）操作方法

1. 协助受检者排空膀胱，取膀胱截石位，常规消毒外阴，铺无菌孔巾。

2. 阴道窥器暴露子宫颈，用棉球擦净宫颈黏液及分泌物，消毒宫颈和阴道。

3. 用活检钳在宫颈外口鳞 – 柱状上皮交界处或特殊病变处取材，如疑为宫颈癌者在宫颈 3、6、9、12 点处用活检钳各钳取一块组织；也可在宫颈阴道部涂以碘溶液，选择不着色区取材，或在阴道镜指引下于可疑处定点取材。

4. 将钳取的组织分别放入盛有固定液的标本瓶中，并标注钳取部位。

5. 术后用带尾的棉球或纱布局部压迫止血，并将尾端留在阴道口外。

（五）护理配合

1. 检查前准备　向受检者告知子宫颈活检的临床意义、目的及操作过程，以取得其配合；月经期或月经前期不宜做活检，以防感染和出血过多；生殖器急性炎症者，应治愈后再取活检，以免炎症扩散；妊娠期原则上不做活检，但临床高度怀疑宫颈恶性病变者仍应检查。

2. 检查中配合　在检查过程中为医生传递所需物品，将取出的组织分别放入标本瓶内，并注明取材部位。密切观察受检者的反应，给予心理支持。

3. 检查后指导　检查后应嘱受检者保持会阴部清洁；于 12 小时后自行取出阴道内棉球或纱布条；如阴道流血量较多，大于月经血量，应立即就诊。指导受检者检查后 1 个月内禁止性生活、盆浴、阴道灌洗上药。

二、诊断性宫颈锥切术

（一）适应证

1. 宫颈细胞学检查反复阳性，且宫颈局部活组织检查阴性者。

2. 宫颈活检为宫颈高级别上皮内病变需确诊者。或可疑为早期浸润癌，为明确病变累及程度及决定手术范围者。

（二）禁忌证

1. 急性、亚急性生殖道炎症。

2. 月经期、妊娠期以及异常子宫出血者；患有血液系统疾病，有出血倾向。

（三）用物准备

无菌导尿包 1 个，阴道窥器 1 个，宫颈扩张棒 4～7 号各 1 根，子宫探针 1 把，尖刀 1 把，宫颈钳 1 把，刮匙 1 把，无菌孔巾 1 个，带尾线的宫颈棉球及棉签数根，消毒溶液，无菌纱布数块，无菌手套 1 副，普通棉球数个，肠线，持针器 1 把，圆针 1 个，装有固定液的标本瓶 1 个。

（四）操作方法

1. 在蛛网膜下隙或硬膜外阻滞麻醉下，协助受检者取膀胱截石位，常规消毒外阴和阴道，铺无菌孔巾。导尿后，暴露宫颈并消毒阴道、宫颈及宫颈管外口。

2. 用宫颈钳夹住宫颈前唇向外牵引，扩张宫颈管并做宫颈管搔刮术。宫颈涂碘液，在病灶外或碘不着色区外 0.5cm 处，在宫颈表面做环形切口，按 30°～50° 向内做宫颈锥形切除。也可采用环行电切除术（LEEP）行锥形切除。

3. 于切除标本 12 点处做一标志，放入标本瓶中，并做好标识送检。

4. 手术完成后用无菌纱布卷填塞创面，压迫止血。

5. 若要进行子宫切除者，手术最好在锥切术后 48 小时内进行，可行宫颈前、后唇相对缝合封闭创面止血。

（五）护理配合

1. 术前准备　向受检者告知诊断性宫颈锥切术的目的、操作过程及术中可能出现的不适，以取得其配合。一般在月经干净后 3~7 日内施行手术。

2. 术中配合　术中为医生传递所需物品，将取出的组织分别放入标本瓶内，并注明取材部位。密切观察受检者的反应，给予心理支持。

3. 术后指导　评估受检者的阴道流血情况，嘱其 24 小时后自行取出道内纱条，如出血多，必须立即就诊。术后应保持会阴清洁，遵医嘱用抗生素预防感染。告知受检者休息 3 日，2 个月内禁止盆浴及性生活。术后 6 周复诊，探查宫颈管有无狭窄。

三、诊断性刮宫术

诊断性刮宫简称诊刮，其目的是刮取宫腔内容物（子宫内膜或内膜病灶）做病理检查协助诊断，并指导治疗。若疑有宫颈管病变，需对宫颈管及宫腔分步进行诊刮，简称分段诊刮。

（一）适应证

1. 子宫异常出血或阴道排液需证实或排除子宫内膜癌、宫颈管癌等病变。

2. 不孕症需了解有无排卵或子宫内膜病变。

3. 无排卵性功血或怀疑子宫性闭经等需了解子宫内膜变化及其对性激素的反应（刮宫不仅有助于诊断还有助于止血）。

4. 子宫内膜癌需要了解宫颈管是否被累及，是否需进行分段诊刮。

（二）禁忌证

1. 急性阴道炎、急性宫颈炎、急性或亚急性盆腔炎等生殖器官炎症。

2. 体温超过 37.5℃ 者。

（三）用物准备

灭菌刮宫包 1 个（内有：孔巾、脚套、阴道窥器、宫颈钳、长持物气甘 1 把、子宫探针 1 根、有齿卵圆钳 1 把、宫颈扩张器 4~8 号各 1 根、钝锐刮匙各 1 把、弯盘 1 个、棉球若干、纱布块若干、棉签数根），输血、输液用具 1 套，抢救药品，吸氧设备 1 套，装有固定液的标本瓶若干。

（四）操作方法

1. 术前排空膀胱，取膀胱截石位，外阴、阴道常规消毒后铺无菌孔巾。

2. 双合诊查清子宫的位置、大小及附件情况。再次消毒宫颈与宫颈管。

3. 用宫颈钳钳夹宫颈前唇，探针探查宫腔后，用刮匙置于宫底，自宫底向宫颈方向，沿宫壁全面刮取子宫内膜，避免来回刮。

4. 刮出内膜组织固定于 10% 甲醛溶液或 95% 乙醇中，标明取材部位并送检。

5. 分段诊刮常用于确定疾病原发部位在子宫颈管或是子宫腔内，所以刮宫前不探查宫腔深度，以免将宫颈管组织带入宫腔而混淆诊断。所以要先用小细刮匙取宫颈内组织，然后再刮宫腔内组织。

（五）护理配合

1. 术前准备　向患者耐心解释，取得患者知情配合。核对好病理检查申请单，并准备好固定标本的小瓶。术前禁用激素类药物。如判断卵巢排卵和黄体功能，应预约在月经前 1~2 日或月经来潮后 6 小时内；疑为子宫内膜不规则脱落时，则于月经第 5~7 日取材。

2. 术中配合　协助医生完成手术，观察患者呼吸、脉搏、血压及腹痛情况。术中指导患者做深呼吸等放松动作，分散其注意力，以减轻疼痛。协助将组织放入装有固定液的小瓶内，做好标记，立即送病理科检查。

3. 术后指导　术后留观患者 1 小时，评估腹痛和阴道流血的情况，嘱患者注意阴道流血量，当血量增多时，应及时就诊。术后 2 周内禁盆浴及性交，保持外阴清洁，遵医嘱口服抗生素 3～5 日预防感染。

第四节　基础体温测定

基础体温（basal body temperature，BBT）指机体经较长时间（6 小时以上）的睡眠，醒来未进行任何活动之前所测得的口腔温度。它反映了静息状态下的基础能量代谢，基础体温又称静息体温。临床可通过基础体温测定判断甲状腺及卵巢等器官的功能状态，在妇科临床中常用于测定有无排卵，确定排卵日期、黄体功能和诊断早孕。

（一）用物准备

已消毒的体温计 1 个，消毒纱布 1 个，基础体温单，笔。

（二）方法

每晚临睡前将体温表水银柱甩至 36℃以下，并将其放在触手可及的地方。第 2 日清晨醒后，在未进行任何活动下先取体温表放在舌下，测口温 5 分钟。每日测量的时间最好固定，一般在早晨 5～7 时，夜班工作者应在休息 6～8 小时后测量。将每日测得的体温记录在基础体温单上，最后描成曲线，同时应将生活中有关情况如性生活、月经期、失眠、感冒等可能影响体温的因素及所采取的治疗记录在基础体温单上，以便随时参考。

（三）护理配合

1. 检查前向受检者说明检查的目的、方法和要求，一般需连续测量 3 个月经周期以上，故需向受检者说明，使其有充分思想准备坚持测量。

2. 每日测量前应检查体温计的刻度是否在 36℃以下，测量体温时需安静，避免活动，并且禁食、水。

3. 检查后指导受检者将每日的测量结果及时标记在体温单上，如遇发热、用药、身体不适、性生活等情况亦应如实记录，以便分析时参考。

（四）结果评价

基础体温测定在临床上主要用于推算排卵期、协助妊娠及月经异常的诊断。正常月经周期，基础体温呈前半期低后半期高的双相型，后半期较前半期体温升高 0.3～0.5℃，提示有排卵。而无排卵周期中的基础体温始终处于较低水平呈单相型。基础体温上升持续 18 日可协助诊断早孕，若超过 20 日，早孕诊断准确率达到 100%。体温受许多因素影响，如夜班工作、感冒等其他疾病、性交或服用药物等，生活不规律或睡眠欠佳者不宜选用本法。

第五节　输卵管通畅检查

输卵管通畅检查的目的是了解评估子宫和输卵管腔的形态及输卵管的畅通程度的检查方法。常用方法有输卵管通液术、子宫输卵管造影术。随着内镜的应用广泛，普遍采用腹腔镜、宫腔镜直视下的通液检查等方法。

一、输卵管通液术

输卵管通液术是检查评估输卵管是否通畅的一种方法，并具有一定的治疗功效。通过导管向宫腔内注入液体，检查者根据注液时阻力大小、注入的液体量多少、停止注射后有无回流及受术者的感觉等来判断其输卵管通畅程度。此方法操作简便，无需特殊器材设备而广泛应用于临床。

（一）适应证

1. 原发性或继发性不孕症（性生活及男方精液正常），疑有输卵管阻塞者。

2. 输卵管再通术或成形术后效果评价，并可防止吻合口粘连。

3. 输卵管轻度阻塞的诊断和治疗。

（二）禁忌证

1. 生殖器官急性炎症或慢性炎症急性发作者。

2. 月经期或阴道不规则出血。

3. 可疑妊娠者。

4. 体温超过 37.5℃者。

5. 严重的全身性疾病，如心、肺功能异常等，不能耐受手术。

（三）用物准备

阴道窥器 1 个，弯盘 1 个，卵圆钳 1 把，子宫颈导管（带 Y 型管和压力表）1 根，子宫颈钳 1 把，妇科长钳 1 把，长镊子 1 把，宫颈扩张器，血管钳，橡皮管、纱布若干，棉签、棉球数个。20ml 注射器 1 个。生理盐水 20ml，庆大霉素 8 万 U，地塞米松 5mg，透明酸酶 1500U，0.5% 利多卡因，氧气等抢救用品。

（四）操作方法

1. 受检者排空膀胱，取膀胱截石位，常规消毒铺巾，双合诊了解子宫位置及大小。放置阴道窥器充分暴露宫颈，再次消毒阴道穹窿部及宫颈。

2. 用宫颈钳夹宫颈前唇，沿宫腔的方向置入宫颈导管，用 Y 形管将宫颈导管与压力表、注射器相连（压力表应高于 Y 形管水平）。

3. 排出空气后，向宫腔内缓慢注入生理盐水及抗生素溶液（生理盐水 20ml、庆大霉素 8 万 U、透明质酸酶 1500U、地塞米松 5mg，可加用 0.5% 利多卡因 2ml，减少输卵管痉挛），压力不超过 160mmHg。

4. 观察推注时阻力大小、推注的液体是否回流、受检者下腹部是否胀痛等。

5. 术毕抽出双腔导管气囊内的气体或液体，取出宫颈导管，再次消毒宫颈、阴道后取出阴道窥器。

（五）护理配合

1. 术前准备　向受检者告知检查的注意事项，缓解受检者的紧张情绪，取得配合；指导患者检查时间应选在月经干净后 3～7 日。检查前 3 日禁性生活、阴道上药。检查前排空膀胱。术前 30 分钟遵医嘱注射阿托品 0.5mg 解痉。

2. 术中配合　检查时配合医生，需将生理盐水的温度加热至接近体温，避免向输卵管注射液体时因液体的温度低刺激输卵管发生痉挛。密切观察受检者的变化，了解其感受，下腹疼痛的性质、程度并及时报告。

3. 术后护理　协助受检者整理衣物，卧床留观 30 分钟，无不适者可自行回家休息。嘱 2 周内禁盆浴和性生活，保持外阴清洁，遵医嘱应用抗生素 3～5 日。

（六）结果评价

1. 输卵管通畅 顺利推注 20ml 液体无阻力，压力维持在 60~80mmHg 以下，或开始推注时稍有阻力，随后阻力消失，无液体回流，受术者也无不适感。

2. 输卵管阻塞 勉强注入 10ml 液体即感有阻力，压力表见压力值持续上升，受术者感觉下腹胀痛，停止推注后液体又回流至注射器内。

3. 输卵管通而不畅 推注液体时感有阻力，但经加压注入又能推进，说明轻度粘连已被分离，患者感轻微腹痛。

二、子宫输卵管造影术

子宫输卵管造影术（HSG）是通过导管向子宫腔及输卵管注入造影剂，行 X 线透视及摄片或三维超声检查，根据注入造影剂的显影情况了解输卵管是否通畅、阻塞部位及子宫腔形态。该检查损伤小，有助于输卵管阻塞的正确诊断，准确率高达 80%，并且具有一定的治疗作用。

（一）适应证

1. 了解输卵管是否通畅及其形态、阻塞部位。

2. 了解宫腔形态，确定有无子宫畸形及其类型。有无宫腔粘连、子宫黏膜下肌瘤、子宫内膜息肉及异物等。

3. 不明原因的习惯性流产，于排卵后进行造影以了解其宫颈内口是否松弛、宫颈及子宫有无畸形。

4. 内生殖器结核非活动期。

（二）禁忌证

1. 生殖器官急性炎症或亚急性炎症。

2. 妊娠期、月经期。

3. 产后、流产后、刮宫术后 6 周内。

4. 碘过敏者。

5. 严重的全身性疾病，不能耐受手术者。

（三）用物准备

同输卵管通液术，另准备 10ml 注射器 1 支，40% 碘化油 40ml 或 76% 泛影葡胺 1 支。

（四）操作方法

1~2 同输卵管通液术。

3. 将造影剂充入宫颈导管，排出空气后，沿宫腔方向将宫颈导管放入宫颈管内，缓慢向导管内注入造影剂。

4. 在 X 线透视或三维超声下观察碘化油流经输卵管及宫腔情况并摄片。X 线摄片 24 小时后再次拍盆腔平片，以观察腹腔内有无游离碘化油（若用泛影葡胺进行造影，应在注射后立即摄片，10~20 分钟后第二次摄片）。

（五）护理配合

1. 术前准备 查前询问病史，排除禁忌证，碘过敏试验结果阴性者方可进行造影。指导受检者检查时间应在月经干净后 3~7 日。检查前 3 日禁性生活、阴道上药。指导受检者检查前排尿，以排空膀胱。

2. 术中配合 宫颈导管必须与宫颈外口紧贴，以防碘化油流入阴道内。推注碘化油时用力不可过大, 推法不可过快。造影操作过程中应密切观察受检者有无过敏症状。透视下见碘化油进入异常通道, 同时受检者出现咳嗽, 应警惕发生油栓, 此时必须立即停止操作, 受检者取头低足高位, 严密观察。

3. 术后护理　协助受检者整理衣物, 卧床留观 30 分钟, 无不适者可自行回家休息。嘱 2 周内禁盆浴和性生活, 保持外阴清洁, 遵医嘱应用抗生素 3 ~ 5 日。

(六) 结果评价

1. 正常子宫、输卵管　宫腔显影呈倒三角形, 双侧输卵管显影形态柔软, 24 小时后摄片盆腔内可见散在造影剂。

2. 宫腔异常　宫腔结核时, 子宫失去原有的倒三角形, 内膜呈锯齿状不平; 若为子宫黏膜下肌瘤, 可见宫腔充盈缺损; 子宫畸形时也有相应的显示。

3. 输卵管异常　患输卵管结核, 其显示的形态不规则、僵直或呈串珠状; 输卵管有积水可见输卵管远端呈气囊状扩张; 若输卵管发育异常, 可见过长或过短的输卵管、异常扩张的输卵管、输卵管憩室等。如 24 小时后摄片未见盆腔内散在的造影剂, 提示输卵管不通。

第六节　妇科常用穿刺检查

一、经阴道后穹窿穿刺术

子宫直肠陷凹部是盆腔最低部位, 腹腔内的积血、积脓、积液易存于此处。阴道后穹窿顶端与直肠子宫陷凹贴接。阴道后穹窿穿刺术是用长穿刺针经阴道后穹窿刺入子宫直肠陷凹部, 对抽取物进行检查, 也可进行取卵或局部注药治疗等。

(一) 适应证

1. 盆腔肿块位于直肠子宫陷凹内可经后穹窿穿刺直接抽吸肿块内容物做涂片, 行细胞学检查。

2. 疑盆腔内有积液、积脓时了解积液性质; 盆腔脓肿的穿刺引流及局部药物注射。疑有腹腔内出血时, 如输卵管妊娠破裂、卵巢黄体破裂等。

3. B 型超声介导下经阴道后穹窿穿刺取卵, 用于各种助孕技术。

4. B 型超声介导下行卵巢子宫内膜异位囊肿或输卵管妊娠部位注药治疗。

(二) 禁忌证

1. 临床高度怀疑的恶性肿瘤。

2. 盆腔严重粘连或疑有肠管与子宫后壁粘连。

3. 异位妊娠准备采用非手术治疗者, 应避免穿刺以免引起感染。

(三) 用物准备

阴道窥器 1 个, 宫颈钳 1 把, 卵圆钳 1 把, 10ml 无菌注射器 1 副, 22 号穿刺针 1 枚, 无菌试管 1 支, 弯盘 1 个, 无菌治疗巾 1 块, 无菌纱布, 弯盘 1 个, 棉签、棉球、消毒液若干。

(四) 操作方法

1. 排空膀胱, 取膀胱截石位, 常规消毒外阴、阴道, 铺无菌巾。

2. 阴道检查了解子宫、附件情况, 注意后穹窿是否膨隆。

3. 使用阴道窥器暴露宫颈, 消毒阴道和宫颈; 用宫颈钳钳夹宫颈后唇, 向前提拉, 充分暴露阴道后穹窿, 再次消毒后穹窿部阴道壁。

4. 将 10ml 空针管接上 22 号穿刺针后，于宫颈阴道黏膜交界下方 1cm 后穹窿中央部，与宫颈管平行方向快速刺入 2~3cm，当针穿过阴道壁有落空感后开始抽吸，如无液体抽出时可边退针边抽吸。

5. 抽出液体后拔出针头，局部以无菌纱布或棉球压迫片刻，止血后取出宫颈钳和阴道窥器。

6. 抽出液先肉眼观察性状，再送病检或培养。

（五）护理配合

1. 认真询问病史，向受检者告知检查的目的和方法、注意事项以及检查中可能出现的不适以取得配合。指导患者检查前排尿，排空膀胱。

2. 术中应密切观察患者生命体征变化，注意有无面色苍白及剧烈腹痛等。术后协助患者半卧位休息，观察阴道流血情况，如阴道留有填塞纱布应在 24 小时后取出，保持外阴清洁。

3. 观察抽出液的性状并及时送检，如抽出血液暗红、不凝固（静置 6 分钟以上仍不凝固）为腹腔内出血。

4. 对准备急诊手术的患者做好术前准备，应迅速建立静脉通路，监测生命体征及尿量。

二、腹腔穿刺术

腹壁腹腔穿刺术是在无菌条件下用长穿刺针经腹壁进入腹腔，抽取腹腔液体或组织，观察其颜色、性质，同时进行化验检查、细菌培养及脱落细胞检查等，以达到诊断和治疗的目的。

（一）适应证

1. 协助诊断腹腔积液的性质。

2. 穿刺放出部分腹水，减轻腹胀、降低腹压，使呼吸困难等症状暂时缓解。

3. 鉴别贴近腹壁的盆腔及下腹部肿块性质。

4. 腹腔穿刺注入药物行腹腔化疗。

5. 穿刺注入二氧化碳，做气腹 X 线造影，盆腔器官可显影清晰。

（二）禁忌证

1. 疑有腹腔内严重粘连，特别是晚期卵巢癌广泛盆、腹腔转移致肠梗阻者。

2. 大量腹腔积液伴严重电解质紊乱者，禁大量放腹腔积液。

3. 疑为巨大卵巢囊肿者。

4. 中、晚期妊娠者。

5. 弥散性血管内凝血者。

6. 精神异常或不能配合者。

（三）操作方法

1. 经阴道 B 超指引下穿刺，则在术前排空膀胱。经腹 B 型超声引导下穿刺，需膀胱充盈。液量较少取半卧位，积液量较多及囊内穿刺时，患者取仰卧位。

2. 穿刺点一般选择在脐与左髂前上棘连线中外 1/3 交界处，囊内穿刺点宜在囊性感最明显部位。穿刺一般不需麻醉，对于精神过于紧张者，可用 0.5% 利多卡因行局部麻醉，深达腹膜。

3. 穿刺针从选定点垂直刺入腹腔，穿透腹膜时针头阻力消失，固定针头，拔去针芯，见有液体流出，用注射器抽出适量液体送检。腹水细胞学检查需 100~200ml，其他检查仅需 10~20ml。若需放腹水则连接导管，导管另一端连接器皿；放液量及导管放置时间可根据患者病情和诊治需要而定。

4. 穿刺活检在超声引导下穿入肿块组织，抽取少量组织送病理检查。

5. 操作结束后拔出穿刺针，局部再次消毒，覆盖无菌纱布并固定。针眼局部如有腹水溢出可稍加压迫。

（四）护理配合

1. 向患者告知检查的注意事项，取得其配合。根据穿刺目的协助取合适体位。

2. 穿刺时提供手术用物，严格无菌操作，协助医生完成穿刺。大量放液时，针头必须固定好，避免针头移动损伤肠管。

3. 术中应密切观察放液速度，不宜过快，密切观察患者血压、脉搏、呼吸等生命体征，随时控制放液量及放液速度，每小时放液量不应超过1000ml，一次放液不超过4000ml。若出现休克征象，应立即停止放液。放液后，腹部压置沙袋或敷以多头腹带逐步束紧，防止腹压骤降。

4. 术后整理用物，协助患者卧床休息8～12小时，应用抗生素预防感染。

5. 测量患者腹围、观察腹腔积液的性质及引流出量，做好记录并及时送检。

6. 因行气腹造影穿刺者，X线摄片后应将气体排出。

7. 注入化疗药物时应指导患者更换体位，有助于药物充分吸收。

（五）结果评价

1. 血液 ①新鲜血液：放置后迅速凝固，考虑刺伤血管所致，应改变穿刺针方向或重新穿刺。②陈旧性暗红色血液：放置10分钟以上不凝固提示有腹腔内出血，多见于输卵管妊娠破裂、脾破裂等脏器破裂、卵巢黄体破裂等。③小血块或不凝固陈旧性血液：多见于陈旧性异位妊娠。

2. 脓液 可呈黄色、黄绿色、淡巧克力色，质稀薄或浓稠，提示盆腔及腹腔内有化脓性病变或脓肿破裂。脓液应送细胞学检查、细菌培养、药物敏感试验。

3. 炎性渗出物 多呈淡黄色混浊液体。提示盆腔及腹腔内有炎症。应行细胞学涂片、细菌培养、药物敏感试验和结核分枝杆菌培养。

4. 腹水 可呈浆液性、黏液性、血性等。应常规送检，包括比重、总细胞数、红细胞数、白细胞数、蛋白定量、浆膜黏蛋白试验及细胞学检查。必要时行抗酸杆菌、结核分枝杆菌培养及动物接种。肉眼血性腹水多疑为恶性肿瘤。

第七节 妇科内镜检查

内镜检查（endoscopy）是通过利用冷光源探视镜头，直视人体体腔内组织及器官内部进行检查，观察组织形态、有无病变，必要时取活组织行病理学检查，明确诊断。单纯用于检查病变的称诊断内镜，同时进行病变治疗的称手术内镜。妇科常用的有阴道镜、宫腔镜和腹腔镜技术。

一、阴道镜检查

阴道镜检查是利用阴道镜将宫颈放大10～40倍，观察肉眼看不到的微小病变（阴道、宫颈异常上皮细胞、异型血管及早期癌变），必要时取可疑部位活组织检查，以提高宫颈疾病诊断的准确率。

（一）适应证

1. 宫颈细胞学检查高级别鳞状上皮内病变（LISLs）及以上、无明确诊断意义的鳞状上皮细胞病变（ASCUS）伴高危型HPV DNA阳性或非典型腺细胞（AGC）者。

2. HPV DNA检测16或18型阳性者。

3. 妇科检查怀疑宫颈病变者；宫颈锥切术前确定切除范围。

4. 对外阴、阴道及宫颈病变的诊断、治疗和效果评估。

5. 可疑外阴、阴道、宫颈病变部位进行指导性活检。

（二）禁忌证

1. 无性生活史者。

2. 月经期；下生殖道有伤口或挫伤，有活动出血时，且出血量大者。

3. 急性或亚急性生殖道炎症。

（三）用物准备

阴道镜，阴道窥器 1 个，宫颈钳 1 把，尖手术刀片、刀柄各 1 个，弯盘 1 个，活检钳 1 把，标本瓶 4～6 个，3% 的醋酸溶液（冰乙酸 3ml + 蒸馏水 97ml），复方碘溶液（碘化钾 0.6g，碘 30g，加蒸馏水至 100ml），纱布、棉球若干。

（四）操作方法

1. 患者排空膀胱，取膀胱截石位，阴道窥器暴露宫颈阴道部，用棉球擦除阴道、宫颈分泌物。调整阴道镜和检查台高度以适合检查，将镜头放于距宫颈 15～20cm 的位置，镜头对准宫颈，打开光源，调节好焦距至物像清晰为止。

2. 在白光下用 10 倍低倍镜粗略观察宫颈的大小、外形、上皮有无异常、病变范围及血管形态、毛细血管间距离等。再增大倍数循视野观察。

3. 精密观察，可借助于以下方法：①用复方碘溶液棉球涂擦宫颈阴道部，可使富含糖原的正常鳞状上皮着色，呈棕褐色。非典型增生、癌变上皮内糖原少而不被碘着色，称为碘试验阴性。②用 3% 醋酸棉球涂擦宫颈阴道部，可使柱状上皮迅速肿胀发白，呈葡萄状改变，而使鳞－柱状上皮处非常清晰。若需长时间观察，可每 3～5 分钟重复涂擦 3% 醋酸一次。

（五）护理配合

1. 嘱患者 24 时内禁做阴道上药、宫颈刮片，术前 2～3 日禁止性生活。

2. 检查前准备好阴道镜检查所需要的器械、物品、制剂等。阴道窥器不宜使用润滑剂，避免影响检查结果。

3. 介绍阴道镜检查的目的、操作过程及注意事项，取得患者配合。

4. 配合医生调节光源，传递检查需要的物品，观察患者检查中的反应，如有不适，立即通知医生。取出的活组织标本应及时固定，做好标记，立即送检。

5. 指导患者保持外阴清洁，检查后禁止性生活和盆浴 1 周，避免剧烈活动。

二、宫腔镜检查

宫腔镜检查是应用膨宫介质扩张宫腔，通过宫腔的光导玻璃纤维窥镜入宫腔内，直视观察宫颈外口、宫颈管、宫颈内口、子宫内膜以及双侧输卵管开口的变化，对可疑病变组织直观观察、定位、准确取材。同时也可在宫腔镜下手术治疗。

（一）适应证

可疑宫腔粘连及畸形；异常子宫出血；复发性流产、不孕症；B 超提示的异常宫腔回声或占位性病变；宫腔内异物取出（异位的节育器、宫腔内胎骨残留等）；术前评估（子宫黏膜下肌瘤、子宫内膜息肉）；早期子宫内膜癌的诊断；子宫内膜切除、子宫中隔切除。

（二）禁忌证

1. 绝对禁忌证　①3 个月内有子宫穿孔史或子宫手术史者。②急性、亚急性生殖道感染。③心、肝、肾严重功能不全或患有血液系统疾病。

2. 相对禁忌证　①宫颈裂伤或松弛严重影响膨宫者。②宫颈瘢痕（物理治疗后）影响扩张者。

（三）用物准备

无菌宫腔镜膨宫管 1 套，光源线，摄像机，显示器，阴道窥器 1 个，卵圆钳 1 把，宫颈扩张器 4 ~ 8 号各 1 根，宫颈钳 1 把，敷料钳 1 把，子宫腔探针 1 根，宫腔刮匙 1 把，小药杯 1 个，纱球 2 个，弯盘 1 个，纱布数块，棉签数根，生理盐水，庆大霉素 8 万 U，地塞米松 5mg，5% 甘露醇（糖尿病患者膨宫用）。

（四）操作方法

1. 嘱受检者排空膀胱，协助其取膀胱截石位。消毒外阴、阴道，铺无菌巾。

2. 放置阴道窥器，充分暴露阴道、宫颈，再次消毒阴道、宫颈，宫颈处涂抹局部浸润性麻药，使宫颈尽量松弛，宫颈钳夹持住宫颈，探针了解宫腔大小、宫腔方向，扩宫棒扩张宫颈外口至大于镜体外鞘直径半号。

3. 接通液体膨宫泵，调节压力（最低有效膨宫压力）为 120 ~ 150mmHg，排空气体。开启冷光源将宫腔镜缓慢插入宫腔，用生理盐水冲洗宫腔内的血液至液体清亮。调节液体流量，使宫腔内压力达到适合压力，宫腔扩展。

4. 移动镜体按顺序检查宫腔及宫颈管，先观察宫腔全貌，宫底、宫腔前后壁、双侧输卵管开口，在退出的过程中观察宫颈内口及宫颈管，退出宫腔镜。

（五）护理配合

1. 检查前准备　告知受检者尽量选择月经干净后 3 日检查，持续阴道流血者应选择在血量减少时检查。如尿妊娠试验阳性者，不宜进行检查，及时通知医生。检查当日应避免进食刺激性食物。检查前测量体温、脉搏、血压，并记录。如有异常，立即通知医生。备卫生纸和卫生巾，排空膀胱。

2. 检查中配合　配合医生，传递检查过程中所需器械。测量受检者的脉搏、血压，注意观察受检者的反应，如出现面色发白、寒战、呼吸困难等情况，应立即停止检查，遵医嘱给予对症处理。

3. 检查后指导

（1）受检者需使用卫生巾，避免膨宫液流出浸湿衣物。

（2）检查当日开始遵医嘱应用抗生素 3 ~ 5 日，预防感染。

（3）休息 30 分钟，少部分受检者可能出现头晕、恶心、呕吐、下腹隐痛等不适，休息后症状可好转，经医生同意，症状消失后可离开。

（4）嘱患者 2 周内禁止性生活、游泳、盆浴，保持外阴清洁，勤换内裤。

（5）术后 1 周内出现少量流血属正常现象，如出现腹痛、发热、出血量超过月经量时，应及时就诊。

三、腹腔镜检查

腹腔镜检查是将接有摄像系统和冷光源照明的腹腔镜经腹壁进入腹腔，将盆腔、腹腔内脏器显示于监视屏幕上，观察盆腔、腹腔形态以及有无病变的检查方法。近年来，腹腔镜已普遍用于妇科疾病的检查及治疗。

（一）适应证

卵巢及输卵管疾病的诊断和治疗；治疗无效及不明原因的急、慢性腹痛和盆腔痛；明确或排除引起不孕的盆腔疾病；早期子宫内膜癌和宫颈癌的全子宫切除手术治疗；子宫内膜异位症的诊断及治疗；子宫肌瘤切除；了解盆、腹腔肿块性质、部位或进行活组织检查诊断；计划生育手术和并发症的治疗。

（二）禁忌证

严重心肺功能不全者、凝血功能障碍；绞窄性肠梗阻、弥漫性腹膜炎或怀疑盆腔内广泛粘连者；严重的腹壁疝或膈疝者；腹腔内大出血。

（三）用物准备

腹腔镜，充气装置，气腹针，套管穿刺针，转换器，举宫器，阴道拉钩，阴道窥器，分离器，剪刀，夹持器，子宫探针，缝针，缝线，持针器，缝合器，刀片，棉球，纱布，注射器，氯化钠注射液，2%利多卡因2支。

（四）操作方法

1. 常规消毒，留置导尿管和放置举宫器（无性生活史者不用）。

2. 患者平卧，根据套管针外鞘直径切开脐孔下缘皮肤10～12mm，提起腹壁，气腹针垂直腹部皮肤刺入腹腔，连接自动CO_2气腹机，充气1L后调整患者体位至头低臀高位，继续充气，使腹腔压力达12～15mmHg，拔去气腹针。

3. 提起腹壁，用套管针垂直皮肤从切开处穿刺，进入腹腔后去除套管针针芯，将腹腔镜从套管针鞘进腹腔，连接好CO_2气腹机，打开冷光源，即可见盆腔视野。用腹腔镜按顺序常规检查盆腔。

4. 如行腹腔镜手术，在腹腔镜的指导下，根据不同的手术种类选择下腹部不同部位的第二、三穿刺或第四穿刺点，分别穿刺套管针，插入必要的器械操作。

5. 手术结束用生理盐水冲洗盆腔，检查无出血，无内脏损伤，停止充入CO_2气体，并放尽腹腔内CO_2，取出腹腔镜及各穿刺点的套管针鞘，缝合穿刺口。

（五）护理配合

1. 术前准备 术前肠道、阴道、皮肤准备同妇科腹部手术，应注意清洁脐孔。术前留置导尿管。关注患者心理状态，介绍检查目的和方法，消除患者紧张和恐惧心理，使其积极配合手术。

2. 术中配合 协助医生帮患者摆好体位。头低臀高并倾斜15～25°，使肠管滑向上腹部，以暴露盆腔手术野。术中关心患者，指导患者配合操作，密切观察患者生命体征，协助医生顺利完成操作。管理好术中取出的病理标本，及时送检。

3. 术后指导

（1）用无菌创可贴覆盖穿刺口，安置患者休息，按麻醉要求采取必要体位。

（2）嘱患者术后2周内禁止盆浴和性生活，按医嘱给予抗生素预防感染，术后如放置有腹腔引流管时，应注意观察引流的量、颜色以及性质，并准确记录。

（3）鼓励患者早期活动，以尽早排空腹腔内气体，因腹腔残留气体而引起的肩痛和上腹部不适一般无需处理，必要时可采取床尾抬高位以缓解不适。

第八节 妇科影像学检查

影像检查被广泛应用于妇产科领域，包括超声、如X线、计算机体层成像（CT）、磁共振成像

（MRI）正电子发射体层显像（PET）。

一、超声检查

（一）分类

1. B 超检查　①经腹部 B 超：检查前适度充盈膀胱，形成良好的"透声窗"，便于观察盆腔内脏器和病变。测时受检者暴露下腹部，检查区皮肤涂耦合剂，进行检查。②经阴道 B 超：检查前探头套上一次性使用的橡胶套，探头放入阴道进行检查。经阴道 B 超，受检者不必充盈膀胱。无性生活史者不宜选用。

2. 彩色多普勒超声检查　指用相关技术获得的血流多普勒信号经彩色编码后实时地叠加在二维图上，形成彩色多普勒超声血流图像。彩色多普勒具有频谱多普勒功能，在妇产科领域用于评估血管收缩期和舒张期血流状态的常用三个指数为搏动指数（PI）、阻力指数（RI）和收缩期/舒张期比值（S/I）彩色超声探头包括腹部和阴道探头，受检前的准备体位同 B 超检查。

3. 三维超声检查　三维超声检查可显示出超声的立体图像，构成立体图像的方法有数种，目前应用的仪器多为在二维图像的基础上利用计算机进行三维重建，有静态三维超声和动态三维超声两种。

（二）护理配合

1. 向受检者说明检查的意义，消除其紧张心理。注意遮挡，保护患者隐私。

2. 经阴道超声检查不需要膀胱充盈，但未婚和阴道有出血者（如月经期、阴道不规则出血）及生殖道传染病患者禁用。

3. 经腹 B 超检查需要在膀胱充盈的情况下进行。指导在检查前半小时至 1 小时饮水 1000ml 左右，最大限度憋尿，使膀胱充盈，如果检查的人多，难以忍受的情况下应告知医生，争取提前检查。

二、X 线检查

X 线胸片是诊断妇科恶性肿瘤肺转移的重要手段。妊娠滋养细胞肿瘤肺转移的首选 X 线胸部平片检查，最初为肺纹理增粗，随即发展为串珠样、粟粒样和片状阴影，继续发展融合成结节状或棉球状阴影，边缘模糊或清楚，为典型表现。

X 线检查也是诊断先天性子宫畸形和输卵管通畅程度常用的检查方法。

三、计算机体层成像检查

计算机体层成像（CT）是利用 X 线对人体不同密度组织的穿透能力不同，所产生接受信号的差异，由计算机对数字信息进行处理，显示成图像。CT 的特点是分辨率高，可显示肿瘤的结构特点、周围侵犯及远处转移等情况，用于各种妇科肿瘤治疗方案的制订、预后评估、疗效观察和术后复发的诊断。在妇产科领域主要用于卵巢肿瘤的鉴别诊断，CT 检查的缺点是卵巢实性病变直径 <2cm 时难以检出，腹膜转移癌灶直径 1～2cm 者也易漏诊，对卵巢肿瘤的定位诊断特异性不如磁共振成像。

四、磁共振成像检查

磁共振成像（MRI）检查是利用氢原子核（质子）在磁场内共振所产的信号经重建的一种影像技术。MRI 检查无放射性损伤，无骨性伪影、对软组织分辨率高，尤其适合盆腔病灶定位及病灶与相邻结构关系的确定。MRI 可以清晰地显示肿瘤信号与正常组织的差异，因此能准确判断肿瘤大小及转移情况和直接区分流空的血管和肿大的淋巴结，是恶性肿瘤术前分期方面最佳的影像学诊断手段。对浸润性宫颈癌的分期精确率可达95%。

答案解析

目标检测

选择题

【A1/A2 型题】

1. 确诊宫颈癌的可靠方法是（　）

    A. 宫颈刮片　　　　　　　B. 宫颈和颈管活检　　　　　C. 阴道脱落细胞检查

    D. 宫颈锥形切除送病检　　E. 阴道镜检查

2. 宫颈刮片的标本应放入（　）

    A. 0.9% 氯化钠溶液中　　　B. 1% 氢氧化钠溶液中　　　C. 10% 氢氧化钠溶液中

    D. 75% 乙醇溶液中　　　　E. 95% 乙醇溶液中

3. 宫颈刮片细胞学诊断巴氏Ⅲ级属（　）

    A. 炎症　　　　　　　　　B. 可疑癌　　　　　　　　C. 高度可疑癌

    D. 癌症　　　　　　　　　E. 正常

4. 不能测定卵巢排卵功能的检查项目是（　）

    A. 宫颈黏液检查　　　　　B. 宫颈刮片检查　　　　　C. 诊断性刮宫

    D. 基础体温测定　　　　　E. 性激素的测定

5. 关于输卵管通液术下列说法不正确的是（　）

    A. 术前 30 分钟注射阿托品 0.5mg 解痉

    B. 在月经前 3~7 天进行

    C. 操作完毕后观察 1 小时

    D. 术后 2 周内禁止盆浴和性生活

    E. 用 20ml 温热无菌生理盐水或加入抗炎药物进行通液

6. 既有诊断又有治疗作用的辅助检查方法是（　）

    A. 输卵管通液检查　　　　B. 宫颈刮片细胞学检查　　C. B 型超声检查

    D. 白带常规检查　　　　　E. 阴道脱落细胞检查

7. 患者，女，36 岁，阴道分泌物增多已半年，近来出现血性白带，检查宫颈中度糜烂，触之易出血，子宫正常大小，附件（－），为排除宫颈癌，首先应做的检查项目是（　）

    A. 宫颈刮片　　　　　　　B. 宫颈活检　　　　　　　C. 宫颈黏膜检查

    D. 诊刮　　　　　　　　　E. 阴道镜检查

（苏会港）

书网融合……

本章小结　　　　　　　微课　　　　　　　题库

第三章　女性生殖系统炎症患者的护理

PPT

> **学习目标**

　　1. 通过本章的学习，重点掌握女性生殖系统的自然防御功能，滴虫阴道炎、外阴阴道假丝酵母菌病、萎缩性阴道炎、细菌性阴道病、子宫颈炎症、盆腔炎性疾病及生殖器结核的护理评估及护理措施。

　　2. 学会运用护理程序对患者提供个性化护理，初步建立临床评判性思维。具有高度的职业责任感、良好的人际沟通能力及严谨细致的工作作风。

》》情境导入

　　情境描述　患者，女，36岁，已婚，因"阴道分泌物增多，伴外阴瘙痒1周"来院就诊。妇科检查：阴道黏膜充血，阴道后穹窿可见大量灰黄色稀薄泡沫状分泌物，有腥臭味。

　　讨论　1. 该患者目前主要的护理问题是什么？

　　　　　　2. 明确诊断最有价值的辅助检查方法是什么？

　　　　　　3. 在治疗过程中，怎样对该患者进行健康指导？

第一节　概　述

　　女性生殖系统炎症是妇科常见病，各年龄阶段女性均可发病，以生育期妇女最多见。主要包括外阴炎、阴道炎、子宫颈炎及盆腔炎。

一、女性生殖系统的自然防御功能

　　女性生殖器的解剖、生理、生化及免疫学特点具有比较完善的自然防御功能，以抵御感染的发生。

　　1. 外阴　外阴皮肤为鳞状上皮，抵御感染能力强。两侧大阴唇自然合拢，遮掩阴道口、尿道口，防止外界微生物污染。

　　2. 阴道　由于盆底肌的作用，阴道口闭合，阴道前、后壁紧贴，减少了外界微生物的侵入。生理情况下，阴道上皮在卵巢分泌的雌激素影响下增生变厚，增加抵抗病原体侵入的能力，同时上皮细胞中含有丰富糖原，在阴道乳杆菌的作用下分解为乳酸，维持阴道正常的酸性环境（正常 pH 为 3.8 ~ 4.4），可抑制嗜碱性病原菌的活动和繁殖，称为阴道自净作用，是最重要的防御机制。

　　3. 子宫颈　宫颈内口紧闭，宫颈管黏膜分泌大量黏液，形成胶冻状黏液栓，成为防止感染的机械屏障；黏液栓内含乳铁蛋白、溶菌酶，可抵御病原体侵入。

　　4. 子宫内膜　育龄妇女子宫内膜周期性剥脱，有利于清除宫腔内感染。此外，子宫内膜分泌液也含有乳铁蛋白、溶菌酶，可清除少量进入宫腔的病原体。

　　5. 输卵管　输卵管黏膜上皮细胞的纤毛向宫腔方向摆动以及输卵管的蠕动，均有利于阻止病原体侵入。输卵管与子宫内膜分泌液一样，含有乳铁蛋白、溶菌酶，清除偶尔进入输卵管的病原体。

6. 生殖道免疫系统　生殖道黏膜如宫颈和子宫聚集有不同数量的淋巴组织及散在的淋巴细胞，包括 T 细胞、B 细胞。此外，中性粒细胞、巨噬细胞、补体以及一些细胞因子，均在局部有重要的免疫功能，发挥抗感染作用。

女性生殖系统虽具有自然防御功能，但是外阴阴道与尿道和肛门邻近，易受污染；外阴与阴道又是性交、分娩及宫腔操作的必经之道，容易受到损伤及外界病原体的感染。此外，妇女在特殊生理时期，如月经期、妊娠期、分娩期和产褥期，防御功能受到破坏，机体免疫功能下降，病原体容易侵入生殖道而形成炎症。

二、病原体

1. 细菌　大多为化脓菌，如链球菌、葡萄球菌、大肠埃希菌、厌氧菌、变形杆菌、淋病双球菌、结核杆菌等。

2. 原虫　以阴道毛滴虫多见，偶见阿米巴原虫。

3. 真菌　以假丝酵母菌多见。

4. 病毒　如疱疹病毒、人乳头瘤病毒。

5. 螺旋体　如苍白密螺旋体。

6. 衣原体　常见为沙眼衣原体，感染症状不明显，但常导致输卵管黏膜结构及功能异常，并引起盆腔广泛粘连，导致不孕、异位妊娠。

7. 支原体　是正常阴道菌群的一种，在一定条件下可引生殖道炎症。

三、传染途径

1. 沿生殖道黏膜上行蔓延　病原体侵入外阴、阴道后，或阴道内的病原体沿宫颈黏膜、子宫内膜、输卵管黏膜，蔓延至卵巢及腹腔，是非妊娠期、非产褥期盆腔炎性疾病的主要感染途径。淋病奈瑟菌、沙眼衣原体及葡萄球菌等，常沿此途径扩散（图 3 - 1）。

2. 经淋巴系统蔓延　病原体经外阴、阴道、宫颈及宫体创伤处的淋巴管侵入盆腔结缔组织及内生殖器其他部分，是产褥感染、流产后感染及放置节育器后感染的主要感染途径。链球菌、大肠埃希菌、厌氧菌多沿此途径蔓延（图 3 - 2）。

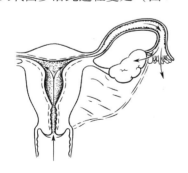
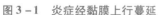
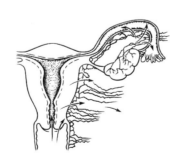
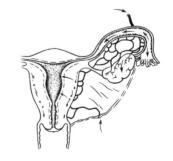

图 3 - 1　炎症经黏膜上行蔓延　　图 3 - 2　炎症经淋巴系统蔓延　　图 3 - 3　炎症经血液系统播散

3. 经血液循环播散　病原体先侵入人体的其他系统，再经血液循环感染生殖器，为结核杆菌感染的主要途径（图 3 - 3）。

4. 直接蔓延　腹腔其他脏器感染后，直接蔓延到内生殖器，如阑尾炎可引起右侧输卵管炎。

四、炎症的发展与转归

1. 痊愈 当机体抵抗力强、病原体致病力弱或治疗及时、抗生素使用恰当，病原体完全被消灭，炎症被控制，炎性渗出物完全被吸收，患者痊愈。一般情况下，痊愈后组织结构、功能都可以恢复正常，不留痕迹。但如果坏死组织、炎性渗出物机化形成瘢痕或粘连，则组织结构和功能不能完全恢复，只是炎症消失。

2. 转为慢性 炎症治疗不彻底、不及时或病原体对抗生素不敏感，身体防御功能和病原体的作用处于相持状态，炎症长期持续存在。机体抵抗力强时，炎症可以被控制并逐渐好转，一旦机体抵抗力降低，慢性炎症可急性发作。

3. 扩散与蔓延 患者抵抗力低下而病原体数量多及致病力强时，炎症可经淋巴和血行扩散或蔓延到邻近器官。严重时可形成败血症，危及生命。

第二节 外阴部炎症

外阴部炎症是妇科常见病，可发生于任何年龄，常见有非特异性外阴炎、前庭大腺炎。

一、非特异性外阴炎

非特异性外阴炎主要指由物理、化学等非病原体因素所致的外阴部皮肤及黏膜的炎症。由于外阴部与尿道、肛门、阴道邻近，易受经血、阴道分泌物刺激，若不注意清洁，或糖尿病患者的尿糖刺激、粪瘘或尿瘘患者的排泄物长期浸渍等，均可引起非特异性炎症反应。长期穿紧身化纤内裤或经期长时间使用卫生用品所导致的物理化学刺激，如皮肤黏膜摩擦、局部潮湿、透气性差等，亦可引起。

【护理评估】

1. 健康史 询问个人卫生习惯，外阴清洁情况等，注意有无相关易感因素。

2. 身体状况

（1）症状 外阴皮肤黏膜瘙痒、疼痛、烧灼感，活动、性交、排尿时加重。

（2）体征 急性炎症期检查见外阴充血、肿胀、糜烂，常有抓痕，严重者形成溃疡或湿疹；慢性炎症时检查可见外阴皮肤增厚、粗糙、皲裂，甚至苔藓样变。

3. 心理－社会状况 患者因外阴局部不适影响工作、睡眠和性生活而产生情绪低落、焦虑、烦躁不安等心理反应。

4. 辅助检查 应常规行阴道分泌物检查了解有无特殊感染，如滴虫、假丝酵母菌、阿米巴原虫等。必要时查尿糖、寄生虫卵等，以明确引起外阴炎的病因。

5. 处理原则 消除病因，保持外阴局部清洁、干燥，对症治疗。

【常见护理诊断/问题】

1. 皮肤完整性受损 与炎症刺激引起局部瘙痒、搔抓等有关。

2. 舒适度减弱 与外阴瘙痒、疼痛、分泌物增多有关。

【护理目标】

1. 患者皮肤完整性受到保护。

2. 患者自诉舒适感增加。

【护理措施】

1. 一般护理　急性期禁止性生活，避免辛辣食物。保持外阴清洁，干燥。

2. 治疗配合　遵医嘱选用0.1%聚维碘酮液或1∶5000的高锰酸钾溶液坐浴，每日2次，每次15～30分钟，5～10次为一疗程。也可用清热解毒、杀虫止痒的中草药煎水熏洗、坐浴，每日1～2次。坐浴时要使会阴部浸没于溶液中，月经期暂停坐浴。急性期患者还可选用微波或红外线进行局部物理治疗。若有皮肤黏膜破溃可涂抹抗生素软膏或紫草油。

3. 心理护理　因炎症位于患者的隐私部位，往往害羞不愿及时去医院诊治，护士应耐心听其诉说，主动向患者解释各种治疗的方法、目的、作用、副作用及注意事项，与患者讨论治疗、护理方案，减轻患者的恐惧和焦虑。

4. 健康教育

（1）指导患者注意个人卫生，保持外阴清洁、干燥，穿纯棉内裤并经常更换，做好经期、孕期、分娩期及产褥期卫生。

（2）指导患者纠正不良的饮食及生活习惯，不饮酒、少进辛辣刺激食物。

（3）嘱患者外阴部严禁搔抓，勿用刺激性药物或肥皂擦洗。外阴破溃者要预防感染，使用柔软无菌会阴垫，减少摩擦和混合感染的机会。

二、前庭大腺炎

前庭大腺炎是指病原体侵入前庭大腺引起的炎症。此病育龄妇女多见，幼女及绝经后期妇女少见。主要病原体为葡萄球菌、链球菌、大肠埃希菌、肠球菌等，随着性传播疾病发病率的增加，淋病奈瑟菌及沙眼衣原体已成为常见病原体。

急性炎症发作时，病原体首先侵犯腺管，导致前庭大腺导管炎，腺管开口往往因肿胀或渗出物凝聚而阻塞，脓液积存不能外流而形成脓肿，称为前庭大腺脓肿。急性期后脓液吸收可形成前庭大腺囊肿。

【护理评估】

1. 健康史　了解患者有无流产、分娩、外阴阴道手术后感染史；有无性生活、经期卫生习惯不良等。

2. 身体状况

（1）症状　炎症多发生于一侧。初起时局部肿胀、疼痛、烧灼感，行走不便，有时致大小便困难。部分患者出现发热等全身症状。

（2）体征　妇科检查见局部皮肤红肿、发热、压痛明显。患侧前庭大腺开口处有时可见白色脓点。脓肿形成时，直径可达6cm，局部可触及波动感。当脓肿内压力增大时，表面皮肤发红、变薄，脓肿可自行破溃，引流畅则自愈；引流不畅则反复发作，易形成前庭大腺囊肿，局部可触及椭圆形囊性包块。囊肿大有外阴下坠感或性交不适。发热患者可有腹股沟淋巴结不同程度增大。

3. 心理–社会状况　患者多因羞于就医，使炎症发展或转为慢性。因炎症局部痒痛难忍或影响正常生活而产生焦虑情绪。

4. 辅助检查　患处分泌物检查，查找病原体。必要时做血、尿常规检查。

5. 处理原则　选择敏感抗生素治疗。未形成脓肿时，局部可热敷或坐浴、涂抗生素软膏。脓肿形成或囊肿较大可切开引流并作造口术。

【常见护理诊断/问题】

1. 有皮肤完整性受损的危险　与手术或脓肿破溃有关。

2. 焦虑 与疾病影响正常生活及治疗效果不佳有关。

【护理目标】

1. 患者皮肤完整性受到保护。

2. 患者焦虑缓解。

【护理措施】

1. 一般护理 同非特异性外阴炎。

2. 治疗配合 遵医嘱给予抗生素及止痛剂；配合医生行脓肿或囊肿切开造口术：做好术前、术中及术后护理。术后观察伤口有无红、肿，注意引流物性质，每日更换引流条，用0.5%聚维酮碘棉球擦洗外阴，每日2次。伤口愈合后用1∶5000高锰酸钾溶液坐浴，每日2次。

3. 心理护理 护士应尊重患者，多鼓励、关心患者，并向患者介绍疾病的相关知识，帮助其建立治愈疾病的信心。

4. 健康教育 对妇女进行疾病预防知识的指导，在经期、产褥期禁止性交，注意外阴卫生。

第三节 阴道炎症

一、滴虫阴道炎

滴虫阴道炎（trichomonal vaginitis，TV）是由阴道毛滴虫引起的常见阴道炎，也是常见的性传播疾病。由于阴道毛滴虫可同时感染生殖道及泌尿道，引起尿道炎或膀胱炎，本病现在更多被称为"阴道毛滴虫病"。

（一）病因

阴道毛滴虫呈梨形，属于厌氧寄生原虫（图3-4）。其适宜在温度25～40℃、pH 5.2～6.6的潮湿环境中生长，在pH 5.0以下或7.5以上的环境中则不生长。阴道毛滴虫不仅寄生于阴道，还可侵入尿道、尿道旁腺、膀胱、肾盂以及男性的包皮皱襞、尿道或前列腺中。月经前后、妊娠期、产后阴道的pH环境改变，隐藏在腺体及阴道皱襞中的滴虫易生长繁殖导致炎症发生。

（二）传播途径

1. 直接传播 经性交直接传播是主要的传播方式。

2. 间接传播 经公共浴池、浴具、游泳池、坐式便器、衣物等传播，还可通过污染的妇科检查器具、敷料等传播。

【护理评估】

1. 健康史 询问患者既往有无阴道炎病史，发作与月经周期的关系；了解既往治疗经过、个人卫生习惯；询问性伴侣的健康状况及有无不洁性生活史。

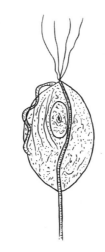

图3-4 阴道毛滴虫

2. 身体状况

（1）症状 潜伏期4～28天，25%～50%的患者在感染初期可无症状。典型的症状为稀薄的泡沫状阴道分泌物增多，分泌物可呈脓性、黄绿色，有臭味。伴有外阴、阴道口瘙痒，或伴有疼痛、灼热、性交痛。若合并尿路感染，可有尿频、尿痛，甚至血尿。阴道毛滴虫能可吞噬精子，影响精子在阴道内存活，可致不孕。

（2）体征　妇科检查可见阴道黏膜充血，有散在的出血点，甚至宫颈可见出血斑点，呈"草莓样"外观。后穹窿处有多量分泌物，呈灰黄色、黄白色稀薄泡沫状或黄绿色脓性。部分无症状感染者阴道黏膜无异常改变。

3. 心理－社会状况　患者容易有接受妇科检查时的顾虑，由于疾病治疗效果不佳致反复发作而烦躁、焦虑，出现无助感。了解性伴侣是否愿意同时治疗。

4. 辅助检查　阴道分泌物中找到滴虫即可确诊。简单方法为悬滴法：取生理盐水温溶液一滴放于玻片上，取典型分泌物混在其中，立即在低倍镜下查找滴虫。若悬滴法未见滴虫而症状典型者，可用培养法，其准确率可达98%。

5. 处理原则　切断传染途径，杀灭阴道毛滴虫。以全身用药为主，初次患者，甲硝唑或替硝唑2g，单次顿服；或甲硝唑400mg（或替硝唑200mg），每日2次，口服，7日为1个疗程，口服药物治愈率达90%～95%。性伴侣同时进行治疗。

【常见护理诊断/问题】

1. 皮肤黏膜完整性受损　与阴道炎症有关。

2. 舒适度减弱　与外阴、阴道瘙痒、疼痛、分泌物刺激有关。

3. 知识缺乏　缺乏预防、治疗滴虫阴道炎的知识。

【护理目标】

1. 患者局部炎症消退，受损组织痊愈，黏膜完整。

2. 患者阴道分泌物转为正常性状，瘙痒、疼痛症状减轻，舒适感增加。

3. 患者能叙述该病的有关知识并积极配合治疗，其性伴侣也能同时治疗。

【护理措施】

1. 一般护理　注意个人卫生，保持外阴清洁、干燥，尤其在经期、孕期、产褥期。治疗期间禁止性生活、勤换内裤。内裤、坐浴及洗涤用物应煮沸消毒5～10分钟以消灭病原体，避免交叉和重复感染。尽量避免搔抓外阴以免皮肤破损。

2. 指导患者配合检查　告知患者取分泌物前24～48小时避免性生活、阴道灌洗或局部用药，取分泌物时阴道窥器不涂润滑剂。分泌物取出后及时送检并注意保暖，否则滴虫活动力减弱，造成辨认困难。

3. 全身用药注意事项　甲硝唑口服后，偶见胃肠道反应，如食欲减退、恶心、呕吐；偶见头痛、皮疹、白细胞减少等，一旦发现应报告医师并停药。甲硝唑在用药期间及停药48小时内，替硝唑用药期间及停药72小时内，均禁止饮酒。药物可从乳汁中排泄，甲硝唑单次口服者，服药后12～24小时内不宜哺乳，服用替硝唑72小时内不宜哺乳。

4. 妊娠期治疗的注意事项　妊娠期滴虫阴道炎可导致胎膜早破、早产及低出生体重儿等不良妊娠结局。妊娠期治疗的目的是减轻患者症状。甲硝唑虽可透过胎盘，但未发现会增加胎儿畸形或机体细胞突变的风险，应用时需取得孕妇及家属的知情同意。替硝唑在妊娠期应用的安全性尚未确定，应避免应用。

5. 健康教育

（1）对性伴侣治疗进行指导，滴虫阴道炎主要由性行为传播，性伴侣应同时进行治疗，并告知患者及性伴侣治愈前应避免无保护性行为。

（2）治疗期间禁止到浴池、游泳池等公共场所，避免交叉感染。

（3）对症状持续存在及复发者，应进行随访及病原体检测。由于滴虫阴道炎再感染率高，可考虑对性活跃期患者在最初感染 3 个月后重新筛查。

二、外阴阴道假丝酵母菌病

外阴阴道假丝酵母菌病（vulvovaginal candidiasis，VVC）是由假丝酵母菌引起的常见外阴阴道炎症，亦称外阴阴道念珠菌病。

（一）病因

80%～90% 病原体为白假丝酵母菌，对热的抵抗力不强，加热至 60℃ 1 小时即可死亡，但对于干燥、日光、紫外线及化学制剂抵抗力较强。酸性环境适宜假丝酵母菌生长繁殖，受感染者阴道 pH 通常 < 4.5。

白假丝酵母菌为条件致病菌，当机体免疫力下降或阴道酸性增强时发病。常见的诱因有：①长期应用广谱抗生素，改变了阴道内微生物环境。②妊娠、糖尿病及大量雌激素治疗时。③应用免疫抑制剂（器官移植患者）、皮质类固醇激素或免疫缺陷综合征致机体抵抗力下降。④其他诱因：如穿紧身化纤内裤、肥胖，可使会阴局部的温度及湿度增加，易于假丝酵母菌繁殖而致阴道炎。

（二）传播途径

1. 内源性感染　为主要感染途径，假丝酵母菌除作为条件致病菌寄生于阴道外，还可寄生于人的口腔、肠道，当局部环境条件适合时易发病，这三个部位的假丝酵母菌可互相传染。

2. 直接传染　部分患者可通过性交直接传染。

3. 间接传染　少数患者是接触感染的衣物而间接传染。

【护理评估】

1. 健康史　询问发病与月经周期的关系，了解既往阴道炎病史，了解患者有无糖尿病史，是否使用抗生素、雌激素等药物及是否妊娠。

2. 身体状况

（1）症状　主要症状为外阴奇痒、灼痛、性交痛以及尿痛，部分患者阴道分泌物增多，典型阴道分泌物为白色稠厚呈凝乳状（干酪样）或豆腐渣样。

（2）体征　妇科检查可见外阴红斑、水肿，伴有皮肤抓痕，小阴唇内侧及阴道黏膜有白色膜状物附着，擦除后露出红肿黏膜面甚至糜烂和溃疡。

3. 心理-社会状况　外阴阴道瘙痒致患者痛苦不堪，严重影响休息和睡眠。部分患者因害羞延误治疗，或因未能坚持治疗致疾病反复发作而忧虑不安。

4. 辅助检查

（1）阴道分泌物悬滴法　阴道后穹窿取少许凝乳状分泌物，玻片滴 1 滴 10% 氢氧化钾溶液与分泌物混合，在低倍镜下找到芽孢和假菌丝即可确诊。

（2）培养法　若有症状而多次阴道分泌物悬滴法检查为阴性，或为顽固病例，可采取培养法。

（3）阴道 pH 测定　如阴道 pH < 4.5，可能为单纯假丝酵母菌感染；若 pH > 4.5，且涂片中有大量白细胞，可能存在混合感染。

5. 处理原则　消除诱因，积极治疗糖尿病，及时停用广谱抗生素、雌激素、皮质类固醇激素。根据患者情况选择局部或全身抗真菌药物，以局部用药为主

【常见护理诊断/问题】

1. 皮肤黏膜完整性受损　与分泌物增多、炎症的刺激、搔抓有关。

2. 舒适度减弱　与外阴瘙痒、疼痛、分泌物刺激有关。

3. 知识缺乏　缺乏预防、治疗外阴阴道假丝酵母菌病的知识。

【护理目标】

1. 患者局部炎症消退，受损组织痊愈，黏膜完整。

2. 患者阴道分泌物转为正常性状，瘙痒、疼痛症状减轻，舒适感增加。

3. 患者能叙述该病的有关知识并积极配合治疗，其性伴侣也能同时治疗。

【护理措施】

1. 一般护理　保持外阴清洁、干燥，着棉质内裤，尽量避免搔抓外阴。勤换内衣裤，内裤、外阴用盆及毛巾用开水烫洗。消除诱因，如治疗糖尿病，停用广谱抗生素及免疫抑制剂等。

2. 用药护理

（1）局部用药　指导患者阴道局部用药，可选用咪康唑栓剂、克霉唑栓剂或制霉菌素栓剂 1 粒塞入阴道深部，每晚 1 次，连用 7～10 天。

（2）全身用药　适用于未婚女性及不宜采用局部用药者，常用药物氟康唑 150mg，顿服；或伊曲康唑每次 200mg，每日 1 次，3～5 天。注意药物副作用，一旦出现肝功能异常等副作用，立即停药。有肝病史和孕妇禁止服用。

（3）妊娠合并感染　为避免胎儿宫内感染，应坚持局部治疗，以小剂量长疗程为佳，禁止口服康唑类药物。

（4）复发性外阴阴道假丝酵母菌病（RVVC）治疗配合　1 年内有症状并经真菌学证实的 VVC 发作 4 次或以上，称为 RVVC。治疗分为初始治疗和巩固治疗。根据培养和药敏试验选择药物。在初始治疗达到真菌学治愈后，给予巩固治疗至半年。治疗期间注意监测药物疗效及副作用。

3. 心理护理　向患者讲解外阴阴道假丝酵母菌病的病因、治疗方法和注意事项，鼓励患者积极配合并坚持治疗，减轻其思想顾虑，增强其战胜疾病的信心。

4. 健康教育

（1）加强健康宣教，指导患者积极治疗糖尿病，正确合理使用抗生素、雌激素、皮质激素，避免诱发阴道炎。

（2）养成良好的卫生习惯，保持外阴清洁、干燥，每日清洗外阴、更换内裤，穿纯棉、透气内裤。

（3）对性伴侣无需进行常规治疗，约 15% 男性与女性患者接触后患有龟头炎，对有症状男性进行假丝酵母菌检查及治疗，预防女性重复感染。

（4）进行随访指导，在治疗结束的 7～14 日，建议追踪复查。若症状持续存在或治疗后复发，可作真菌培养同时行药敏试验。对 RVVC 患者在巩固治疗的第 3 个月及 6 个月时，建议进行真菌培养。

三、细菌性阴道病

细菌性阴道病（baterial vaginosis，BV）是阴道内正常菌群失调引起的一种混合感染，但临床及病理特征无炎症改变。多发生在性活跃期妇女。

正常阴道微生物群中以乳酸杆菌为优势菌，可抑制致病菌微生物的生长，维持阴道微生态平衡。频繁性交、多个性伴侣或阴道灌洗等情况下，乳酸杆菌减少，导致其他微生物大量繁殖，其中以厌氧菌居多。

【护理评估】

1. 健康史　询问患者个人卫生习惯及性生活情况，使用女性护理液者应了解护理液的酸碱性及使用方法。

2. 身体状况

（1）症状　10%~40% 患者无临床症状。有症状者表现为阴道分泌物增多，伴有鱼腥臭味，性交后加重，可伴有轻度外阴瘙痒或烧灼感。

（2）体征　妇科检查可见阴道分泌物呈灰白色，均匀一致，稀薄，常黏附于阴道壁，容易将分泌物从阴道壁拭去，阴道黏膜无红肿、充血的炎症表现。

3. 心理-社会状况　患者因阴道分泌物增多引起局部不适，同时性生活受影响时可导致夫妻关系紧张，患者常出现明显的焦虑、烦躁不安。

4. 辅助检查　下列 4 项中具备 3 项，即可诊断为细菌性阴道病。

（1）线索细胞阳性　当线索细胞数量占鳞状上皮细胞比例 >20% 时为阳性。

（2）胺臭味试验阳性　取少许阴道分泌物涂在玻片上，滴 1~2 滴 10% 氢氧化钾溶液，产生烂鱼样腥臭味，系胺遇碱释放氨所致。

（3）阴道 pH 检查　pH >4.5。

（4）匀质、稀薄、灰白色阴道分泌物，常黏附于阴道壁。

5. 处理原则　治疗选用抗厌氧菌药物，主要有甲硝唑、替硝唑、克林霉素。可全身用药，也可局部用药。哺乳期以选择局部用药为宜。

【常见护理诊断/问题】

1. 舒适度减弱　与外阴、阴道瘙痒，分泌物增多或疼痛有关。

2. 知识缺乏　与缺乏生殖卫生知识有关。

【护理目标】

1. 患者阴道分泌物明显减少、无异味，外阴、阴道瘙痒减轻，舒适感增加。

2. 患者能说出该疾病相关的治疗知识，积极配合治疗。

【护理措施】

1. 一般护理　指导患者注意个人卫生，保持外阴部清洁、干燥，尽量避免搔抓外阴部致皮肤破损。勤换内裤，出现症状应及时诊断并治疗。

2. 治疗配合

（1）协助患者做阴道分泌物检查，告知患者取分泌物前 24~48 小时避免性生活、阴道灌洗和局部用药。

（2）指导患者遵医嘱规范用药。服用甲硝唑或替硝唑后注意观察副作用，同时交待注意事项。本病与不良妊娠结局（如胎膜早破、绒毛膜炎等）有关，且容易发生上行感染，任何有症状的孕妇均需进行筛查和治疗，遵医嘱进行用药。

3. 心理护理　向患者讲解病因及治疗方法，减轻思想顾虑，缓解紧张不安。

4. 健康教育　注意个人卫生，保持外阴清洁、干燥，不穿化纤内裤，勿用刺激性或碱性药液频繁清洗外阴、阴道。

四、萎缩性阴道炎

萎缩性阴道炎（atrophic vaginitis）为雌激素水平降低、局部抵抗力下降引起的、以需氧菌感染为主的阴道炎症。常见于自然绝经或人工绝经后的妇女，也可见于产后闭经、接受药物假绝经治疗者。过去曾称老年性阴道炎。

【护理评估】

1. 健康史　仔细询问患者年龄、月经史、是否闭经、闭经时间，了解患者有无手术切除卵巢或盆腔疾病治疗史。

2. 身体状况

（1）症状　主要症状为外阴灼热不适、瘙痒及阴道分泌物增多，分泌物稀薄，呈淡黄色，感染严重时呈血样脓性。可伴有性交痛。

（2）体征　妇科检查见阴道呈萎缩状改变，上皮皱襞消失、萎缩、菲薄。阴道黏膜充血，有散在小出血点或点状出血斑，有时可见浅表溃疡。

3. 心理－社会状况　患者因外阴局部不适影响生活而产生情绪低落、焦虑，血性白带常引起患者恐惧不安。

4. 辅助检查

（1）阴道分泌物检查　排除滴虫阴道炎和外阴阴道假丝酵母菌病，清洁度多为Ⅲ度或Ⅳ度，正常乳酸杆菌减少。

（2）宫颈刮片细胞学检查或分段诊刮　排除生殖道恶性肿瘤。

5. 处理原则　应用抗生素抑制细菌生长；补充雌激素增强阴道抵抗力。

【常见护理诊断/问题】

1. 舒适度改变　与外阴阴道瘙痒、灼热及分泌物刺激有关。

2. 知识缺乏　缺乏对萎缩性阴道炎疾病的认识和有效的保健知识。

【护理目标】

1. 患者瘙痒、灼热症状减轻，舒适感增加。

2. 患者能叙述该病的有关知识并积极配合治疗。

【护理措施】

1. 一般护理　保持外阴清洁、干燥，勤换内衣裤，严禁搔抓外阴部。

2. 用药护理　告知患者严格遵医嘱规范用药。

（1）遵医嘱补充雌激素　是针对病因的治疗，以增加阴道抵抗力。可局部给药，也可全身给药。局部涂抹雌三醇软膏，每日1～2次，连用14天。口服替勃龙2.5mg，每日1次，也可选用其他雌孕激素制剂。注意观察药物副作用。

（2）遵医嘱应用抗生素　阴道局部应用抗生素如诺氟沙星制剂100mg，放于阴道深部，每日1次，7～10天为1个疗程。对阴道局部干涩明显者，可应用润滑剂。教会患者或家属阴道上药的方法。

3. 心理护理　做好知识宣教工作，向患者解释萎缩性阴道炎的病因和治疗方法，帮助患者减轻焦虑，有异常情况及时就医，并嘱家属多关心患者。

4. 健康教育　讲解绝经后期的生理变化和卫生常识，使其掌握相应的应对技巧。告知患者雌激素治疗的适应证和禁忌证，指导患者遵医嘱规范用药。年轻患者卵巢切除或盆腔反射治疗后，及时遵医嘱给予激素替代治疗。

五、婴幼儿外阴阴道炎

婴幼儿外阴阴道炎（infantile vaginitis）是因婴幼儿外阴皮肤黏膜薄、雌激素水平低及阴道内异物所致的外阴阴道继发感染。常见于5岁以下婴幼儿，多与外阴炎并存。

其主要病因包括：①婴幼儿外阴尚未完全发育好，不能遮盖尿道口及阴道前庭，细菌容易侵入；

②婴幼儿雌激素水平低，阴道上皮薄，阴道抵抗力差；③婴幼儿卫生习惯不良，外阴不洁、尿液及粪便污染、外阴损伤或蛲虫感染，均可引起炎症；④阴道内误放异物，造成继发感染。常见病原体有大肠埃希菌及葡萄球菌、链球菌等，淋病奈瑟菌、阴道毛滴虫、白假丝酵母菌也为常见病原体。病原体常通过患病成人的手、衣物、毛巾、浴盆等间接传播。

【护理评估】

1. 健康史 详细询问家属有关患儿的卫生习惯情况，有无外阴不洁、损伤、蛲虫感染，有无阴道内异物等。

2. 身体状况 临床上多由家属发现尿布或内裤上有脓性分泌物，或患儿排尿时因疼痛哭闹而就诊。主要症状为阴道分泌物增多，呈脓性。患儿哭闹、烦躁不安或用手搔抓外阴。部分伴有下泌尿道感染，出现尿频、尿急、尿痛。妇科检查可见外阴、阴蒂、尿道口、阴道口黏膜充血、水肿。

3. 心理－社会状况 患儿因表达能力有限而耽误治疗，影响日常活动而烦躁不安。

4. 辅助检查 用棉拭子或吸管取阴道分泌物，查找滴虫、白假丝酵母菌。同时注意阴道内有无异物。大便检查查找蛲虫卵。

5. 处理原则 针对病原体选择相应口服抗生素治疗，或用吸管将抗生素溶液滴入阴道。有蛲虫者，给予驱虫治疗；若有阴道异物，应及时取出。

【常见护理诊断/问题】

1. 舒适度减弱 与外阴部疼痛、瘙痒、阴道分泌物增多等有关。

2. 皮肤完整性受损 与脓性分泌物增多、搔抓或用药不当有关。

【护理目标】

1. 患儿阴道分泌物明显减少，瘙痒减轻，舒适感增加。

2. 患儿能积极配合治疗，不发生感染，皮肤完整性受到保护。

【护理措施】

1. 一般护理 注意婴幼儿卫生，保持外阴清洁、干燥，勤换内裤。

2. 治疗护理

（1）外阴护理 保持外阴清洁、干燥，减少摩擦。

（2）抗生素用药护理 针对病原体选择相应口服抗生素治疗，或用吸管将抗生素溶液滴入阴道。小阴唇粘连者外涂雌激素软膏后，多可松解，严重者配合医生手术分离粘连，并涂以抗生素软膏。

3. 心理护理 婴幼儿语言表达能力差，详细向患儿家属询问病史，告知其婴幼儿外阴阴道炎的病因、治疗方法，帮助患儿减轻不适。

4. 健康教育 指导家长正确照护婴幼儿，浴盆、浴巾等要专人专用，衣物要分开洗，减少共浴、盆浴。穿宽松的棉质内裤，保证柔软、宽松、舒适，减少摩擦。

第四节 子宫颈炎症

子宫颈炎症是妇科最常见的疾病之一，包括宫颈阴道部炎症及宫颈管黏膜炎症。因子宫颈阴道部鳞状上皮与阴道鳞状上皮相延续，阴道炎症均可引起子宫颈阴道部炎症。由于子宫颈管黏膜上皮为单层柱状上皮，抗感染能力较差，易发生感染。临床多见的是急性宫颈管黏膜炎，若急性子宫颈管黏膜炎未及时诊治或病原体持续存在，可导致慢性子宫颈炎症。本节仅叙述慢性子宫颈炎症。

【概述】

（一）病因

慢性子宫颈炎指子宫颈间质内有大量淋巴细胞、浆细胞等慢性炎细胞浸润，可伴有子宫颈腺上皮及间质的增生和鳞状上皮化生。可由急性子宫颈炎症迁延而来，也可为病原体持续感染所致。

（二）病理

1. 慢性子宫颈管黏膜炎 宫颈管黏膜皱襞较多，柱状上皮抵抗力弱，感染后容易形成持续性子宫颈黏膜炎。

2. 子宫颈息肉 宫颈管黏膜增生形成的局部突起病灶，称为宫颈息肉。息肉可为一个或多个不等，色红，呈舌形，质软而脆，可有蒂，蒂宽窄不一，根部可附在子宫颈外口，也可在子宫颈管内。子宫颈息肉极少恶变，但切除的子宫颈息肉应送病理组织学检查，以与子宫的恶性肿瘤鉴别。

3. 子宫颈肥大 慢性炎症的长期刺激可导致子宫颈腺体及间质增生，子宫颈呈不同程度肥大，质地变硬。

 知识拓展

子宫颈糜烂样改变

以往将宫颈糜烂、宫颈管腺囊肿也纳入慢性宫颈炎的病理类型中，随着对宫颈病理生理认识的提高，目前认为宫颈糜烂和宫颈管腺囊肿绝大多数情况下都是生理性变化，通常不需处理。子宫颈糜烂样改变只是一个临床征象，可为生理性柱状上皮异位，即由于雌激素的作用，宫颈鳞柱交界部外移，子宫颈局部呈糜烂样改变外观。也可是病理性改变，如炎症、子宫颈 SIL 或子宫颈癌也可表现为糜烂样改变，因此需要进行鉴别。

【护理评估】

1. 健康史 询问婚育史，有无流产、分娩、妇科手术等可能造成宫颈裂伤的因素。注意了解有无急性宫颈炎的病史、发病时间、病程及治疗情况等。

2. 身体状况

（1）症状 慢性子宫颈炎多无症状，少数患者可有阴道分泌物增多，淡黄色或脓性，偶有分泌物刺激引起外阴瘙痒或不适，或性交后出血，月经间期出血。部分患者可有腰骶部疼痛、下腹坠痛，常于月经期、排便或性交后加重。因宫颈黏稠脓性分泌物不利于精子穿过，可引起不孕。

（2）体征 妇科检查可发现子宫颈呈糜烂样改变，或有黄色分泌物覆盖子宫颈口或从子宫颈口流出，也可表现为子宫颈息肉或子宫颈肥大。

3. 心理－社会状况 因病程长、腹痛、白带多且有异味，患者思想压力大。宫颈息肉容易出血而使患者焦虑，拒绝性生活，因担心癌变而产生恐惧。

4. 辅助检查

（1）宫颈黏液涂片检查 取宫颈管内分泌物检查，每高倍视野有 30 个以上中性多核白细胞提示宫颈炎症的存在；找到到典型肾性革兰阴性双球菌，提示淋病奈瑟菌感染。

（2）宫颈分泌物培养 宫颈分泌物培养并行药敏试验。

（3）宫颈刮片细胞学检查 是妇科常规检查方法，用于鉴别早期宫颈癌。必要时行宫颈活体组织检查，以明确诊断。

5. 处理原则 对子宫颈呈糜烂样改变、有接触性出血且反复药物治疗无效者，可使用物理治疗，治疗前应排除宫颈上皮内病变和宫颈癌。子宫颈肥大一般无需治疗。对子宫颈息肉行息肉摘除术，术后将切除息肉送组织学检查。

【常见护理诊断/问题】

1. 皮肤黏膜完整性受损 与宫颈损伤、炎性分泌物刺激有关。

2. 焦虑 与不孕、病程长或担心恶变有关。

3. 知识缺乏 与缺乏有关治疗后的保健知识有关。

【护理目标】

1. 患者宫颈黏膜恢复正常。

2. 患者能说出对疾病的心理感受，焦虑减轻或消失。

3. 患者能说出疾病治疗后的注意事项和自我保健措施。

【护理措施】

1. 一般护理 加强会阴部护理，保持外阴清洁、干燥。

2. 治疗护理

（1）物理治疗 为主要治疗方法，主要有激光治疗、冷冻治疗、微波治疗和红外线凝结等方法。其原理都是将宫颈糜烂面的单层柱状上皮破坏，结痂脱落后新的鳞状上皮覆盖创面，为期3～4周，病变较深者需6～8周，宫颈可恢复光滑外观。告知患者注意事项：①治疗前常规做细胞学检查，以排除宫颈上皮内病变和宫颈癌。②有急性生殖道炎症者列为禁忌。③治疗时间选择在月经干净后3～7天内进行。④术后应每日清洗外阴2次，保持外阴清洁，在创面尚未愈合期间（4～8周）禁盆浴、性交和阴道冲洗。⑤治疗后有阴道分泌物增多，甚至有大量黄色液体流出，术后1～2周脱痂时可有少许出血，如出血量多者需急诊处理。⑥于两次月经干净后3～7天复查，了解创面愈合情况，同时观察有无宫颈管狭窄。

（2）药物治疗 临床多用爱宝疗栓剂、保妇康栓剂等，每日放入阴道深部1枚，连用7～10天，简单易行，疗效满意。

（3）手术治疗 有宫颈息肉行摘除术并送病理检查。对宫颈肥大累及宫颈管者行宫颈锥切术。

3. 心理护理 耐心向患者解释慢性宫颈炎的病因、治疗方法，重点强调物理治疗前细胞学检查的必要性，消除患者心理顾虑，配合治疗。

4. 健康教育 指导妇女定期妇科检查，发现急性子宫颈炎症者及时治疗并力争痊愈。注意性生活卫生，预防性传播疾病病原体感染。做好避孕措施，避免手术操作对宫颈的损伤。

第五节 盆腔炎性疾病及生殖器结核

一、盆腔炎性疾病

盆腔炎性疾病（pelvic inflammatory disease，PID）是女性上生殖道的一组感染性疾病，主要包括子宫内膜炎、输卵管炎、输卵管卵巢脓肿、盆腔腹膜炎。炎症可局限于一个部位，也可同时累及几个部位，最常见的是输卵管炎及输卵管卵巢炎。盆腔炎性疾病多发生在性活跃期、有月经的妇女，初潮前、无性生活和绝经后妇女很少发生盆腔炎性疾病，即使发生也往往是邻近器官炎症的扩散所致。

盆腔炎症若被延误诊断而未能得到有效治疗，可导致不孕、输卵管妊娠、慢性腹痛，炎症反复发作，严重影响妇女的生殖健康，增加家庭与社会的经济负担。

【概述】

(一) 病因

女性生殖系统有较完整的自然防御功能，但当机体免疫力下降、内分泌变化及病原体侵入时，即可导致炎症的发生。引起 PID 的病原体有内源性和外源性两类。①内源性病原体：来自寄居于阴道内的菌群，包括需氧菌和厌氧菌。厌氧菌感染的特点是容易形成盆腔脓肿、感染性血栓静脉炎，脓液有粪臭并有气泡，大多数盆腔脓肿可培养出厌氧菌。②外源性病原体：主要是淋病奈瑟菌、沙眼衣原体、支原体等性传播疾病的病原体。两种病原体可单独存在，但通常为混合感染。淋病奈瑟菌、沙眼衣原体及葡萄球菌常沿生殖器黏膜上行蔓延；产后、流产后感染主要经淋巴系统蔓延；结核杆菌主要经血液循环传播。

引发 PID 的高危因素有：①年龄，年轻妇女易发病。②不良性行为，如性生活年龄过早、多个性伴侣、性伴侣有性传播疾病者等。③下生殖道，尤其是淋病奈瑟菌及衣原体感染。④宫腔内手术。⑤经期卫生不良，使用不洁的月经垫、经期性交等。⑥邻近器官炎症直接蔓延。⑦盆腔炎症疾病再次急性发作。

(二) 病理

PID 病理类型包括：①急性子宫内膜炎、子宫肌炎。②急性输卵管炎、输卵管积脓、输卵管卵巢脓肿。③急性盆腔腹膜炎。④急性盆腔结缔组织炎。⑤败血症、脓毒血症。⑥肝周围炎。⑦盆腔炎性疾病后遗症 (sequelae of PID)：指盆腔炎性疾病未得到及时正确的治疗，可能会发生盆腔炎性疾病后遗症，既往称慢性盆腔炎。主要病理改变为组织破坏、广泛粘连、增生及瘢痕形成，导致输卵管阻塞、输卵管增粗、输卵管卵巢肿块、输卵管积水或输卵管卵巢囊肿，盆腔结缔组织炎的遗留改变表现为主韧带、骶韧带增生、增厚，若病变广泛可使子宫固定。

【护理评估】

1. 健康史　详细询问患者的月经史、生育史、经期卫生习惯、性伴侣健康状况，了解是否为反复发作患者及既往治疗情况。

2. 身体状况　因炎症轻重及范围大小而有不同的临床表现。

(1) 症状　轻者无症状或症状轻微不易被发现，常因延误治疗而导致上生殖道感染后遗症。常见症状为急性下腹痛伴发热，阴道分泌物增多、呈黄白色或脓性。重者可出现寒战、高热、头痛、食欲缺乏等症状。若月经期发病，则可出现经量增多、经期延长。伴发腹膜炎时可有消化系统症状，如恶心、呕吐、腹胀、腹泻等。若有脓肿形成，可有下腹包块及局部压迫刺激症状。包块位于子宫前方可出现排尿困难、尿频等膀胱刺激症状，若引起膀胱肌炎还可有尿痛等；包块位于子宫后方可有直肠压迫或刺激症状，如腹泻、里急后重感和排便困难；若包块在腹膜外，可破溃入直肠或阴道，流出脓性液体。患者若有输卵管炎的症状及体征并同时伴有右上腹疼痛者，应怀疑有肝周围炎。

(2) 体征　轻者无明显异常发现，或妇科检查仅发现宫颈举痛或宫体压痛或附件区压痛等。重者呈急性病容，体温升高，心率加快，下腹部有压痛、反跳痛及肌紧张，叩诊鼓音明显，肠鸣音减弱或消失。妇科检查：阴道充血，可见脓性臭味分泌物从宫颈口外流；穹窿有明显触痛，宫颈充血、水肿，举痛明显；宫体增大，有压痛，活动受限；子宫两侧压痛明显。若为单纯输卵管炎，可触及增粗的输卵管，压痛明显；若为输卵管积脓或输卵管卵巢脓肿，可触及包块且压痛明显，活动受限或粘连固定；若有盆腔脓肿形成，可扪及后穹窿或侧穹窿有肿块且有波动感。三合诊常能协助进一步了解盆腔情况。

(3) 盆腔炎性疾病后遗症　部分患者由于病程长而出现神经衰弱症状，如失眠、全身不适等。有时出现低热、乏力等。临床多表现为不孕、异位妊娠、慢性盆腔痛或盆腔炎性疾病反复发作等症状。妇科检查通常发现子宫常呈后倾后屈、活动受限或粘连固定、触痛；宫旁组织增厚，骶韧带增粗，触痛；或在附件区可触及条索状物、囊性包块、活动受限，有触痛。如果子宫被固定或封闭于周围瘢痕化组织中，则呈"冰冻骨盆"状态。

3. 心理 - 社会状况 发热、疼痛等不适使患者烦躁不安，同时由于病程长、反复发作甚至不孕，影响患者的健康、工作及家庭生活，患者容易出现焦虑、情绪低落，对治疗缺乏信心，治疗中要及时了解患者及家属对疾病的认识。

4. 辅助检查

（1）血常规检查 可提示有炎症反应。

（2）宫颈分泌物检查 取宫颈管分泌物行涂片检查、细菌培养及药敏试验。

（3）阴道后穹窿穿刺检查 临床怀疑盆腔脓肿者行阴道后穹窿穿刺检查，抽出脓液即可确诊。

（4）B超 对盆腔脓肿、输卵管积水、输卵管卵巢囊肿有较好的诊断价值。

5. 处理原则

（1）盆腔炎性疾病 广谱、及时及个体化的抗生素治疗，必要时手术治疗。

（2）盆腔炎性疾病后遗症者 根据不同情况选择治疗方案。不孕患者，多需要辅助生殖技术协助受孕。对慢性盆腔痛，尚无有效的治疗方法，对症处理或给予中药、理疗等综合治疗，盆腔炎性疾病反复发作者，在抗生素药物治疗的基础上可根据具体情况，选择手术治疗。

【常见护理诊断/问题】

1. 疼痛 与盆腔炎性改变、组织粘连有关。

2. 焦虑 与病程长、治疗效果不佳及担心预后有关。

3. 知识缺乏 与缺乏个人卫生知识和有效的保健措施有关。

【护理目标】

1. 患者疼痛减轻或消失。

2. 患者的焦虑程度减轻，并能正确对待治疗。

3. 患者能叙述有关疾病保健方面的知识。

【护理措施】

1. 一般护理 ①卧床休息，采取半卧位，有利于脓液积聚于子宫直肠陷凹使炎症局限，防止扩散。②给予高热量、高蛋白、高维生素饮食，遵医嘱纠正电解质紊乱和酸碱平衡。③高热时采取物理降温，若有腹胀可行胃肠减压。④保持外阴清洁，每天消毒外阴2次。减少不必要的盆腔检查以避免炎症扩散。

2. 治疗配合

（1）用药护理 使患者了解及时、有效、足量的抗生素治疗的重要性，使其主动配合治疗。根据病原体的特点及时选择高效的抗生素，诊断48小时内及时用药将明显降低PID后遗症的发生。应配合医生选择给药途径：①若患者一般状况好，症状轻，能耐受口服抗生素，并有随访条件，可给予口服或肌内注射抗生素。常用药物有头孢曲松钠、多西环素、氧氟沙星等。②若患者一般状况差，病情重，不能耐受口服抗生素，或门诊治疗无效等，可给予静脉给药。常用药物有头孢西丁钠、多西环素等。护士应经常巡视，保证药液在患者体内的有效浓度，并观察用药反应。用药72小时内随诊确定疗效，评估症状有无改善，若无改善，则需配合医生进一步检查，重新评估选择治疗方案。对沙眼衣原体及淋病奈瑟菌感染者，在治疗的4~6周复查病原体。

（2）手术护理 对于药物治疗无效、脓肿持续存在或脓肿破裂者，需要手术切除病灶。要手术治疗者，为其提供相应的护理。

3. 防治PID后遗症的护理配合

（1）预防　①严格掌握手术指征，严格遵循无菌操作规程，为患者提供高质量的围手术期护理。②及时诊断并积极正确治疗PID。③注意性生活卫生，减少性传播疾病。

（2）治疗　对于被确诊为PID后遗症的患者，使其了解中、西医结合的综合性治疗方案，以减轻患者的焦虑情绪。包括：①物理疗法：常用的有激光、短波、超短波、微波、离子透入治疗等。能促进盆腔局部血液循环，改善组织营养状态，有利于炎症吸收和消退。②中药治疗：结合患者特点，通过清热利湿、活血化瘀或温经散寒、行气活血，达到治疗目的。③西药治疗：针对病原菌选择有效抗生素控制炎症，还可采用透明质酸酶等使炎症吸收。④不孕妇女可选择辅助生育技术达到受孕目的。⑤输卵管积水者可手术治疗。

4. 心理护理　耐心倾听患者的诉说，了解患者的病痛和需求，并尽可能满足患者的需求，解除患者的思想顾虑，增强其对治疗的信心。

5. 健康教育　做好经期、孕期及产褥期的卫生宣教；指导性生活卫生，减少性传播疾病，经期禁止性交。对沙眼衣原体感染的高危妇女进行筛查和治疗可减少盆腔炎性疾病发生率。若有下生殖道感染需及时接受正规治疗，防止发生盆腔炎性疾病后遗症。

二、生殖器结核

由结核分枝杆菌引起的女性生殖器炎症，称为生殖器结核，又称结核性盆腔炎，多见于20～40岁妇女，也可见于绝经后的老年妇。近年因耐多药结核、艾滋病的增加以及对结核病控制的松懈，生殖器结核发病率有升高趋势。

 素质提升

"最美防痨人"马屿：一辈子为患者服务是我从医的初心

马屿，女，首都医科大学附属北京胸科医院（北京市结核病胸部肿瘤研究所）主任医师。1955年至今，她始终奋战在结核病防治一线，如今90岁高龄的她仍每周出诊，状态饱满地为患者服务。她常说"医务人员最大的敌人是冷漠，最有效的处方是爱"。在临床中，她在很多细小方面表达对患者无微不至的关心，这也是她一辈子坚持为患者服务的初心。她始终用无私奉献诠释着医道无私，用行动兑现医生诺言，以责任感回应患者的期待，医者仁心值得尊敬，令人敬佩。

（一）传染途径

生殖器结核是全身结核的表现之一，约10%肺结核患者伴有生殖器结核。血行传播为最主要的传播途径，结核杆菌感染肺部后，大约1年内可感染内生殖器，结核杆菌首先侵犯输卵管，然后依次扩散到子宫内膜、卵巢。

腹膜结核、肠结核也可直接蔓延到内生殖器。

（二）病理

1. 输卵管结核　占女性生殖器结核的90%～100%，即几乎所有的生殖器结核均累及输卵管，双侧性居多。输卵管增粗肥大，其伞端外翻如烟斗嘴状是输卵管结核的特有表现；也可表现为伞端封闭，管腔内充满干酪样物质。

2. 子宫内膜结核　常由输卵管结核蔓延而来，输卵管结核患者约半数同时有子宫内膜结核。早期病变出现在宫腔两侧角，随着病情进展，子宫内膜受到不同程度结核病变破坏，最后代以瘢痕组织，可使宫腔粘连变形、缩小。

3. 卵巢结核　占生殖器结核的 20%～30%。主要由输卵管结核蔓延而来。

4. 子宫颈结核　常由子宫内膜结核蔓延而来或经淋巴或血液循环传播。

5. 盆腔腹膜结核　盆腔腹膜结核多合并输卵管结核。

【护理评估】

1. 健康史　详细询问患者既往有无结核病接触史或本人曾患肺结胸膜炎、肠结核等病史。

2. 身体状况

（1）症状　①不孕：在原发性不孕患者中生殖器结核为常见原因之一。②月经失调：早期因子宫内膜充血及溃疡，可有经量过多；晚期因子宫内膜遭不同程度破坏而表现为月经稀少或闭经。③下腹坠痛：可有不同程度的下腹坠痛，经期加重。④全身症状：结核活动期可有发热、盗汗、乏力、体重减轻等结核病的一般症状。轻者全身症状不明显，症状重者可有高热等全身中毒症状。

（2）体征　由于病变程度与范围不同而有较大差异，较多患者因不孕行诊断性刮宫、子宫输卵管碘油造影才发现患有盆腔结核。严重盆腔结核常合并腹膜结核，检查腹部时有柔韧感或腹水征。子宫活动受限，两侧可触及条索状的输卵管或输卵管与卵巢等粘连形成的形状不规则的肿块，质硬、表面不平，呈结节状。

3. 心理－社会状况　患者因疗程长、药物不良反应重、担心能否恢复身体健康及生育能力，易产生悲观情绪。此外还担心、害怕传染给家人。

4. 辅助检查

（1）子宫内膜病理检查　是诊断子宫内膜结核最可靠的方法。

（2）X 线检查　胸部 X 线射片、盆腔 X 线摄片、子宫输卵管碘油造影等。

（3）腹腔镜检查　能直接观察，并可取腹腔液行结核菌培养。

（4）结核菌素试验　结核菌素试验阳性说明体内曾有结核分枝杆菌感染，若为强阳性说明目前有活动性病灶，但不能说明病灶部位。

（6）γ－干扰素释放试验　是诊断的新方法，具有很高敏感性和特异性。

5. 处理原则　以抗结核药物治疗为主，遵循早期、联合、规律、足量、全程的原则。休息、营养为辅，必要时手术治疗。

【常见护理诊断/问题】

1. 焦虑　与担心疾病的预后有关。

2. 营养失调（低于机体需要量）　与疾病消耗有关。

3. 知识缺乏　缺乏结核性疾病的有关知识。

【护理目标】

1. 患者焦虑减轻，无心理负担。

2. 患者能满足机体的营养需要。

3. 患者对疾病的相关知识有所了解。

【护理措施】

1. 一般护理　急性患者需卧床休息至少 3 个月；慢性患者可以从事部分工作和学习，但要注意劳逸结合，加强营养，适当参加体育锻炼，增强体质。协助患者及家属做好消毒隔离工作，避免交叉感染。

2. 病情观察　观察患者的营养及休息情况，有无发热、盗汗、乏力、食欲缺乏、体重减轻等，有无月经失调、下腹坠痛。

3. 治疗配合

（1）抗结核治疗　加强患者的参与意识，因用药时间长，指导患者遵医嘱按时按量按疗程坚持用药。注意观察和定期随访药物毒副作用。

（2）手术治疗　对以下情况应考虑手术：①盆腔包块经药物治疗后不能完全消退。②药物治疗无效或治疗后又反复发作者。③盆腔结核形成较大的包块。④子宫内膜结核严重，药物治疗无效者。年龄较大患者手术以全子宫及双侧附件切除术为宜；对年轻妇女应尽量保留卵巢功能；对病变局限于输卵管，而又迫切希望生育者，可行双侧输卵管切除术，保留子宫及卵巢。手术前后均需按医嘱给予抗结核药物治疗，并做好手术前后的护理。

4. 心理护理　耐心倾听，尽可能满足患者的需求；耐心讲解结核病治疗措施、消毒隔离措施、疾病的预后，解除患者思想顾虑，增强对治疗的信心。

5. 健康教育

（1）注意增强体质，劳逸结合。

（2）做好卡介苗接种，积极治疗肺结核、淋巴结核和肠结核等。

（3）指导消毒隔离方法，正确处理阴道分泌物、月经血等，避免传染。

目标检测

答案解析

选择题

【A1/A2 型题】

1. 女性生殖系统自然防御机制最重要的是（　　）

　　A. 两侧大阴唇自然合拢　　　　B. 黏膜栓堵塞子宫颈管　　　　C. 阴道前后壁紧贴

　　D. 阴道自净作用　　　　E. 子宫内膜周期性剥脱

2. 下列对外阴炎患者的指导措施，正确的是（　　）

　　A. 搔抓瘙痒处　　　　B. 瘙痒处涂抗生素　　　　C. 穿紧身内衣

　　D. 使用抗生素　　　　E. 坐浴

3. 关于滴虫阴道炎，下列描述正确的是（　　）

　　A. 阴道酸性程度高的妇女易发病　　　　B. 以外阴奇痒为主要症状

　　C. 不易复发　　　　D. 阴道内大量灰黄色泡沫样白带

　　E. 只能通过性生活传播

4. 下列不属于外阴阴道假丝酵母菌病诱发因素的是（　　）

　　A. 长期口服避孕药　　　　B. 糖尿病　　　　C. 口服甲硝唑

　　D. 妊娠　　　　E. 阴道局部免疫功能下降

5. 患者，女，26岁。因旅游期间未及时清洁外阴而出现外阴炎，护士指导其坐浴治疗，下列描述错误的是（　　）

　　A. 坐浴水温以40℃为宜　　　　B. 每次坐浴20分钟

　　C. 每天坐浴2次　　　　D. 坐浴时将整个会阴浸没于浸泡液中

　　E. 月经期坚持坐浴以增加效果

6. 患者，女，22 岁，因外阴奇痒难忍到妇科门诊就诊，查阴道黏膜上覆以白色膜状物，擦拭白色膜状物如豆渣样，露出红肿黏膜。最可能的诊断为（　）

　　A. 外阴阴道假丝酵母菌病　　　B. 细菌性阴道炎　　　　　C. 滴虫性阴道炎

　　D. 特异性阴道炎　　　　　　　E. 慢性阴道营养不良

7. 患者，女，35 岁，已产，宫颈呈糜烂样改变，宫颈 TCT 检查正常，需局部物理治疗。该患者治疗期间禁止性生活和盆浴的时间一般为（　）

　　A. 2 周　　　　　　　　　　　B. 4 周　　　　　　　　　C. 6 周

　　D. 8 周　　　　　　　　　　　E. 12 周

8. 患者，女，32 岁。因白带增多半年、性交后出血 2 次就诊。医生初步诊断为宫颈息肉，下列首选的治疗方案是（　）

　　A. 电烫　　　　　　　　　　　B. 息肉摘除并送病理学检查　　C. 局部消炎

　　D. 宫颈椎切术　　　　　　　　E. 微波治疗

（李海燕）

书网融合……

本章小结　　　　　　微课　　　　　　题库

第四章　性传播疾病患者的护理

PPT

◎ 学习目标

1. 通过本章学习，重点掌握各种性传播疾病的传播途径、护理评估和护理措施。
2. 学会配合医师对妇女进行各种性传播疾病的诊治和健康宣教。具有尊重和保护患者隐私的意识。

性传播疾病（sexually transmitted disease，STD）是指主要通过性接触、类似性行为及间接接触传播的一组传染病。病原体包括细菌、病毒、螺旋体、衣原体、支原体、真菌、原虫及寄生虫8类。目前我国重点监测的性传播疾病有8种，即淋病、梅毒、非淋菌性尿道炎、尖锐湿疣、生殖器疱疹、软下疳、性病性淋巴肉芽肿和艾滋病。

》》 情境导入

情境描述　患者，女，30岁，3天前感阴道分泌物增多，呈脓性，外阴部不适。自述10天前有过不洁性生活史。妇科检查：外阴红肿，阴道黏膜充血，内有大量脓性分泌物，宫颈肥大，充血。

讨论　1. 该患者目前最主要的护理问题是什么？患者还需做哪些辅助检查？
　　　　2. 在治疗过程中，应对患者进行哪些方面的健康教育？

第一节　淋　病

淋病（gonorrhea）是由淋病奈瑟菌（简称淋菌）引起的以泌尿生殖系统化脓性感染为主要表现的性传播疾病。近年其发病率居我国性传播性疾病首位。

（一）病因

淋菌为革兰阴性双球菌，人是其唯一天然宿主，淋菌离开人体不易生存，一般消毒剂易将其杀灭。淋菌以侵袭生殖、泌尿系统黏膜的柱状上皮和移行上皮为特点，淋菌外膜有菌毛，黏附于宫颈管柱状上皮而被上皮细胞吞饮，传染性强。若急性淋病治疗不当，可迁延不愈或反复急性发作。

（二）传播途径

主要通过性交直接传染，淋病患者是主要传染源。少数患者通过接触菌染衣物、毛巾、床单、浴盆等物品及消毒不彻底的检查器械等间接感染。

【护理评估】

1. 健康史　详细询问患者的性生活史及性伴侣的情况，了解有无不洁性生活。询问发病时病情发展经过、程度、治疗经过及疗效等。

2. 身体状况　淋病的潜伏期短，平均3~7天。50%~70%的患者感染后无症状，易被忽视或致他人感染。感染初期病变局限于下生殖道、泌尿道，随病情发展或未经及时治疗，可累及上生殖道。按病理过程分为急性和慢性两种。

（1）急性淋病　早期症状为尿频、尿急、尿痛等急性尿道炎症状，白带增多呈黄色、脓性、外阴部红肿、有烧灼样痛，继而出现前庭大腺炎、急性宫颈炎的表现。如病程发展至上生殖道，可发生子宫内膜炎、急性输卵管炎及积脓、输卵管卵巢囊肿、盆腔脓肿、弥漫性腹膜炎，甚至中毒性休克。患者表现为发热、寒战、恶心、呕吐、下腹两侧疼痛等。

（2）慢性淋病　急性淋病未经治疗或治疗不彻底可逐渐转为慢性淋病，患者表现为慢性尿道炎、慢性宫颈炎、慢性输卵管炎、输卵管积水等。患者表现为卜腹坠胀、白带较多、经量增多等。淋菌可长期潜伏在尿道旁腺、前庭大腺或宫颈腺体深处，导致病情迁移，反复急性发作。

（3）妊娠合并淋病　妊娠期任何阶段感染淋菌对妊娠预后均有不良影响。易发生胎儿宫内生长受限、胎儿窘迫，甚至导致死胎、死产。约1/3新生儿通过未治疗产妇软产道分娩时感染淋菌，发生新生儿淋菌性结膜炎、肺炎，甚至出现淋菌败血症，使围生儿死亡率明显增加。

3. 心理 - 社会状况　淋病多因不洁性生活引起，患者易出现紧张、焦虑，不敢或延迟就医，失去了治疗的最佳时机而使疾病由急性转为慢性，迁延不愈。

4. 辅助检查　取宫颈管分泌物涂片检查发现革兰阴性双球菌，可初步诊断；对临床表现可疑者，必要时行分泌物培养及药敏试验；有条件者可做淋菌核酸检测；聚合酶链反应检测（PCR 检测）淋病奈瑟菌 DNA 具有较高的敏感及特异性。

5. 处理原则　治疗应尽早、彻底，遵循及时、足量、规范用药原则。

（1）急性淋病　首选药物头孢曲松钠250mg 或头孢噻肟钠1g，单次肌内注射，加用阿奇霉素 1g 顿服。性伴侣应同时治疗。

（2）慢性淋病　慢性淋病患者单纯药物治疗效果差，需要采用综合治疗方案，包括对症治疗、物理治疗、手术治疗等。

（3）妊娠合并淋病　娠期淋病严重影响母儿健康，应及时治疗，首选头孢曲松钠1g 单次肌内注射，加用阿奇霉素 1g 顿服。淋病产妇娩出的新生儿，均用 0.5% 红霉素眼膏，预防淋菌性结膜炎，并应预防用药，头孢曲松钠 25 ~ 50mg/kg（最大剂量不超过 125mg）肌内注射或静脉注射，单次给药。

【常见护理诊断/问题】

1. 有个人尊严受损的危险　与社会对性传播疾病不认同有关。

2. 舒适度减弱　与分泌物增多、尿频、尿急、尿痛有关。

3. 焦虑　与担心疾病的预后有关。

【护理目标】

1. 患者自尊恢复。

2. 患者阴道分泌物转为正常，感觉舒适。

3. 患者焦虑减轻或消失。

【护理措施】

1. 一般护理　急性淋病患者嘱卧床休息，严格床边隔离。将患者接触过的生活用品进行严格的消毒灭菌，污染的手需经消毒液消毒，防止交叉感染等。

2. 治疗配合　遵医嘱给予急性淋病患者有效的抗生素治疗，指导患者及时、足量、规范用药，同时做好用药指导，提高患者的依从性，彻底控制急性炎症。妊娠合并淋病者应及时给予有效抗生素彻底治疗，淋病孕妇娩出的新生儿应给予 0.5% 红霉素眼膏，预防淋菌眼炎并应预防性使用头孢曲松钠肌内注射或静脉注射。

3. 心理护理　尊重患者，给予适当的关心、安慰，解除患者求医的顾虑。向患者强调急性期及时、彻底治疗的重要性和必要性。

4. 健康教育　教会患者做好消毒隔离，患者内裤、浴盆、毛巾应煮沸 5～10 分钟，患者所接触的物品及器具用 1% 苯酚溶液浸泡。治疗后 7 日复查分泌物查找病原菌，以后每月复查一次，连续 3 次阴性，方能确定治愈。治疗期间严禁性交。性伴侣需做淋病相关检查，并同时治疗。

第二节　尖锐湿疣

尖锐湿疣（condyloma acuminate，CA）是由人乳头瘤病毒（HPV）感染生殖器及附近表皮引起的鳞状上皮疣状增生病变。发病率仅次于淋病，居第二位，常与多种性传播疾病同时存在。

（一）病因

HPV 是环状双链 DNA 病毒，目前共发现 100 多个型别，其中 50 个型别与生殖道感染有关。约 90% 的生殖道尖锐湿疣与 HPV6 型和 HPV11 型有关。初次性交时年龄小、多个性伴侣、免疫力低下、吸烟以及高性激素水平等是发病高危因素。温暖、潮湿的环境有利于 HPV 的生长，阴道分泌物增多、外阴湿热者容易患尖锐湿疣。糖尿病患者和免疫功能低下或受抑制者，尖锐湿疣生长迅速，且不易控制。

（二）传播途径

HPV 主要的传播途径是经性交直接传播。不排除间接传播的可能。孕妇感染 HPV 可传染给新生儿，主要是经胎盘感染、分娩过程中感染还是出生后感染尚无定论，一般认为胎儿通过母亲软产道时吞咽含 HPV 的羊水、血或分泌物而感染。

【护理评估】

1. 健康史　详细询问患者的性生活情况，评估其性伴侣的健康状况，是否存在 HPV 的感染；询问 HPV 的发病时间、病情及诊疗经过。

2. 身体状况

（1）症状　潜伏期 3 周至 8 个月，平均 3 个月。临床症状常不明显，部分患者表现为外阴瘙痒、烧灼痛或性交后疼痛不适。

（2）体征　典型体征是初起为微小散在或呈簇状增生的粉色或白色小乳头状疣，柔软，或为小而尖的丘疹，质地稍硬。病灶逐渐增大、增多，互相融合成鸡冠状、桑椹状或菜花状，顶端可有角化或感染溃烂。病变多发生在外阴性交时易受损的部位，如阴唇后联合、小阴唇内侧、阴道前庭、尿道口等部位。

（3）对妊娠、胎儿及新生儿的影响　妊娠期尖锐湿疣生长迅速，数目多，体积大，多区域，多形态，巨大尖锐湿疣可阻塞产道。此外，妊娠期尖锐湿疣组织脆弱，阴道分娩时容易导致大出血。孕妇患尖锐湿疣有垂直传播危险。新生儿有患喉乳头瘤及眼结膜乳头瘤的可能。

3. 心理-社会状况　患者多因不洁性生活而发病，易出现紧张和焦虑，年轻患者多担心疾病迁延，影响家庭关系及生育功能。

4. 辅助检查

（1）病理学检查　疣体的病理检查表现为鳞状上皮增生，呈乳头状生长，可见挖空细胞，角化不良细胞或角化不全细胞及湿疣外基底层细胞。

（2）醋酸试验　涂以 3%～5% 醋酸液，3～5 分钟后局部组织变白为阳性。

（3）核酸检查　可采用 PCR 及核酸 DNA 探针杂交检测 HPV。

5. 处理原则　去除外生疣体，改善症状和体征。

（1）非孕期和妊娠 36 周前　病灶小、位于外阴者，可选用局部药物治疗，如 80% ~ 90% 三氯醋酸或 5 - 氟尿嘧啶等涂擦病灶局部，每周 1 次。若病灶大、有蒂者，可行物理（如激光、微波、冷冻、电灼等）及手术治疗。巨大尖锐湿疣可直接手术切除疣体，待愈合后再行局部药物治疗。配偶或性伴侣应同时治疗。

（2）妊娠近足月或足月　病灶局限于外阴者，仍可行冷冻或手术切除病灶，临产后可经阴道分娩。若病灶广泛，易发生软产道裂伤引起大出血或巨大病灶堵塞软产道时，应行剖宫产术结束分娩。

【常见护理诊断/问题】

1. 舒适度减弱　与外阴、阴道瘙痒有关。

2. 焦虑　与担心疾病发展与预后有关。

【护理目标】

1. 患者外阴、阴道瘙痒症状消失，感觉舒适。

2. 患者焦虑减轻或消失。

【护理措施】

1. 一般护理　保持外阴清洁，治疗期间禁止性生活。患者接触过的衣裤、生活用品要及时严格消毒。严密隔离，防止交叉感染。外阴瘙痒严重者可局部涂抹止痒药膏，避免搔抓引起局部感染。

2. 治疗配合　指导患者按医嘱正确用药。行物理或手术切除病灶的孕妇，术后要及时观察宫缩、胎心情况。疣体切除后每天擦洗阴道及外阴，擦洗时注意观察创面有无渗出、出血等。为行剖宫产术的孕妇提供相应的手术护理。

3. 心理护理　尊重患者隐私，了解并解除患者的思想顾虑、负担，使患者做到患病后及早到医院接受正规诊断和治疗。

4. 健康教育

（1）加强性知识教育，杜绝混乱的性关系，注意性卫生。被污染的衣物、生活用具要及时消毒，防止交叉感染。

（2）WHO 推荐性伴侣应进行尖锐湿疣的检查，强调配偶或性伴侣同时治疗，告知患者尖锐湿疣具有传染性，推荐使用避孕套阻断传播途径。

（3）尖锐湿疣患者的治愈标准是疣体消失，治愈率高，但有复发可能，患者需要遵循医嘱随访接受指导。

第三节　梅　毒

梅毒（syphilis）是由苍白密螺旋体引起的慢性全身性的性传播疾病。

（一）病因

苍白密螺旋体在体外干燥环境下不易生存，一般消毒剂及肥皂水可将其杀灭。但其耐寒力强，4℃存活 3 天，-78℃保存数年，仍具有传染性。

（二）传播途径

性接触传播是主要的传染方式，未经治疗的患者在感染后 1 年内最具传染性。少数患者可因医源性途径、接吻、哺乳或污染的衣裤、被褥、浴具等间接感染。少数患者可通过输入有传染性梅毒患者的血液而感染。病原体可通过妊娠期胎盘感染给胎儿，引起新生儿先天梅毒。

【护理评估】

1. **健康史**　详细询问患者的性接触史，评估感染途径，了解疾病的发生、发展及诊疗经过。先天梅毒患者应询问其母亲的患病情况及妊娠、分娩过程。

2. **身体状况**　梅毒的潜伏期为 2～4 周。不同期别的梅毒患者临床表现不同：①一期梅毒主要表现为硬下疳及硬化性淋巴结炎。②二期梅毒主要表现为皮肤梅毒疹。③三期梅毒主要表现为永久性皮肤黏膜损害，愈后留有瘢痕。早期主要表现为皮肤黏膜损害，晚期能侵犯心血管、神经系统等重要脏器，产生各种严重症状和体征，造成劳动力丧失甚至死亡。

3. **心理－社会状况**　梅毒进行性发展最终会累及全身，导致劳动能力丧失，甚至死亡，因此患者易出现焦虑、恐惧等心理反应，得不到家庭和社会的理解和帮助时可能表现为绝望。

4. **辅助检查**

（1）病原体检查　取病损处分泌物涂片，用暗视野显微镜或直接荧光抗体检查梅毒螺旋体确诊。

（2）梅毒血清学检查　包括非梅毒螺旋体试验和梅毒螺旋体试验。

（3）脑脊液检查　淋巴细胞 $\geq 10 \times 10^6/L$，蛋白 $>50g/L$。

5. **处理原则**　以青霉素治疗为主，治疗原则是早期明确诊断，及时治疗，用药足量，疗程规范。对于妊娠合并梅毒者，既要治疗孕妇梅毒，又要预防和治疗先天性梅毒。

【常见护理诊断/问题】

1. **有个人尊严受损的危险**　与社会对性传播疾病不认同有关。

2. **恐惧**　与担心疾病的发展与预后有关。

【护理目标】

1. 患者自尊恢复。

2. 患者恐惧感减轻或消失。

【护理措施】

1. **一般护理**　做好消毒隔离，内裤、毛巾应煮沸消毒 5～10 分钟，所接触的物品、器具用肥皂液及一般消毒剂浸泡。

2. **治疗配合**　目前首选青霉素治疗。向患者解释规范治疗的必要性，正确给予青霉素，并做好观察护理。若青霉素过敏，脱敏无效时改用红霉素、四环素。但是孕妇及幼儿患者禁用四环素类药物。

3. **心理护理**　尊重患者，正确对待患者，帮助患者树立治愈疾病的信心。

4. **健康教育**

（1）治疗期间禁止性交，性伴侣同时进行检查和治疗。

（2）治愈标准为临床治愈和血清血治愈。各种损害消退及症状消失为临床治愈。治疗 2 年内梅毒血清学试验转为阴性，脑脊液检查阴性者为血清学治愈。

（3）经充分治疗后应随访 2～3 年。第 1 年每 3 个月复查 1 次，以后每半年复查 1 次，包括临床及非密螺旋体抗原血清试验。若在治疗后 6 个月内血清滴度未下降 4 倍，应及时就诊治疗。

第四节　生殖器疱疹

生殖器疱疹（genital herpes）是单纯疱疹病毒（herpes simplex virus，HSV）感染引起的性传播疾病。

（一）病因

HSV 属于双链 DNA 病毒，分为 HSV－1 和 HSV－2 两个血清型，均可致人类感染。生殖器疱疹主要由 HSV－2 引起，占 70%～90%。近年来，口－生殖器性行为方式导致 HSV－1 引起的生殖器疱疹比例逐渐增加至 10%～30%。

（二）传播途径

HSV－2 存在于皮损渗液、子宫颈和阴道分泌物、精液和前列腺液中，主要通过性接触传播。妊娠期生殖器疱疹致新生儿受累者，85% 是产时通过产道而感染，10% 为产后感染，仅 5% 为宫内感染，后者主要经胎盘或生殖道上行感染所致。

【护理评估】

1. 健康史　询问患者有无不洁性生活史，评估有无机体免疫力下降等因素，反复发作者询问疾病达发生发展过程及诊疗经过。

2. 身体状况

（1）原发性疱疹　潜伏期为 3～14 天，一般 2～3 周缓慢消退。患者通常在不洁的性生活后感到外阴不适，多为明显的烧灼感和刺痛。患者可有全身症状如发热、头痛或全身不适等。几乎所有患者均出现腹股沟淋巴结肿大、触痛。部分患者出现尿急、尿频、尿痛等尿道刺激征。

（2）复发性疱疹　50%～60% 原发性感染患者在半年内复发。发病前局部烧灼感、针刺感或感觉异常，随后群簇小水疱很快破溃形成糜烂或浅溃疡。复发患者症状较轻，水疱和溃疡数量少、面积小，愈合时间短，病程 7～10 天，较少累及宫颈，腹股沟淋巴结一般不肿大，无明显全身症状。

（3）妊娠合并生殖器疱疹　妊娠 20 周前患生殖器疱疹可感染胎儿，流产率高达 34%。妊娠 20 周后患病感染胎儿，以低体重居多，也可发生早产。由于新生儿细胞免疫功能未成熟，病变常扩散全身，多于出生后 4～7 天发病，表现为发热、出血倾向、吸吮能力差、黄疸、水疱疹等。

3. 心理－社会状况　生殖器疱疹多由不洁性生活引起，疼痛明显，患者易出现紧张、恐惧等心理反应，病程较长、反复发作者心理负担更为明显。

4. 辅助检查

（1）病毒抗原检测　从皮损处取标本，以单克隆抗体直接免疫荧光试验或酶联免疫吸附试验检测 HSV 抗原，是临床常用快速诊断方法。

（2）病毒培养　是诊断 HSV 感染的金标准。

（3）核酸扩增试验　检测皮损标本、血液、脑脊液和子宫颈分泌物 HSV DNA，可提高诊断敏感性，并可分型。

（4）血清学检查　用 ELISA 检测孕妇血清及新生儿脐血中特异性 HSV IgG、HSV IgM，以判断孕妇感染状态；脐血中 HSV IgM 阳性，提示宫内感染。

5. 处理原则　减轻症状，缩短病程，减少 HSV 排放，控制其传染性。以对症和抗病毒治疗为主。①抗病毒治疗：以全身抗病毒药物治疗为主，选用阿昔洛韦干扰其 DNA 聚合酶，抑制 HSV－DNA 合成。②局部治疗：保持患部清洁干燥，皮损处涂 1% 阿昔洛韦乳霜或酞丁胺霜等。③妊娠合并生殖器疱疹：妊娠早期使用阿昔洛韦，除短暂中性粒细胞减少症外，未发现对胎儿或新生儿的其他副作用。因此，孕妇初发生殖器疱疹可口服常规剂量阿昔洛韦治疗。妊娠晚期有生殖道活动性疱疹或前驱症状者，建议剖宫产分娩。

【常见护理诊断/问题】

1. 焦虑　与生殖器疱疹具有传染性及反复发作有关。

2. 舒适度减弱 与外阴疼痛有关。

【护理目标】

1. 患者情绪稳定。

2. 患者外阴疼痛症状减弱或消失，舒适感增加。

【护理措施】

1. 一般护理 加强休息，避免劳累，保持外阴清洁、干燥。治疗期间禁止性交。复发性生殖器疱疹患者性生活时使用避孕套。

2. 治疗配合 遵医嘱给予抗病毒药物，指导患者正确的用药方法，用药后应注意药物疗效和不良反应。

3. 心理护理 向患者讲解疾病相关知识，介绍病毒感染病程特点，尊重患者，解除患者心理负担。

4. 健康教育 开展与疾病相关知识的宣传，向育龄患者解释新生儿 HSV 感染的危险性，加强孕前指导。给予患者性伴侣正确咨询和指导，并教会安全套的使用方法及注意点。

 知识链接

TORCH 综合征

TORCH 综合征即 TORCH 感染。TORCH 是由一组病原微生物英文名称第一个字母组合而成，其中，T（toxoplasma，Toxo）指弓形虫；O（other）指其他，主要指梅毒螺旋体等；R（rubella virus，RV）指风疹病毒；C（cytomegalovirus，CMV）指巨细胞病毒；H（herpes simplexvirus，HSV）指单纯疱疹病毒。TORCH 感染的主要特点是孕妇感染后无症状或症状轻微，但可垂直传播给胎儿，引起宫内感染，导致流产、死胎、早产和先天畸形等，即使幸存，也可遗留中枢神经系统等损害。TORCH 感染重点在于预防。

第五节 获得性免疫缺陷综合征

获得性免疫缺陷综合征（acquired immune deficiency syndrome，AIDS）又称艾滋病，是由人类免疫缺陷病毒（human immunodeficiency virus，HIV）感染引起的一种性传播疾病。目前，艾滋病已经从一种致死性疾病变为一种可控的慢性疾病，是严重威胁世界人民健康的公共卫生问题。

（一）病因

HIV 属于反转录 RNA 病毒，分为 HIV－1 型和 HIV－2 型。目前世界范围内主要流行 HIV－1。HIV 在外界环境中的生存能力较弱，对物理、化学因素的抵抗力较低。对热敏感，56℃ 30 分钟、100℃ 20 分钟可将其完全灭活。巴氏消毒液及多数化学消毒剂的常用浓度均可灭活 HIV，但紫外线或 γ 射线不能将其灭活。

（二）传播途径

HIV 主要存在于感染者的血液、精液、阴道分泌物、眼泪、尿液、乳汁和脑脊液中。艾滋病患者和 HIV 携带者均有传染性。

1. 性接触传播 为主要传播途径，包括同性、异性和双性性接触。

2. 血液及血制品传播 多见于静脉吸毒者共用注射器或针头、接受 HIV 感染的血液或血制品、接触 HIV 感染者的血液和黏液等。

3. 母婴传播 孕妇感染 HIV 可通过胎盘传染给胎儿，或分娩时经产道感染。出生后也可经母乳喂养感染新生儿。

💡 素质提升 ─────────────────────────

让"艾"远离，让爱同行

艾滋病离我们并不遥远，全球每 4 分钟新发一例感染者，但我们不要谈"艾"色变，与艾滋病病毒感染者或患者的日常生活和生活接触（包括一起吃饭、共用学习用品、握手、拥抱、打喷嚏、蚊虫叮咬等）并不会被感染。

作为医学生，我们要树立为人类健康事业奋斗的使命感，积极参与"知艾防艾"宣传工作，科普艾滋病传播途径。同时我们要担负起社会责任感和职业使命感，日常生活中要关爱、理解和尊重艾滋病病毒感染者或患者，维护他们自尊，消除对他们的歧视，帮助他们树立对抗病魔的信心。

【护理评估】

1. 健康史 询问患者的性生活史及性伴侣的情况，了解有无不洁性生活史、输血史，评估患者的感染途径。

2. 身体状况 HIV 感染分为急性期、无症状期和艾滋病期。

（1）急性期 潜伏期通常为几日到几周，平均 3~6 周。急性 HIV 感染与许多其他病毒感染症状相似，通常持续不到 10 天。常见症状包括发热、盗汗、皮疹、头疼、淋巴结病、咽炎、肌肉痛、关节痛、恶心、呕吐和腹泻等。

（2）无症状期 可从急性期进入此期，或无明显的急性期症状而直接进入此期。从无症状病毒血症到艾滋病期大概需要 10 年。

（3）艾滋病期 为感染 HIV 后的最终阶段。主要表现为持续 1 个月以上的发热、盗汗、腹泻、体重减轻 10% 以上、全身浅表淋巴结肿大。部分患者表现为中枢神经系统症状，如记忆力减退、性格改变、头痛、癫痫及痴呆等。

（4）妊娠合并 HIV 感染 约 82% 的 HIV 感染孕妇无临床症状。可增加不良妊娠结局的发生，如流产、早产、死产、低出生体重儿和新生儿 HIV 感染等。

3. 心理 – 社会状况 HIV 感染目前尚无有效的治疗方法，患者易出现恐惧、悲观，甚至绝望的心理反应。

4. 辅助检查

（1）HIV 抗体检测 初筛试验有酶联免疫吸附试验和凝集试验，确认试验有免疫印迹试验。

（2）病毒培养 是诊断 HIV 感染最可靠的方法，但敏感度低。

（3）核酸检测 PCR 技术检测血浆中 HIV RNA。

5. 处理原则 目前尚无治愈方法，主要是对症治疗，目的是攻击和破坏 HIV 及改善宿主的免疫缺陷。

（1）抗病毒治疗 核苷酸转录酶抑制剂，如齐多夫定（ZDV）200mg，每日 3 次，或 300mg，每日 2 次；或司坦夫定 40mg，每日 3 次。

（2）免疫调节药物 干扰素 300 万 U，皮下注射或肌内注射，每周 3 次，3~6 个月一疗程。丙种球蛋白定期使用，减少细菌性感染的发生。

（3）妊娠合并 HIV 感染　HIV 阳性孕妇应定期产前检查，注意有无生殖道感染，给予积极的预防和治疗。进行胎儿宫内情况检测和艾滋病病情监测等；HIV 感染的孕产妇若在产前、产时或产后正确应用抗病毒药物治疗，其新生儿 HIV 感染率有可能显著下降（<8%）。

【常见护理诊断/问题】

1. 有个人尊严受损的危险　与社会对性传播疾病的不认同有关。

2. 恐惧　与担心疾病发展与预后有关。

【护理目标】

1. 患者自尊恢复。

2. 患者恐惧感减轻或消失。

【护理措施】

1. 一般护理　嘱患者加强休息和营养，注意劳逸结合；加强保护性隔离措施，避免传染给他人；根据患者的病情对症处理。

2. 治疗配合　积极配合医生，根据患者的病情给予有效的处理。观察患者的病情变化情况，注意免疫功能检查及病毒载量的测定。

3. 心理护理　解释艾滋病的相关知识，满足患者的合理需求，理解、尊重患者，开展心理疏导，消其恐惧感，帮助患者正确认识和面对艾滋病，建立自尊。

4. 健康教育

（1）健康行为的宣传教育被认为是当今艾滋病最有效的预防方法。科学地宣传艾滋病的防治知识，针对普通人群、高危人群、患者及家属开展健康教育和行为干预工作，帮助人们建立健康的生活方式，遏止艾滋病的传播。

（2）谨慎使用血制品，供使用的血液制品须经 HIV 检测，高危人群禁止献血，对供血者进行 HIV 抗体检测，抗体阳性者禁止供血。

（3）采取自我保护措施，用 1∶10～1∶100 次氯酸钠溶液擦拭物品表面。医护人员避免针头、器械创伤皮肤。

（4）艾滋病患者和 HIV 抗体阳性者均不宜妊娠；妊娠早期感染者应终止妊娠；HIV 感染者禁止哺乳，采用人工喂养，以减少 HIV 母婴传播的危险性。

目标检测

答案解析

选择题

【A1／A2 型题】

1. 发病率居我国性传播疾病之首的是（　　）

　　A. 梅毒　　　　　　　　B. 尖锐湿疣　　　　　　　C. 淋病

　　D. 单纯疱疹　　　　　　E. 获得性免疫缺陷综合征

2. 关于淋病的临床特点，下列不正确的是（　　）

　　A. 主要症状是尿频、尿急、尿痛，白带增多　　B. 白带通常为稀薄泡沫状

　　C. 有脓性分泌物自宫颈口流出　　　　　　　　D. 可有外阴部红肿疼痛

　　E. 可以通过污染衣物、马桶等间接传播

3. 治疗急性淋病的首选药物是（　　）

    A. 头孢曲松钠　　　　　　　B. 诺氟沙星　　　　　　　C. 庆大霉素

    D. 四环素　　　　　　　　　E. 甲硝唑

4. 关于淋病的治疗，下列不正确的是（　　）

    A. 处理原则是尽早、彻底、及时、足量、规范用药

    B. 首选药物以第三代头孢菌素为主

    C. 性伴侣需同时接受治疗

    D. 淋病产妇所娩新生儿应及时应用 0.5% 红霉素眼膏以防淋菌性结膜炎

    E. 治疗结束后检查淋菌阴性即可确定为治愈

5. 尖锐湿疣的主要传播途径是（　　）

    A. 医疗器具　　　　　　　　B. 肌肤接触　　　　　　　C. 性交直接传播

    D. 污染的衣物　　　　　　　E. 污染的浴具

6. 针对尖锐湿疣，下来处理措施不恰当的是（　　）

    A. 以局部用药为主　　　　　　　　　　B. 治疗期间禁止性生活

    C. 大的尖锐湿疣可行手术切除　　　　　D. 孕妇无须治疗，选择剖宫产终止妊娠

    E. 可用冷冻治疗，CO_2 激光治疗

7. 对梅毒患者不恰当的处理原则是（　　）

    A. 治疗期间性生活无禁忌

    B. 首选青霉素，用药足量，疗程规则

    C. 治疗后定期随访。连续 2～3 年

    D. 临床治愈为各种损害消退，症状消失

    E. 血清学治愈为梅毒血清学试验阴性，脑脊液检查阴性

8. 王女士，26 岁，白带呈黄色脓性，有尿急、尿痛、排尿困难。妇科检查：外阴、阴道及尿道口红肿充血，从阴道前壁压迫尿道及尿道旁腺有脓液外溢，该患者最可能的临床诊断是（　　）

    A. 外阴炎　　　　　　　　　B. 尖锐湿疣　　　　　　　C. 淋病

    D. 前庭大腺炎　　　　　　　E. 急性宫颈炎

9. 吴女士，32 岁，护士正在向其讲解获得性免疫缺陷综合征的传播途径，在其传播途径中，不包括（　　）

    A. 性接触　　　　　　　　　B. 握手　　　　　　　　　C. 妊娠

    D. 分娩　　　　　　　　　　E. 输血

（李海燕）

书网融合……

本章小结　　　　　　　微课　　　　　　　题库

第五章 妇科手术患者的一般护理

PPT

学习目标

1. 通过本章学习，重点掌握妇科腹部手术、外阴、阴道手术术前准备、护理评估及术后的护理措施。

2. 能够指导患者正确配合术前各项准备准备及术后护理。具有关爱、理解患者的职业精神。

妇科手术是妇科疾病的主要治疗手段，包括腹部手术患者和外阴及阴道手术两大类。妇科手术常涉及生殖功能和性生活等问题，相比其他部位手术，患者会有更多顾虑。做好术前充分准备和术后护理，使患者平稳地度过手术期，减少或消除手术并发症，促进康复。

情境导入

情境描述 患者，女，43 岁，因子宫肌瘤将择期经腹行全子宫切除术。患者因恐惧、担心病情而夜间无法入睡。

讨论 1. 如何对王女士进行心理护理？

2. 如何为该患者进行术前准备？

第一节 腹部手术患者的一般护理

妇科腹部手术按手术范围分为剖腹探查术、全子宫切除术、全子宫及附件切除术、次全子宫切除术、附件切除术子、子宫根治手术、肿瘤细胞减灭术等；根据疾病缓急程度分为择期手术、限期手术和急诊手术；按手术的方式分为常规手术和腔镜手术。

一、腹部手术前的护理

【护理评估】

1. 健康史 了解患者的一般情况、月经史、婚育史、既往疾病史、手术史、药物过敏史等。

2. 身体状况 测量患者的生命体征，评估患者的一般情况；评估呼吸道有无感染；评估手术野皮肤；评估阴道出血量、色、性状；了解患者的血红蛋白含量、营养状况等。

3. 辅助检查 血、尿、大便常规检查，肝、肾功能测定，血型鉴定及交叉配血试验，心电图、腹部 B 超、X 线检查等。依据病情选择其他特殊辅助检查。

4. 心理－社会状况 评估患者是否存在因对疾病不了解或对手术治疗的担心而出现紧张、焦虑等情绪。了解亲属对患者的关心程度、心理支持、家庭经济状况、医疗费用的承受能力等。

【常见护理诊断/问题】

1. 焦虑 与担心手术能否顺利及术后康复有关。

2. 知识缺乏 缺乏对疾病知识及手术方式、生殖器官功能的认识。

【护理目标】

1. 患者焦虑程度减轻。

2. 患者对疾病相关知识、手术前后护理配合有一定了解。

【护理措施】

1. 心理护理 向患者及家属讲解疾病的相关知识，说明手术的必要性和可靠性，让患者了解手术目的及手术前后的注意事项，使患者积极配合治疗。

2. 手术前准备

（1）遵医嘱做准备 做好术前各项检查，密切观察生命体征。术前3日，每日监测生命体征3次，如体温超过37.5℃应及时报告医生。

（2）皮肤准备 手术前1日嘱患者应淋浴、更衣、剪指甲等，生活不能自理者由护士协助完成。手术当日根据手术和麻醉部位备皮，腹部手术备皮的范围：上至剑突下，两侧至腋中线，下至两大腿上1/3处及外阴部的皮肤，特别注意脐部清洁。

（3）阴道准备 适合于已有性生活，即将行全子宫切除的患者。为了防止病原体经阴道侵入手术部位，于术前3日行阴道冲洗，每日1~2次，常用碘伏凝胶、0.125%的碘伏溶液。

（4）胃肠道准备 根据手术和麻醉的种类，遵医嘱在手术前3日或前1日进行肠道准备。①一般妇科腹部手术：如全子宫切除术、附件切除术等。术前1日应清洁肠道，清洁肠道可口服缓泻剂如番泻叶水、甘露醇等导泻，也可用1%肥皂水清洁灌肠，使患者排便3次以上或排出液中无粪便残渣即可。术前禁食8小时、禁饮4小时。②可能涉及肠道的手术：如卵巢癌细胞减灭术，由于肿瘤组织有可能侵犯肠道，肠道准备从术前3日开始。术前3日进少渣半流质饮食，遵医嘱口服肠道抗生素；术前2日进流质饮食，术前1日禁食，静脉补液；术前1日晚及手术当天行清洁灌肠，直至排泄物中无粪渣。对年老、体弱者要根据个体反应选择用量，防止脱水。

（5）休息与镇静 为保证患者良好的休息，术前1日，夜班护士巡视病房时应了解患者的睡眠情况，睡眠不佳者，遵医嘱给予镇静安眠药，如异戊巴比妥、地西泮等。

3. 手术日的护理

（1）手术当日早晨测量体温、脉搏、呼吸、血压，并记录体温单上，询问有无月经来潮，如有月经来潮应及时报告医生。

（2）拟行子宫全切术的患者，手术当日晨行阴道冲洗后，可在宫颈和穹窿部涂1%甲紫，作为手术切除子宫颈的标记。

（3）妇科腹部手术时，为了避免术中损伤膀胱，术前安置留置导尿管。

（4）术前半小时注射基础性麻醉药，常用苯巴比妥和阿托品。

（5）进入手术室前为患者取出活动义齿、首饰等交患者家属保管。核对好患者病历资料，备好患者术中用药，送患者至手术室，与手术室护士做好交接。

（6）根据手术种类和麻醉方式，铺好麻醉床及相关物品。

4. 急诊手术准备 常见的急诊手术有卵巢囊肿扭转、破裂、异位妊娠腹腔大出血等，由于发病急、病情重。要求护士动作敏捷，在最短时间内扼要、重点地了解病史，休克患者在处理休克的同时，在最短的时间内完成术前准备，医护密切配合有条不紊。并取得患者和家属的信任和配合，使救治工作高效有序进行。

5. 健康教育 术后患者常因切口疼痛不愿意咳嗽和翻身，故在术前要指导患者进行适应性功能锻炼，如：学会胸式呼吸，预防术后坠积性肺炎；练习床上翻身和起床的技巧，以利术后康复；练习床上使用便器，以利术后排便。

素质提升

达芬奇机器人手术系统在妇科疾病手术中的应用

随着医疗设备的不断改进，达芬奇机器人手术系统在妇科手术领域中的应用不断被拓展。达芬奇机器人手术系统是一种高级机器人平台，3D的视觉效果、灵活的微型关节、消除人手的震颤等优点使其更适合在狭窄盆腔内进行各种妇科肿瘤相关的精细操作。机器人手术是传统腹腔镜手术的升华，为临床开展更复杂、精细的手术提供了良好技术保障，同时具有术中出血量少、平均住院时间短、并发症发生率低、复发率低等优势，更有利于患者术后快速康复。

我们应大力弘扬医者仁心的崇高精神，医务工作者应在临床实践中磨砺精湛医术，在科研探索中创新创造，追求卓越，用敬佑生命的执着、甘于奉献的大爱、悬壶济世的情怀守护人民群众的健康。

二、腹部手术后的护理

【护理评估】

1. 健康史　当患者被送回病室时，责任护士应与麻醉师、手术室护士在床边交接班，详细了解术中情况，包括麻醉的方式、手术范围、术中出血情况、是否输血，术中尿量、输液及用药情况等。

2. 身体状况　测量血压、脉搏、呼吸、体温；观察患者的神志及精神状态，了解麻醉恢复的情况；观察患者术后疼痛的部位、性质、程度，有无使用镇痛泵等；患者切口有无出血及渗液，敷料有无移位；了解患者有无阴道流血；了解患者有无放置引流管，观察引流管是否固定通畅，评估引流液的颜色、量等。

3. 心理-社会状况　评估患者有无因术后疼痛和其他不适出现不安、焦虑等情绪。

【常见护理诊断/问题】

1. 疼痛　与手术创伤有关。

2. 舒适度降低　与术后伤口疼痛、安置引流管、留置尿管有关。

3. 焦虑　与担心手术伤口愈合、康复有关。

【护理目标】

1. 患者疼痛减轻。

2. 患者舒适度逐渐恢复。

3. 患者紧张、焦虑情绪减轻。

【护理措施】

1. 体位　术后根据麻醉方式安置患者体位。全麻未清醒的患者取去枕平卧位，头偏向一侧，保持呼吸道通畅，防止呕吐物吸入气管。蛛网膜下隙麻醉的患者去枕平卧6~8小时。硬膜外麻醉者，术后可睡软枕平卧4~6小时。患者病情稳定，术后第2日取半坐卧位，利于减轻腹部张力，减轻疼痛；有利于腹腔引流；有利于呼吸、咳嗽，减少术后肺部并发症。

2. 饮食护理　一般未涉及肠道手术患者，手术后6~8小时可进食流质饮食，但应避免牛奶、豆浆等产气食物，以防肠胀气。肛门排气后，可进食半流质，排便后进普食；涉及肠道手术患者，术后应禁食至肛门排气后进食流质饮食。能进食的患者应鼓励进食高蛋白、高维生素、易消化的食物。

3. 病情观察

（1）生命体征　术后24小时内病情变化快，每15~30分钟测量一次血压、脉搏和呼吸，直至平稳后改为4~6小时1次；24小时后，每日测生命体征3~4次；3日后无异常每日测1次。由于机体对手术创伤的反应，术后1~3日体温可升高，但一般不超过38℃，临床上称吸收热，为术后正常反应。如体温持续升高，提示可能有感染存在。

（2）切口的观察　观察切口有无出血、渗液，切口周围皮肤有无红、肿、热、痛等感染征象。采用腹带包扎腹部，必要时用1~2kg沙袋压迫腹部伤口6~8小时，可以减轻切口疼痛，防止出血。

4. 缓解疼痛　麻醉作用消失以后至术后24小时疼痛最明显，遵医嘱及时给予止痛剂，也可用自控止痛泵。术后次日晨取半坐卧位，可减轻切口的疼痛。

5. 会阴护理　每日两次会阴护理。对全子宫切除术患者，观察有无阴道流血，观察阴道分泌物的量、颜色和性质，以判断阴道切口愈合情况。全子宫切除术后7~14日，阴道少量粉红色分泌物，为阴道残端肠线溶化所致，不需处理。

6. 导尿管的护理　术后一般留置尿管24~48小时，注意保持留置尿管的通畅，观察尿液的量、颜色和性状。若为广泛性子宫切除及盆腔淋巴结清扫术后保留尿管时间为7~14日，拔除导尿管前3日开始间歇性夹管以锻炼膀胱功能。

7. 引流管的护理　部分术后患者在腹腔或盆腔留置引流管，引流管可经腹部或经阴道放置，术后注意合理固定引流管，保持引流管通畅。一般术后24小时内引流液不超过200ml，为淡血性或浆液性，引流量应逐渐减少，且颜色逐渐变淡。若引流液>100ml/h并为鲜红色，应考虑有内出血应立即通知医生。

8. 术后常见不适与并发症及护理

（1）恶心、呕吐及腹胀　一般术后呕吐不需特殊处理，使患者头偏向一侧，及时清理呕吐物，做好口腔护理。术后由于麻醉药的作用，使肠道暂时处于麻痹状态，应注意观察患者腹胀的程度、肛门排气的时间、肛门排气后腹胀是否减轻等。若48小时未排气，腹胀严重者应查找原因，排除肠梗阻后，可采取热敷腹部、肛管排气、针灸等措施。术后早期下床活动可促进肠蠕动的恢复，减轻腹胀。

（2）切口血肿、感染、裂开　术后切口压痛明显、肿胀、检查有波动感，应考虑为切口血肿。血肿极易并发感染。年老体弱或过度肥胖者，可出现伤口裂开的严重并发症，切口部位疼痛，有渗液流出，甚至敷料下可见大网膜、肠管脱出。护士在通知医师的同时应立即用无菌手术巾覆盖包扎，并送手术室协助处理。

（3）下肢深静脉血栓　是妇科术后较为严重的并发症之一。术前做好宣教，评估筛查出下肢深静脉血栓的高危患者。术后尽早活动双下肢，鼓励早期下床活动。对于高危患者，可穿着弹力袜或使用充气压力泵促进静脉回流，同时严密观察双下肢有无色泽改变、水肿，询问患者有无酸胀感，遵医嘱使用抗凝药物。

9. 心理护理　护士应及时与患者沟通，安慰鼓励患者，减轻患者的紧张、焦虑情绪。做好家属的健康教育，给予患者心理支持，减轻术后患者不良的心理反应。

10. 健康教育　按照患者的个体情况提供相应的出院指导，包括自我照顾技巧、生活型态改变后的适应及环境调整，提供饮食、药物服用、运动及可能出现的并发症的处理。遵医嘱按时随访，妇科手术患者出院后一般在1个月就医复查。

第二节　外阴及阴道手术患者的一般护理

外阴手术是指女性外生殖器部位的手术，包括外阴癌根治术、前庭大腺切开引流术、处女膜切开术、陈旧性会阴裂伤修补术等。阴道手术是指阴道局部手术及经阴道的手术，如阴道前后壁修补术、阴道成形术、尿瘘修补术、阴式子宫切除术等。

一、手术前的护理

【护理评估】

1. 健康史　了解患者的一般情况、月经史、性生活史、婚育史、既往疾病史、手术史、药物过敏史等。

2. 身体状况　同腹部手术。

3. 辅助检查　行血、尿、大便常规检查，血型鉴定及交叉配血试验，心电图、腹部 B 超、X 线检查等。评估患者心、肺、肝、肾等重要器官的功能。依据病情选择其他特殊辅助检查。

4. 心理－社会状况　手术涉及区域为女性隐私部位，患者常担心术后康复及性生活的恢复，因此应评估患者是否出现忧虑、自卑、羞怯、情绪不稳定等心理反应，让患者充分表达自己的感受，针对具体情况给予指导。

【常见护理诊断/问题】

1. 焦虑　与担心手术能否顺利及术后康复有关。

2. 知识缺乏　缺乏对疾病知识及手术方式、生殖器官功能的认识。

【护理目标】

1. 患者焦虑程度减轻。

2. 患者对疾病相关知识、手术前后护理配合有一定了解。

【护理措施】

1. 心理护理　外阴、阴道手术由于部位特殊，患者常担心手术暴露个人隐私部位、手术切口愈合后瘢痕影响未来性生活。护士应理解、关心患者，帮助患者选择积极的应对措施，使其能够主动配合手术。

2. 手术前准备

（1）遵医嘱做准备　做好术前各项检查，密切观察生命体征。术前 3 日，每日监测生命体征 3 次，如体温超过 37.5℃应及时报告医生。

（2）皮肤准备　皮肤准备的范围上至耻骨联合上 10cm，两侧至腋中线，下至外阴部、肛门周围、臀部及大腿内侧上 1/3，备皮后洗净皮肤。

（3）肠道准备　对可能涉及肠道的手术应术前 3 日进少渣饮食，并按医嘱给肠道抗生素，常用庆大霉素口服。每日灌肠一次；术前 1 日禁食，给予静脉补液，术前日晚及术日晨行清洁灌肠。若手术不涉及肠道，仅术前 1 日下午给予灌肠。

（4）阴道准备　术前 3 日开始阴道准备，行阴道冲洗或坐浴，每日 2 次，常用碘伏凝胶或 0.125% 的碘伏溶液等。术日晨用消毒液行阴道消毒，特别注意消毒阴道穹窿，消毒后用大棉球蘸干，必要时涂甲紫。

（5）膀胱准备　嘱咐患者进手术室前排空膀胱，根据手术需要，术中或术后留置导尿管。

3. 健康教育　向患者解释术前准备的内容、目的、方法及配合的技巧；讲解外阴、阴道手术术后维持相应体位的重要性；由于术后卧床时间较长，指导患者练习床上使用便器，练习床上翻身和起床的技巧。

二、手术后的护理

【护理评估】

同妇科腹部手术患者。

【常见护理诊断/问题】

1. 疼痛 与手术创伤有关。

2. 焦虑 与担心手术伤口愈合等有关。

3. 自我形象紊乱 与手术切除外阴或对阴道疾病的认识不足有关。

【护理目标】

1. 患者疼痛减轻。

2. 患者焦虑情绪减轻。

3. 患者能正视自己，自我贬低的心理状态得到纠正。

【护理措施】

1. 体位 术后根据不同的手术采取相应的体位，如处女膜闭锁及有子宫无阴道患者，术后应采取半卧位，有利于经血流出；行外阴癌根治术后的患者应平卧，双腿外展屈膝位，膝下垫软枕头，减少腹股沟及外阴部张力，有利于伤口的愈合；阴道修补术、子宫脱垂患者手术后应取平卧位，禁止半卧位，以降低外阴阴道张力，促进伤口的愈合。

2. 切口护理 密切观察伤口有无渗血及红、肿、热、痛等炎性反应。手术时阴道内填塞止血纱条应在术后 12 ~ 24 小时内取出，并注意核对数目。保持外阴部清洁干燥，注意观察阴道分泌物的颜色、性状、量及有无异味等，每日外阴冲洗或擦洗 2 次。术后 3 日可行外阴烤灯，以保持外阴干燥，促进血液循环，利于伤口愈合。

3. 肠道护理 为防止大便对伤口的污染及排便时对伤口的牵拉，应控制首次排便的时间。涉及肠道的手术，如阴道成形术或会阴Ⅲ度裂伤修补术，应在患者排气后抑制肠道蠕动，遵医嘱给予鸦片酊 5ml，加水至 100ml 口服，每日 3 次，每次 10ml。于术后第 5 日给予缓泻剂，如服用液状石蜡，软化大便，避免因用力排便致盆腔压力增加，影响伤口愈合。

4. 尿管护理 一般需留置尿管 2 ~ 10 日，术后特别注意保持尿管的通畅，特别是尿瘘修补术的患者，观察尿液的颜色、量，发现异常及时处理。拔除尿管前帮助患者训练膀胱功能，如有排尿困难者，给予诱导、热敷等措施帮助排尿，必要时重新留置尿管。

5. 疼痛护理 护士应正确评估患者疼痛感受，针对患者个体差异采取不同的疼痛缓解方法，可遵医嘱及时给予止痛剂或自控止痛泵等，同时注意观察用药后的止痛效果。

6. 避免增加腹压 向患者讲解腹压增加将影响伤口愈合，应避免增加腹压的动作，如咳嗽、用力大便等。

7. 健康教育 外阴阴道手术伤口愈合较慢，嘱患者要保持外阴清洁；3 个月内禁止性生活及盆浴，避免增加腹压及重体力劳动。出院后 1 个月到门诊复查，了解伤口愈合情况。若有病情变化应随时就诊。

目标检测

答案解析

选择题

【A1/A2 型题】

1. 妇科腹部手术术后 24 小时内，负压引流液一般不超过（ ）

  A. 100ml   B. 200ml   C. 300ml

  D. 400ml   E. 500ml

2. 妇科腹部手术，术前肠道准备，描述正确的是（　　）

　　A. 全子宫切除术患者，肠道准备时间为术前 3 日

　　B. 卵巢癌细胞减灭术患者，术前 3 日进少渣半流质饮食

　　C. 一般妇科腹部手术患者，术前 3 日可用 1% 肥皂水清洁灌肠

　　D. 一般妇科腹部手术患者，术前 24 小时禁食

　　E. 可能涉及肠道的手术患者，术前 1 日遵医嘱口服肠道抑菌药

3. 刘女士，43 岁，行广泛性子宫切除加盆腔淋巴结清扫术。术后留置尿管的时间为（　　）

　　A. 12～24 小时　　　　　　　B. 24～48 小时　　　　　　　C. 7～14 日

　　D. 10～15 日　　　　　　　　E. 3～4 日

4. 李女士，行全子宫切除术后 7 日左右，出现阴道少许血性分泌物，首先考虑（　　）

　　A. 性激素分泌紊乱　　　　　B. 腹腔内出血　　　　　　　C. 残端组织破溃

　　D. 切口处感染　　　　　　　E. 残端线溶化

5. 王女士，阴道后壁修补术术后，现准备出院。护士为其提供的健康教育中不正确的是（　　）

　　A. 嘱患者要保持外阴清洁　　　　　　　B. 1 个月内禁止性生活及盆浴

　　C. 出院后 1 个月到门诊复查　　　　　　D. 避免增加腹压及重体力劳动

　　E. 注意伤口愈合情况

【A3/A4 型题】

(6～8 题共用题干)

李女士，65 岁，诊断为外阴鳞状细胞癌，拟行外阴癌根治术。

6. 有关外阴、阴道手术术前备皮范围，描述不正确的是（　　）

　　A. 脐上 10cm 皮肤　　　　　B. 外阴部皮肤　　　　　　　C. 腹股沟皮肤

　　D. 大腿内侧上 1/3 处　　　　E. 肛门周围皮肤

7. 手术后给予患者的护理措施，不正确的是（　　）

　　A. 用消毒会阴垫，保持会阴清洁干燥

　　B. 阴道内塞纱布者需在手术后 12 小时内取出

　　C. 阴道成形术时，在患者排气后，口服鸦片酊

　　D. 术后 3 日行外阴烤灯，促进伤口愈合

　　E. 术后第 7 日服用液状石蜡使粪便软化

8. 术后应采取的体位，正确的是（　　）

　　A. 俯卧位　　　　　　　　B. 平卧位，双腿外展屈膝　　　C. 侧卧位

　　D. 半卧位　　　　　　　　E. 端坐卧位

(路红春)

书网融合……

本章小结

题库

第六章　外阴上皮非瘤样病变及外阴肿瘤患者的护理

PPT

◎ 学习目标

1. 通过本章学习，重点掌握外阴上皮非瘤样病变及外阴肿瘤患者的护理评估及护理措施。
2. 能够指导患者正确配合治疗。具有关爱患者、服务患者的职业意识。

≫ 情境导入

　　情境描述　王女士，46 岁，因外阴瘙痒、性交困难 3 个月入院。妇科检查：外阴萎缩，小阴唇变小甚至消失，大阴唇变薄，皮肤颜色变白、发亮、皱缩、弹性差，伴有皲裂及脱皮，阴道口挛缩狭窄。

　　讨论　1. 王女士目前存在如此护理问题？
　　　　　2. 如何对王女士进行心理支持及护理干预？

第一节　外阴上皮非瘤样病变

　　外阴上皮非瘤样病变是指女性外阴皮肤和黏膜组织发生变性及色素改变的一组慢性疾病。它包括外阴硬化性苔藓、外阴鳞状上皮增生及其他皮肤病。由于外阴硬化性苔藓及外阴鳞状上皮增生多有外阴皮肤及黏膜的色素减退，病变部位多呈白色，临床上也称外阴白色病变。本节重点讨论外阴硬化性苔藓及外阴鳞状上皮增生。

　　（一）外阴硬化性苔藓

　　外阴硬化性苔藓（lichen sclerosus of vulva）是以外阴及肛周皮肤萎缩变薄、色素减退呈白色病变为主要特征的疾病。此病可发生于任何年龄，但以绝经后妇女多见，其次为幼女。

　　1. 发病相关因素　其病因尚不明确，可能与以下因素有关：自身免疫疾病；性激素缺乏，如睾酮不足；基因遗传疾病；局部组织自由基作用等。

　　2. 病理　镜下可见表皮萎缩，过度角化，上皮增厚，上皮脚变钝或消失，基底层细胞的胞质空泡化和毛囊栓塞。病变早期真皮乳头层水肿，晚期出现均质化，表皮过度角化及黑色素细胞减少，使皮肤外观呈白色。

　　（二）外阴鳞状上皮增生

　　外阴鳞状上皮增生（squamous hyerplasia of vulva）是以外阴瘙痒为主要症状的鳞状上皮细胞良性增生为主的外阴疾病，是最常见的外阴上皮非瘤样病变。此病多见于 50 岁左右的妇女，其恶变率为 2% ~ 5%。

　　1. 发病相关因素　病因不明，可能与外阴局部皮肤黏膜长期潮湿、阴道排液或外来刺激物刺激出现外阴瘙痒而反复搔抓有关。

　　2. 病理　镜下病理变化为病变区表皮层角化过度或角化不全，棘细胞层不规则增厚，上皮脚向下延伸，上皮脚之间的真皮层乳头明显，并有轻度水肿以及淋巴细胞和少量浆细胞浸润。但上皮细胞层次排列整齐，细胞大小、极性、核形态、染色均正常。

【护理评估】

1. 健康史 了解患者有无瘙痒及性激素水平不足等情况。

2. 身体状况

（1）外阴硬化性苔藓 其症状为外阴病损区瘙痒，瘙痒程度较外阴鳞状上皮增生者轻，晚期出现性交困难。幼女患者瘙痒症状多不明显，仅在排尿或排便后外阴及肛周有不适感，至青春期多数患者的病变可自行消失。妇科检查可见病变累及大阴唇、小阴唇、阴蒂包皮、阴唇后联合及肛周，多呈对称性；早期可见皮肤发红、肿胀，出现粉红、白色小丘疹；进一步发展可见其外阴萎缩，小阴唇变小甚至消失，大阴唇变薄，皮肤颜色变白、发亮、皱缩、弹性差，常伴有皲裂及脱皮；晚期病变者，皮肤进一步萎缩菲薄，阴道口挛缩狭窄。

（2）外阴鳞状上皮增生 外阴瘙痒是此病最主要的症状，患者多难耐受而搔抓，严重者坐卧不安，影响睡眠。妇科检查可见病变累及大阴唇、阴唇间沟、阴蒂包皮、阴唇后联合等处。病变早期皮肤暗红或粉红，角化过度部位呈白色。病变晚期则皮肤色素增加，皮肤似皮革样增厚且粗糙、隆起。严重者可因搔抓引起表皮抓痕、皲裂、溃疡等。

3. 心理 - 社会状况 评估患者对疾病的反应，是否因为疾病影响日常生活而烦躁。

4. 处理原则 局部用药为主。

（1）外阴硬化性苔藓 用2%丙酸睾酮油膏，每日涂擦患部3～4次，临床上可根据治疗反应及症状持续情况决定用药次数及时间。一般需长期用药，次数可逐渐减少至每周1～2次的维持量。幼女硬化性苔藓至青春期时有自愈的可能，其治疗一般不宜采用丙酸睾酮治疗，以免出现男性化。现多用1%氢化可的松软膏或用0.3%黄体酮油膏。

（2）外阴鳞状上皮增生 采用糖皮质激素局部治疗，如0.025%氟轻松软膏、0.01%曲安奈德软膏等，每日涂擦局部3～4次。长期连续使用高效糖皮质激素类药物，可导致局部皮肤萎缩，故当瘙痒基本控制后，应停用高效糖皮质激素类制剂，改用作用较轻的氢化可的松软膏，每日1～2次，连用6周。

【常见护理诊断/问题】

1. 皮肤完整性受损 与局部瘙痒有关。

2. 舒适度减弱 与外阴瘙痒有关。

3. 焦虑 与担心疾病发展与预后有关。

【护理目标】

1. 患者住院期间皮肤未发生新的破溃。

2. 患者外阴瘙痒症状减轻，舒适度增加。

3. 患者焦虑程度减轻。

【护理措施】

1. 一般护理 指导患者保持外阴皮肤清洁干燥，禁用肥皂或其他刺激性药物擦洗避免搔抓患处。忌穿不透气的化纤内裤。

2. 治疗配合 对于外阴硬化性苔藓患者，按医嘱给予丙酸睾酮，观察丙酸睾酮副作用，一旦有毛发增多或阴蒂增大等男性化影响或疗效欠佳时，及时报告医生。对于外阴鳞状上皮增生患者，在局部涂药前可先用温水坐浴，以暂时缓解瘙痒症状，并有利于药物的吸收，每日2～3次，每次10～15分钟。

3. 心理护理 对患者耐心安慰，并告知患者遵医嘱坚持治疗的必要性。

第二节 外阴鳞状上皮内病变

外阴鳞状上皮内病变（vulvar squamous intraepithelial lesion）指与人乳头瘤病毒（HPV）感染相关的临床和病理改变，或有进展为浸润癌潜在风险的局限于外阴鳞状上皮内的一组病变。多见于 45 岁左右妇女，近年有年轻化趋势。约 38% 患者的病变可自行消退，仅 2%~4% 进展为浸润癌。

（一）发病相关因素

目前认为，该病发病大多数与 HPV 16 型感染有关，其他危险因素有外阴性传播疾病、肛门 - 生殖道瘤病变、免疫抑制以及吸烟相关。

（二）病理

外阴鳞状上皮内病变以往称为外阴鳞状上皮内瘤变（VIN）、原位癌等。世界卫生组织（WHO）女性生殖器肿瘤分类将外阴鳞状上皮内病变分为：低级别鳞状上皮内病变、高级别鳞状上皮内病变和分化型外阴上皮内瘤变。其主要病理特征为上皮层内细胞有不同程度的增生伴核异型、核分裂增加，排列紊乱。

【护理评估】

1. 健康史 了解患者年龄，既往有无外阴瘙痒、外阴赘生物及性传播疾病感染史。是否有吸烟嗜好以及有无引起免疫抑制的诱因等。

2. 身体状况 其症状没有特异性，主要表现为外阴瘙痒、烧灼感。也无明显体征，可表现为皮肤破损、溃疡、丘疹或赘疣，单个或多个，融合或分散，灰白或粉红色；少数为略高于皮面的色素沉着。

3. 辅助检查 行病理检查明确诊断和排除早期癌变。

4. 心理 - 社会状况 评估患者对疾病的反应，是否因为疾病影响日常生活而烦躁不安。

5. 处理原则 治疗目的为消除病灶、缓解症状和预防恶变。

（1）局部治疗 对病灶局限或年轻的普通型患者，可采用 5% 5 - 氟尿嘧啶软膏涂抹患处。也可以用冷冻或激光治疗，治疗后能保留外阴外观，尤其适用于累及小阴唇的病灶。

（2）手术治疗 手术方式依据病变范围、分类和年龄决定，对局限的分化型病灶可用外阴上皮局部表浅切除手术；对大范围的病变可行表浅外阴切除术（外阴皮肤剥除）和薄层皮片植皮术；老年和广泛性病变，特别是分化型患者采用单纯外阴切除术；如出现浸润或合并癌变时，需行广泛性外阴切除和双侧腹股沟淋巴结切除术。

【常见护理诊断/问题】

1. 舒适度减弱 与外阴瘙痒有关。

2. 焦虑 与担心疾病发展及预后有关。

【护理目标】

1. 患者外阴瘙痒症状减轻，舒适度增加。

2. 患者焦虑程度减轻。

【护理措施】

1. 一般护理 保持外阴皮肤清洁干燥，禁用肥皂或其他刺激性药物擦洗，避免搔抓患处。忌穿不透气的化纤内裤。

2. 治疗配合 对于手术治疗患者，按外阴、阴道手术护理常规进行术前准备和术后护理，详见第五章。需外阴植皮者，应将供皮区进行剃毛、消毒并用治疗巾包裹。

3. 疼痛护理　术前指导患者练习深呼吸、咳嗽和床上翻身。术后协助患者取平卧双腿外展屈膝体位，并在膝下垫一软枕。遵医嘱给予镇痛剂或使用自控镇痛泵，有效缓解疼痛。

4. 心理护理　为患者讲解疾病相关知识，对于手术患者，讲解手术前后注意事项以及手术将重建切除的外阴等，指导患者采取积极的应对方式，帮助患者恢复自信。

第三节　外阴良性肿瘤

外阴良性肿瘤比较少见，主要有上皮来源的外阴乳头瘤、汗腺瘤及中胚叶来源的纤维瘤、平滑肌瘤等。虽无症状，但生长部位表浅，容易发现，应及时切除并做病理活检。此病预后较好，在此简要介绍。

1. 乳头瘤（papilloma）　常见于围绝经期和绝经后妇女，是以上皮增生为主的病变。多生长在大阴唇上方，可见指状或乳头状突起，其表面常因反复摩擦可破溃、出血、感染。由于病变中有2%~3%可发生癌变，故应手术切除，并送冷冻切片检查，若有恶变应扩大手术范围。

2. 纤维瘤（fibroma）　是最常见的外阴良性肿瘤，来源于外阴结缔组织，由纤维细胞增生而成。多发生于大阴唇，为单个肿块，可见绿豆到樱桃大小的带蒂赘生物，光滑质硬。恶变少，治疗原则为沿肿瘤根部切除，并送组织检查。

3. 平滑肌瘤（leiomyoma）　多见于生育年龄妇女。来源于外阴平滑肌、毛囊立毛肌或血管平滑肌。位于大阴唇、阴蒂及小阴唇，质硬，表面光滑，有蒂或突出于皮肤表面。治疗原则为肌瘤切除，并送组织检查。

4. 汗腺瘤（nidradenoma）　常见于青春期后，由汗腺上皮增生而成，多位于大阴唇上部，边界清楚，隆起于皮肤表面，生长缓慢，极少恶变。治疗原则为先行活组织检查，确诊后再做局部切除。

第四节　外阴恶性肿瘤

外阴恶性肿瘤占女性生殖道恶性肿瘤的3%~5%，占女性全身恶性肿瘤的1%。好发于60岁以上妇女。以鳞状细胞癌最常见，约占外阴恶性肿瘤的80%~90%，其他有基底细胞癌、恶性黑色素瘤等。本节主要介绍外阴鳞状细胞癌。

外阴鳞状细胞癌简称外阴鳞癌，多见于绝经期后的妇女，平均发病年龄60岁，常伴有肥胖、高血压等内科疾病，随着年龄增长发病率逐渐增加。确诊为外阴鳞癌后应积极治疗，其早期者预后良好。

（一）发病相关因素

本病病因不明确，可能与下列因素有关。①病毒感染：与HPV（16、18、31型）感染和吸烟有关，多发生于年轻妇女。②与慢性非瘤性皮肤黏膜病变有关：如外阴鳞状上皮增生和硬化性苔藓，多见于老年妇女。

（二）病理

癌灶为浅表溃疡或硬结节，可伴感染、坏死、出血，周围皮肤可增厚及色素改变。镜下见多数外阴鳞状细胞癌分化较好。前庭和阴蒂病灶倾向于低分化或未分化，常有淋巴和神经的侵犯。

（三）临床分期

外阴鳞状细胞癌的分期目前采用国际妇产科联盟（International federation of Cnecoloy and Osetres；

FIGO）分期法，如表6-1所示。

表6-1 外阴瘤分期（FIGO，2009）

FIGO 分期	肿瘤范围
I 期	肿瘤局限于外阴
I A	肿痛最大直径≤2cm，局限于外阴或会阴且间质浸润≤1.0mm*，无淋巴结转移
I B	肿痛最大直径>2cm，局限于外阴或会阴或间质浸润>1.0mm*，无淋巴结转移
II 期	任何大小的肿瘤侵犯至会阴邻近结构（下1/3尿道、下1/3阴道、肛门），无淋巴转移
III 期	任何大小的肿瘤，有或无侵犯至会阴邻近结构（下1/3尿道、下1/3阴道、肛门），有腹股沟－股淋巴结转移
III A	①1个淋巴结转移（≥5mm）；或②1~2个淋巴结转移（<5mm）
III B	②≥2个淋巴结转移（≥5mm）；或②≥3个淋巴结转移（<5mm）
III C	阳性淋巴结伴囊外扩散
IV 期	肿瘤侵犯其他区域（上2/3尿道、上2/3阴道），或远处转移
IV A	肿瘤侵犯至下列任何部位：①上尿道和（或）阴道黏膜、膀胱黏膜、直肠黏膜，或固定于骨盆壁；或②腹股沟－股淋巴结固定或溃疡形成
IV B	任何远处部位转移，包括盆腔淋巴结转移

*浸润深度指从肿瘤邻近的最表浅真皮乳头的皮肤－间质连接处至浸润最深点之间的距离。

（四）转移途径

以直接浸润、淋巴转移较常见，血行转移多发生在晚期。直接浸润时癌灶沿皮肤、黏膜向内侵及阴道和尿道，晚期可累及肛门、直肠和膀胱等。淋巴转移时最初转移至腹股沟浅淋巴结，再经腹股沟深淋巴结进入盆腔淋巴结（如髂总、髂内、髂外、闭孔淋巴结等），最后转移至腹主动脉旁淋巴结。

 知识链接

外阴恶性黑色素瘤

外阴恶性黑色素瘤较少见，居外阴原发恶性肿瘤的第2位（2%~4%）。肿瘤恶性程度高，多见于65~75岁妇女，常诉外阴瘙痒、出血、色素沉着范围增大。病灶常位于小阴唇，其次是阴蒂周围，呈痣样、结节状生长、有色素沉着（肿瘤多为棕褐色或蓝黑色），可伴溃疡。诊断需活组织病理检查。其预后与浸润深度密切相关，应根据肿瘤生长扩散范围及浸润深度选择适当手术，并配合免疫治疗、化疗手段提高疗效。

【护理评估】

1. 健康史 了解患者年龄，既往有无外阴瘙痒、外阴赘生物及性传播疾病感染史。了解患者有无肥胖、高血压、糖尿病、冠心病等。

2. 身体状况

（1）症状 早期外阴皮肤局部有结节隆起，伴久治不愈的瘙痒，搔抓后破溃、出血。晚期癌肿向深部组织浸润，出现明显的持续性疼痛，合并感染时可有渗出液，若癌肿浸润血管可有大出血的危险。

（2）体征 常见发病部位是大阴唇，其次是小阴唇、阴道前庭及阴蒂。早期局部肿块呈不规则的乳头状或菜花状。晚期癌肿向深部浸润，致基底皮肤变硬，组织脆而易脱落、溃烂。淋巴转移时腹股沟淋巴结肿大、质硬。

3. 辅助检查 通过外阴活体组织病理检查以明确诊断。借助阴道镜进行定位活检，或采用1%甲苯胺蓝涂抹外阴病变皮肤，待干后用1%醋酸液洗去染料，在蓝染部位进行活检，以提高活检的阳性率。

4. 心理-社会状况　评估患者对疾病的反应，评估患者有无因对手术治疗的担心而出现的紧张、焦虑等心理反应；对外阴切除的患者，评估其是否出现抑郁、无助、情绪不稳定，丧失女性特征等心理反应。

5. 处理原则　手术治疗为主，辅以放疗及化疗。

（1）手术治疗　治疗外阴鳞状细胞癌的主要手段，一般采用外阴癌根治术及双侧腹股沟深浅淋巴结清扫术。

（2）放射治疗　外阴鳞状细胞癌对放射治疗较敏感，但外阴正常组织对放射线耐受性差易发生严重放射反应，如肿胀、糜烂、剧痛，故放疗仅属于辅助治疗。

（3）化学药物治疗　多用于晚期癌或复发癌的综合治疗。

【常见护理诊断/问题】

1. 疼痛　与晚期癌肿侵犯神经和手术创伤有关。

2. 皮肤完整性受损　与外阴瘙痒，抓伤后引起皮肤破损、手术有关。

3. 自我形象紊乱　与手术切除部分生殖器官有关。

【护理目标】

1. 患者住院期间疼痛逐渐减轻。

2. 患者住院期间未发生新的破溃，能接受手术后身体的变化。

3. 患者能积极配合有关检查及治疗方案，能接受疾病现实。

【护理措施】

1. 一般护理　注意局部卫生，避免搔抓，指导患者于病变部位涂凡士林软膏或氧化锌软膏，以保护局部组织。

2. 治疗配合

（1）手术护理　按外阴、阴道手术护理常规进行术前准备和术后护理。需外阴植皮者，应将供皮区进行剃毛、消毒并用治疗巾包裹。

（2）放疗护理　患者常在照射后8~10日出现皮肤反应。轻度反应为照射区皮肤出现红斑或脱屑，可在观察下继续放疗；重度反应为出现水泡或溃疡，则应停止照射，保持局部清洁干燥，避免刺激，局部涂1%甲紫或抗生素软膏。

（3）化疗护理　按照化疗的相关护理进行。

3. 预防感染　术后保持会阴清洁干燥，每日擦洗外阴2次；保持引流管通畅，注意观察引流物的量、颜色、性状等；观察切口有无渗血、感染征象；术后3日开始，遵医嘱用红外线照射外阴和腹股沟切口部位，以促进愈合。

4. 缓解疼痛　术前指导患者练习深呼吸、咳嗽和床上翻身，以适应术后活动。术后协助患者取平卧双腿外展屈膝体位，并在膝下垫软枕。遵医嘱给予镇痛剂或使用自控镇痛泵，有效缓解疼痛。

5. 心理护理　为患者介绍疾病的相关知识、手术前后注意事项、术后外阴重建等，消除紧张、焦虑和自卑心理，帮助恢复患者的自尊。

6. 健康教育　保持外阴清洁，指导患者出院后定期随访，于外阴癌根治术后3个月复诊以评估术后恢复情况，并制订下一步治疗及随访计划。

目标检测

答案解析

选择题

【A1/A2 型题】

1. 外阴癌最常见的临床表现是（ ）

    A. 外阴出血   B. 阴道分泌物增多   C. 外阴瘙痒

    D. 疼痛   E. 外阴色素沉着

2. 外阴癌中最常见的是（ ）

    A. 外阴鳞状细胞癌   B. 外阴恶性黑色素瘤   C. 外阴基底细胞癌

    D. 阴道透明细胞癌   E. 外阴疣状癌

3. 患者，女，55 岁，行外阴癌根治术后第 1 日。护士应指导患者取什么体位，以减轻疼痛（ ）

    A. 半卧位   B. 平卧，双腿外展屈膝位，膝下垫软枕

    C. 健侧卧位   D. 膝胸卧位

    E. 头低足高位

4. 王女士，51 岁，因外阴硬化性苔藓入院，下列护理措施不正确的是（ ）

    A. 遵医嘱用 2% 丙酸睾酮油膏，每日涂擦患部 3～4 次

    B. 保持外阴皮肤清洁干燥

    C. 禁用肥皂或其他刺激性药物擦洗患处，避免搔抓患处

    D. 观察药物副作用，出现毛发增多等男性化影响，不必处理

    E. 遵医嘱应用糖皮质激素药物

【A3/A4 型题】

患者，女，61 岁，大阴唇左侧见菜花状隆起，皮损区破溃，患者自述外阴皮肤瘙痒并久治不愈。

5. 为确诊诊断，应进行的检查是（ ）

    A. 宫颈碘试验   B. 阴道镜检查   C. 阴道分泌物检查

    D. 外阴活检   E. 子宫颈刮片

6. 下列护理措施不正确的是（ ）

    A. 于病变部位涂凡士林软膏，以保护局部组织

    B. 外阴皮肤有炎症或溃疡者，需治愈后手术

    C. 放疗患者常在照射后 1～2 日出现皮肤反应

    D. 术后 3 日，遵医嘱用红外线照射外阴和腹股沟切口部位，以促进愈合

    E. 定期随访，于外阴根治术后 3 个月复诊

（路红春）

书网融合……

本章小结   题库

PPT

第七章　子宫颈肿瘤患者的护理

⊙ 学习目标

1. 通过本章学习，重点把握子宫颈上皮内瘤变、子宫颈癌患者的护理评估和护理措施。
2. 学会配合医师对妇女进行子宫颈肿瘤的筛查、诊治和健康指导。具有尊重和保护患者隐私的意识。

>> 情境导入

　　情境描述　患者，女，45 岁，因性交后阴道出血就诊，门诊宫颈 TCT 细胞学检测提示：宫颈高级别鳞状上皮内病变；宫颈活检病理提示：宫颈 3 点、12 点为鳞状细胞癌：HPV 16 型（＋）。以"宫颈癌 1A 期"收治入院，拟行手术治疗。患者情绪低落，失眠。

　　讨论　1. 如何早期发现宫颈癌？
　　　　　　2. 患者目前主要的护理问题有哪些？

　　子宫颈肿瘤包括良性肿瘤和恶性肿瘤。子宫颈良性肿瘤以肌瘤为常见，于相关章节介绍，其余较为少见，不在本章范围。子宫颈癌是最常见的妇科恶性肿瘤，起源于子宫颈上皮内病变，两者病因相同，均为高危型 HPV 感染所致，在本章一并介绍。

第一节　子宫颈上皮内病变

　　子宫颈上皮内病变（cervicalsquamous intraepithelial lesion，SIL）分为低级别鳞状上皮内病变（LSIL）、高级别鳞状上皮内病变（HSIL）。HSIL 是一组具有恶性转化风险的病变。上皮内病变常发生于 25～35 岁的妇女。SIL 反映了子宫颈癌发生发展中的连续过程，通过筛查发现 SIL，及时治疗高级别病变，是预防子宫颈癌行之有效的措施。

　　（一）病因

　　1. 人乳头瘤病毒（HPV）感染　是 SIL 和子宫颈癌主要致病因子。目前已知 HPV 共有 160 多个型别。大部分感染由 HPV 高危亚型（16 型，18 型，31 型，33 型，35 型，45 型，51 型，52 型，56 型）引起。其中约 70% 与 HPV 16 型和 18 型相关。在有性生活的男性和女性中均很常见，但大部分呈暂时性感染。只有少数女性会有持续性的高危型 HPV 感染。接种 HPV 预防性疫苗可以实现子宫颈癌的一级预防。

　　2. 性行为与婚育史　初次性生活过早（＜16 岁）、有多个性伴侣、孕产频多与子宫颈癌发生有关。与高危男子（患阴茎癌、前列腺癌或其性伴侣曾患子宫颈癌）有性接触的妇女易患子宫颈癌。

　　3. 其他　免疫力下降、慢性感染、合并其他性传播疾病、吸烟可增加感染 HPV 效应。

　　（二）发病机制

　　子宫颈上皮由子宫颈阴道部鳞状上皮和宫颈管柱状上皮组成。子宫颈鳞状上皮和柱状上皮交接部位称为鳞-柱状交接部或鳞-柱交接（SCJ）。鳞-柱交界部会随着妇女年龄、性激素分泌状态、分娩和避孕药使用等情况而变换位置，因此也称此变换的区域为转化区或移行带。

转化区表面覆盖的柱状上皮被鳞状上皮替代的机制有两种。①鳞状上皮化生：柱状上皮受阴道酸性环境影响，柱状上皮下未分化的储备细胞开始增殖逐渐化生为鳞状上皮，继之柱状上皮脱落，被复层鳞状细胞所代替。②鳞状上皮化：子宫颈阴道部鳞状上皮直接长入柱状上皮与基底膜之间，直至柱状上皮完全脱落被鳞状上皮替代。

转化区是SIL及宫颈癌的好发部位。成熟的化生鳞状上皮对致癌物的刺激相对不敏感，但未成熟的化生鳞状上皮却代谢活跃，在HPV等的刺激下，发生细胞异常增生、分化不良、排列紊乱、细胞核异常、有丝分裂增加，最终形成SIL。

（三）病理及分级

SIL既往称为"子宫颈上皮内瘤变"（cervical intraepithelial neoplasia，CIN），分为3级，即CIN$_1$（轻度不典型增生）、CIN$_2$（中度不典型增生）、CIN$_3$（重度不典型增生和原位癌）。WHO女性生殖器肿瘤分类（2014）建议采用与细胞学分类相同的二级分类法（即LSIL和HSIL），此种分类能更好地指导临床处理及判断预后。

LSIL：相当于CIN$_1$和p16染色阴性的CIN$_2$。鳞状上皮基底及副基底样细胞增生，细胞核极性轻度紊乱，有轻度异型性，核分裂象少，局限于上皮下1/3层。

HSIL：包括大部分CIN$_2$和CIN$_3$。细胞核极性紊乱，核浆比例增加，核分裂象增多，异型细胞扩展到上皮下2/3层甚至全层。

【护理评估】

1. 健康史　询问患者的月经史、婚育史、性生活史，有无与高危男性伴侣性接触史，既往有无慢性子宫颈炎病史及其诊治经过与效果等。

2. 身体状况

（1）症状　无特殊症状，偶有阴道排液增多，伴或不伴臭味。也可在性生活或妇科检查后发生接触性出血，老年患者可表现绝经后阴道流血。

（2）体征　妇科检查见宫颈光滑，或仅见局部红斑、白色上皮，或宫颈糜烂样表现，无明显病灶。

3. 心理-社会状况　HSIL患者是子宫颈癌的高危人群，会出现紧张、恐惧的心理，并往往认为自己已患有"宫颈癌"。也给其家庭成员带来不同程度的心理压力。

4. 辅助检查

（1）子宫颈细胞学检查　是SIL及早期子宫颈癌筛查的基本方法，可选用巴氏涂片法或液基细胞涂片法。筛查应在性生活3年后开始，或21岁以后开始，并定期复查。

（2）HPV检测　目前该项检测已作为常规的宫颈癌筛查手段，可与细胞学检查联合应用。

（3）阴道镜检查　若宫颈细胞学检查结果有异常，可应用阴道镜观察宫颈上皮，发现早期病变，并确定活检部位。

（4）子宫颈活组织检查　是确诊子宫颈鳞状上皮内病变的可靠方法。任何肉眼可疑病灶，或阴道镜诊断为高级别病变者均应行单点或多点活检。

5. 处理原则

（1）LSIL　约60%会自然消退，细胞学检查为LSIL及以下者可仅观察随访。

（2）HSIL　可发展为浸润癌，需要治疗。可用子宫颈锥切术或消融治疗。经子宫颈锥切确诊、年龄较大、无生育要求、合并有其他妇科良性疾病手术指征的HSIL也可行筋膜外全子宫切除术。

【常见护理诊断/问题】

1. 焦虑　与 SIL 的确诊及可能的预后不良有关。

2. 知识缺乏　缺乏 SIL 相关知识。

【护理目标】

1. 患者焦虑减轻，以积极的心态正确面对疾病。

2. 患者了解有关的预防、诊治及保健知识，能配合医护人员进行康复和随访。

【护理措施】

1. 治疗配合　需行冷冻、激光治疗的患者，协助做好操作前相应的准备。需行手术切除的患者，做好相关的术前准备和术后护理。

2. 心理护理　与护理对象共同讨论健康问题，理解其心理顾虑，做好疾病相关知识的解释工作，使之认识到规范治疗有利于改善疾病预后，增强治愈的信心。

3. 健康教育

（1）性卫生教育　提倡健康性生活，积极防治 HPV 感染和性传播疾病。有接触性出血或绝经后阴道出血者应及时就诊。

（2）做好普查工作　通过普查可以有效预防宫颈癌。根据世界卫生组织（WHO）推荐，30~65 岁的妇女应进行宫颈癌及其癌前病变的筛查，有 HIV 感染、器官移植、长期应用皮质醇激素的高危妇女筛查的起始年龄应提前。由于 HPV 感染在年轻女性中普遍存在，且大多为一过性，可自行消除，因此对于青春期女孩不推荐 HPV 检测作为筛查方法。

第二节　子宫颈癌

子宫颈癌（cervical cancer）简称宫颈癌，是最常见的妇科恶性肿瘤，高发年龄为 50~55 岁，近年来发病有年轻化趋势。由于子宫颈细胞学筛查的普及，使子宫颈癌和癌前病变得以早期诊断和早期治疗，其发病率和死亡率缓慢下降。

（一）病因

本病病因同"子宫颈上皮内病变"。HPV 感染为主要致病因子，慢性感染，性传播疾病，吸烟等为协同因素。初次性生活过早（<16 岁）、有多个性伴侣、孕产频多、与高危男子（患阴茎癌、前列腺癌或其性伴侣曾患子宫颈癌）有性接触的妇女易患子宫颈癌。

（二）组织发生和发展

子宫颈外口鳞–柱交接部，即宫颈转化区为宫颈癌好发部位。宫颈癌的发生，发展是由量变到质变，由渐变到突变的过程。在转化区形成过程中，宫颈上皮化生过度活跃，加上 HPV 等外来物质刺激，形成 SIL，再继续发展，突破上皮下基底膜，浸润间质，则形成宫颈浸润癌。一般从 SIL 发展为浸润癌需 10~15 年。

（三）病理

病理类型中最常见是鳞状细胞癌，其次为腺癌，极少数为腺鳞癌。

1. 浸润性鳞状细胞癌　占子宫颈癌的 75%~80%，多数起源于鳞状上皮和柱状上皮交接处移行带区的非典型增生上皮或原位癌。

（1）巨检　微小浸润癌肉眼观察无明显异常，随病变发展，可有以下 4 种类型（图 7-1）。①外生型：最常见，病灶向外生长呈乳头状或菜花样，组织脆，易出血。②内生型：病灶向宫颈深部组织浸润，宫颈肥大而硬，呈桶状。③溃疡型：上述两型癌组织继续发展合并感染坏死，脱落后形成凹陷性溃疡或空洞。④颈管型：病灶发生在宫颈管内，常侵入宫颈或子宫峡部供血层，以及转移到盆腔淋巴结。

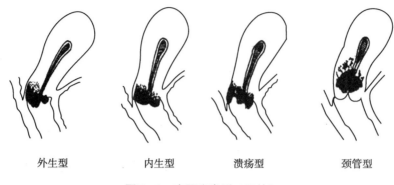

| 外生型 | 内生型 | 溃疡型 | 颈管型 |

图 7 – 1　宫颈癌类型（巨检）

（2）显微镜检　①微小浸润癌：在原位癌基础上镜检发现小滴状或锯齿状癌细胞团突破基底膜浸润间质。②浸润癌：指癌灶浸润间质的范围已超过微小浸润癌，多呈网状或团块浸润间质。根据细胞分化程度可分为：Ⅰ级，高分化鳞癌（角化性大细胞型）；Ⅱ级，中分化鳞癌（非角化性大细胞型）；Ⅲ级，低分化癌（小细胞型）。

2. 腺癌　占子宫颈癌的 20% ~ 25%。病灶来自子宫颈管内，浸润管壁；或自子宫颈管内向子宫颈外口突出生长，常侵犯宫旁组织。组织学类型主要有黏液腺癌和恶性腺瘤。

3. 其他　少见类型，如腺鳞癌、腺样基底细胞癌、未分化癌、混合性上皮 – 间叶肿瘤等。

（四）转移途径

以直接蔓延及淋巴转移为主，其中直接蔓延最常见。血行转移很少见，多发生在晚期，可转移至肺、肝或骨骼等处。

（五）临床分期

根据国际妇产科联盟修订的临床分期标准（表 7 – 1），临床分期在治疗前确定，治疗后不再更改。

表 7 – 1　子宫颈癌临床分期（FIGO，2018 年）

分期	肿瘤范围
Ⅰ	癌症仅局限于子宫颈（扩散至宫体者不予考虑）
ⅠA	显微镜下诊断的浸润癌，最大浸润深度≤5.0mm [a]
ⅠA1	间质浸润深度≤3.0mm
ⅠA2	间质浸润深度 >3.0mm 而≤5.0mm
ⅠB	最大浸润深度 >5.0mm 的浸润癌（大于ⅠA期范围），病变局限在子宫颈，病变大小为肿瘤最大直径 [b]
ⅠB1	间质浸润深度 >5.0mm 而最大径线≤2.0mm 的浸润癌
ⅠB2	最大径线 >2.0cm 而≤4.0mm 的浸润癌
ⅠB3	最大径线 >4.0cm 的浸润癌
Ⅱ	宫颈癌侵犯至子宫外，但未扩散到阴道下 1/3 或骨盆壁
ⅡA	累及阴道上 2/3，无宫旁浸润
ⅡA1	浸润癌最大径线≤4.0cm
ⅡA2	浸润癌最大径线 >4.0cm

分期	肿瘤范围
ⅡB	子宫旁浸润，但未达骨盆壁
Ⅲ	癌症累及阴道下 1/3 和（或）扩散到骨盆壁和（或）导致肾积水或无功能肾和（或）累及盆腔和（或）腹主动脉旁淋巴结
ⅢA	癌症累及阴道下 1/3，未扩散到骨盆壁
ⅢB	扩散到骨盆壁和（或）肾积水或无功能肾（明确排除其他原因所致）
ⅢC	盆腔和（或）腹主动脉旁淋巴结受累（包括微小转移）[c]，不论肿瘤的大小与范围（采用 r 与 p 标记）[d]
ⅢC1	只有盆腔淋巴结转移
ⅢC2	腹主动脉旁淋巴结转移
Ⅳ	癌症已扩散超出真骨盆或已累及膀胱或直肠黏膜（活检证实）。出现泡状水肿不足以诊断为Ⅳ期
ⅣA	扩散至邻近的器官
ⅣB	转移至远处器官

a：所有的分期，都可以利用影像学和病理学检查结果来辅助临床所见而判定肿瘤的大小与浸润深度。病理学检查结果优于影像学与临床判别。b：脉管受累不改变分期。不再考虑病灶的横向范围；c：孤立的肿瘤细胞不改变分期，但需要记录下来；d：r 与 p 的加入是为了标注诊断ⅢC 期的依据来源。

【护理评估】

1. 健康史　在询问病史时应注意患者是否有不良婚育史、性生活史或与高危男子有性接触史等。注意识别与发病有关的高危因素及高危人群。详细记录既往妇科检查发现、子宫颈细胞学检查结果及处理经过，认真聆听并记录患者主诉，了解有无阴道不规则流血或接触性出血。

2. 身体状况　早期患者一般无明显症状和体征，多在普查时发现。随病程进展，可出现以下临床表现。

（1）症状　①阴道流血：早期多为接触性出血，常于性生活后或妇科检查后出血。晚期为不规则阴道流血。年轻表现为经期延长、经量增多等；老年患者常出现绝经后不规则阴道流血。②阴道排液：往往发生在阴道流血之后，可为白色或血性，稀薄如水样或米泔样，有腥臭味。晚期癌组织坏死继发感染，可出现大量脓性或米汤样恶臭白带。③晚期症状：根据癌灶累及范围出现不同的继发性症状。如尿频、尿急、便秘、下肢肿胀、疼痛、肾积水及尿毒症，晚期可有贫血、恶病质等全身衰竭症状。

（2）体征　微小浸润癌无明显病灶，子宫颈光滑或糜烂样改变。随病情发展，可出现不同体征。外生型子宫颈癌可见息肉状、菜花状赘生物，常伴感染，质脆易出血；内生型表现为子宫颈肥大、质硬、颈管膨大；晚期癌组织坏死脱落，形成溃疡或空洞伴恶臭。阴道壁受累时，可见赘生物生长或阴道壁变硬；宫旁组织受累时，双合诊、三合诊检查可扪及子宫颈旁组织增厚、结节状、质硬或形成冰冻骨盆状。

3. 心理－社会状况　患者常于普查时发现，得知病情后会感到震惊、悲伤和疑惑。确诊后与其他恶性肿瘤患者一样，一般会经历否认、愤怒、妥协、忧郁、接受等心理反应阶段。

4. 辅助检查　早期病例的诊断采用"三阶梯式"检查程序：子宫颈细胞学检查和（或）高危型 HPV DNA 检测、阴道镜检查、子宫颈活组织病理学检查。

（1）子宫颈细胞学检查　是子宫颈癌筛查的基本方法，具体内容见第二章第二节生殖道脱落细胞学检查。

（2）HPV 检测　与细胞学检查联合应用于宫颈癌筛查。

（3）碘试验　正常宫颈阴道部鳞状上皮含丰富糖原，碘溶液涂染后呈棕色或深褐色，不能染色区说明该处上皮缺乏糖原，可为炎性或有其他病变区。在碘不染色区取材行活检，可提高诊断率。

（4）阴道镜检查　筛查发现有异常，如子宫颈刮片细胞学检查巴氏Ⅲ级及以上、TBS 分类法 LSIL

及以上，或 HPV 检测 16/18 型阳性者，均应在阴道镜观察下选择可疑癌变部位行子宫颈活组织检查以提高确诊率。

（5）子宫颈活组织检查　是确诊宫颈癌的可靠方法，具体内容见第二章第二节生殖器官活组织检查。

确诊后根据具体情况选择胸部 X 线摄片、静脉肾盂造影、膀胱镜检查、直肠镜检查、B 型超声检查及 CT、MRI 等影像学检查。

5. 处理原则　根据临床分期、年龄、全身情况等综合考虑。重视首次治疗及个体化治疗。一般采用以手术治疗和放疗为主、化疗为辅的综合治疗方案。

（1）手术治疗　主要适用于 ⅠA ~ ⅡA 期的早期患者，无严重内外科合并症，无手术禁忌证者。根据病情选择不同术式，有全子宫切除术、广泛性子宫切除术及盆腔淋巴结清扫术等。

（2）放疗　是子宫颈癌的基本治疗方法之一，适用于各期子宫颈癌。放疗包括腔内照射和体外照射。早期病例以局部腔内照射为主，体外照射为辅；晚期则以体外照射为主，腔内照射为辅。

（3）化疗　主要用于晚期复发转移患者及与手术、放疗配合的综合治疗。常采用以铂类为基础的联合化疗方案。多采用静脉化疗，也可用动脉局部灌注化疗。

 知识链接

子宫颈癌合并妊娠

子宫颈癌合并妊娠较少见，症状与非妊娠期子宫颈癌相同。治疗方案取决于患者期别、孕周和本人及家属对维持妊娠的意愿等。不要求维持妊娠者，处理原则和非妊娠期宫颈癌基本相同。对于要求维持妊娠者，孕 20 周前确诊的 ⅠA1 期可以延迟治疗，孕 20 周前诊断的 ⅠA2 期及以上则应终止妊娠立即接受治疗。妊娠 28 周后诊断的各期宫颈癌可以延迟至胎儿成熟再行治疗。延迟治疗期间如肿瘤进展则及时终止妊娠，除 ⅠA1 期外，应在孕 34 周前终止妊娠。分娩方式一般采用子宫体部剖宫产。

【常见护理诊断/问题】

1. 恐惧　与担心肿瘤预后有关。

2. 有感染的危险　与阴道反复流血、排液，或手术、机体抵抗力下降有关。

3. 体像紊乱　与手术切除部分生殖器官有关。

【护理目标】

1. 患者情绪稳定，能正确对待疾病，配合完成各项诊疗工作。

2. 患者未发生感染，体温正常，阴道排液无臭味。

3. 患者出院后能适应术后生活方式。

【护理措施】

1. 一般护理　病室注意通风换气，保持床单位清洁；指导患者摄入足够的营养，维持机体需要；指导肢体活动，勤擦身、更衣，促进舒适，预防长期卧床并发症的发生；每日擦洗外阴 2 ~ 3 次，勤换会阴垫；出血期间禁止盆浴和性生活。

2. 病情观察　密切观察生命体征，注意阴道出血、阴道排液、疼痛等表现。如有感染征象或发生阴道大出血等，应及时联系医师并按医嘱给予处理。

3. 治疗配合

（1）手术治疗患者的护理　①术前准备：手术前 3 日开始阴道准备，外生型子宫颈癌患者有活动性出血可能，需用消毒纱布填塞止血；按可能涉及肠道的手术作好肠道准备，其余准备同腹部手术。②术后护理：宫颈癌根治术涉及范围广，术后反应也较一般腹部手术者大。术后要求 15 ~ 30 分钟观察并记录 1 次患者的生命体征及出入量，平稳后改为每 4 小时 1 次。注意保持导尿管、腹腔引流管通畅，认真观察引流液性状及量。通常按医嘱于术后 48 ~ 72 小时取出引流管，术后 7 ~ 14 日拔除尿管，拔除导尿管前 3 天开始夹管，每 2 小时开放一次，训练膀胱功能，督促患者于拔管后 1 ~ 2 小时排尿 1 次，如不能自行排尿应报告医生，必要时重新留置尿管。排尿后测残余尿量如超过 100ml 则需继续留置尿管。

（2）放疗患者的护理　①腔内照射护理：放置前做好肠道阴道准备，评估无生殖道炎症症状，核实放疗计划并严格查对，配合医生摆好体位，一般取膀胱截石位。放置放射源之日起停止一切口服药。放置后应绝对仰卧位卧床休息，限制床上翻身等活动，以防止放射源脱落移位；观察患者有无腹痛腹泻等症状，嘱患者多饮水，进高热量低渣饮食，减少排便；禁止孕妇、备孕妇女及未满 18 岁少年探视和护理患者，同时护士要提高自我保护意识，护理操作集中进行，尽量减少床边操作时间。取出放射源后，每天阴道冲洗 2 次，防止阴道粘连。②腔外照射护理：告知患者不能擦洗放射标记部位，不能晒太阳；局部皮肤禁用刺激性药物，禁做热敷或理疗；观察患者有无尿频、尿急、便秘等症状，及时发现放射性直肠炎或膀胱炎，遵医嘱给予相应处理。

（3）化疗患者的护理　向患者解释化疗药的作用及毒性，安全用药，注意并发症的监测及护理。

4. 心理护理　了解不同患者所处不同时期的心理特点，协助患者接受诊治方案，利用挂图、实物、宣传资料等介绍有关疾病知识，解除其疑虑，缓解其不安情绪。取得患者家属的配合支持，使家属能充分理解并照顾患者的生理及心理反应。

5. 健康教育

（1）提供预防保健知识　宣传并积极治疗与子宫颈癌有关的高危因素，开展性健康教育，讲清定期宫颈细胞学及 HPV 检测对早发现、早诊断、早治疗的重要性。

（2）接种 HPV 疫苗　PV 疫苗主要是预防针对 HPV 宫颈癌高危型的疫苗，目前有二价、四价和九价共三种。二价疫苗是针对 HPV16 和 18 型，四价和九价则是在此基础上增加了其他预防类型。但即使接种了疫苗，仍需要接受子宫颈癌筛查。

（3）出院指导　鼓励患者及家属参与制订出院康复锻炼计划。告知患者性生活的恢复依据术后复查结果而定，一般术后半年可恢复性生活。出院后第 1 个月进行首次随访，以后每 2 ~ 3 个月复查 1 次；治疗结束 2 年，每 3 ~ 6 个月随访 1 次；治疗结束 3 ~ 5 年，每 6 ~ 12 个月随访 1 次。根据患者疾病复发风险进行年度复查。随访内容包括全身体格检查、妇科检查、肿瘤标志物检测和子宫颈或阴道残端细胞学、HPV 病毒检查。必要时行胸片、胸部 CT、盆腔 MRI、超声、全身浅表淋巴结超声检查等。

 素质提升

坚持“预防为主”推动中国妇女健康普查

2009 年林巧稚被评为“100 位新中国成立以来感动中国人物”。20 世纪 50 ~ 60 年代，林巧稚积极贯彻“预防为主”的方针，负责组织了大规模子宫颈癌的普查和防治。她带领自己的团队克服思想、物质上的困难，走门串户逐人检查，收集了大量一手资料，同时在全国率先开展妇女宫颈涂片检查，使子宫颈癌的死亡率大大降低。20 世纪 80 年代，主持编纂《妇科肿瘤》一书，浓缩了林巧稚毕生对妇科肿瘤的探索和研究，记载了她为医学事业所尽的最后一份力量。

目标检测

答案解析

选择题

【A1/A2 型题】

1. 以下对宫颈癌的叙述，错误的是（　　）

　　A. 宫颈癌高发年龄为 40～60 岁

　　B. 宫颈癌早期可无明显症状

　　C. 宫颈癌临床表现可有阴道出血、分泌物增多

　　D. 宫颈癌的主要致病因素是高危型 HPV 感染

　　E. 外生型宫颈癌症状出现相对较晚

2. 女性，59 岁，绝经 8 年。近 1 周白带中带血丝。妇科检查：宫颈糜烂样改变，子宫后倾，稍小，双侧附件未见异常，宫颈细胞学检查为高级别鳞状上皮内病变（HSIL），该患者最可能的疾病是（　　）

　　A. 子宫内膜癌　　　　　　B. 子宫颈癌　　　　　　C. 绒毛膜癌

　　D. 宫颈炎症　　　　　　　E. 侵蚀性葡萄胎

3. 患者，女，35 岁，出现阴道接触性出血半年。筛查子宫颈癌的有效方法是（　　）

　　A. 阴道分泌物悬滴检查　　B. 阴道侧壁涂片检查　　C. 宫颈刮片细胞学检查

　　D. 诊断性刮宫　　　　　　E. B 超检查

4. 患者，女，37 岁，G_2P_1。3 天前发现"性生活后阴道有血性白带"。子宫颈刮片细胞学检查结果为巴氏 Ⅲ 级。经宫颈活检，确诊为宫颈癌，行宫颈癌根治术，术后 2 天，患者询问护士其尿管何时可拔出，护士的回答是（　　）

　　A. 1～3 天　　　　　　　B. 2～5 天　　　　　　　C. 3～7 天

　　D. 7～14 天　　　　　　 E. 2～3 周

5. 患者，女，35 岁。妇科检查时见大量脓性恶臭白带，并有接触性出血。为明确诊断最可靠的辅助检查方法是（　　）

　　A. B 超检查　　　　　　　B. 腹腔镜检查　　　　　　C. 宫腔镜检查

　　D. 宫颈刮片细胞学检查　　E. 宫颈和宫颈管活体组织检查

6. 适用于各期宫颈癌治疗的方法是（　　）

　　A. 激光治疗　　　　　　　B. 化学治疗　　　　　　　C. 放射治疗

　　D. 宫颈癌广泛根治术　　　E. 宫颈锥形切除术

（谭　严）

书网融合……

本章小结　　　　　　　微课　　　　　　　题库

PPT

第八章　子宫肿瘤患者的护理

◎· 学习目标

　　1. 通过本章学习，重点把握子宫肌瘤、子宫内膜癌临床表现、处理原则、可能存在的护理问题和护理措施。

　　2. 学会运用所学知识对子宫肌瘤、子宫内膜癌、子宫肉瘤患者进行围治疗期的护理及健康教育。在护理过程中尊重患者、保护患者隐私。

　　子宫肿瘤包括良性肿瘤和恶性肿瘤。子宫肌瘤为妇科常见的良性肿瘤，子宫内膜癌为妇科常见的恶性肿瘤，子宫肉瘤少见，恶性程度高。

》》 情境导入

　　情境描述　患者，女，43 岁，近 1 年出现月经量增多，经期 10～20 天，B 超显示子宫后壁见 6.4cm×4.5cm×4.7cm 实质性包块，提示子宫肌瘤，拟行手术治疗。查 Hb 60g/L。患者诉疲乏头晕，失眠，担心自己患了癌症。

　　讨论　1. 子宫肌瘤是恶性肿瘤吗？如何向患者解释，解除其心理顾虑？

　　　　　2. 子宫肌瘤和子宫内膜癌都可表现为月经异常，在进行护理评估时两者各有何侧重点？

第一节　子宫肌瘤

　　子宫肌瘤（uterus myoma）是女性生殖器官中最常见的良性肿瘤，常见于 30～50 岁妇女。据统计，30 岁以上妇女约 20% 有子宫肌瘤，因肌瘤多无临床症状或很少有临床症状，临床报道发病率远低于实际发病率。

（一）病因

　　确切病因尚不清楚。因肌瘤好发于生育期，青春期前少见，绝经后萎缩或消退，提示其发生可能与女性性激素有关。雌激素能使子宫肌细胞增生肥大，肌层变厚，同时肌瘤组织局部对雌激素的高敏感性是肌瘤发生的重要因素之一。孕激素有刺激子宫肌瘤细胞核分裂，促进肌瘤生长的作用。分子生物学研究结果提示，子宫肌瘤是由单克隆平滑肌细胞增殖而成，多发性子宫肌瘤则由不同克隆细胞形成。此外认为神经中枢活动对肌瘤的发病也可能起作用。

（二）分类

　　按肌瘤生长部位可分为子宫体部肌瘤和子宫颈部肌瘤，其中子宫体部肌瘤约占 90%。根据肌瘤与子宫肌壁的不同关系，可分为以下 3 类（图 8-1）。子宫肌瘤常为多发性，有时几种类型的肌瘤可以同时发生在同一子宫上，称为多发性子宫肌瘤。

　　1. 肌壁间肌瘤　占 60%～70%，为最常见的类型。肌瘤位于子宫肌壁间，周围均为肌层包绕。

2. 浆膜下肌瘤　约占20%。肌瘤向子宫浆膜面生长，并突出于子宫表面，肌瘤表面仅由子宫浆膜覆盖。若瘤体继续向浆膜面生长，仅有一蒂与子宫相连，称为带蒂浆膜下肌瘤，营养由蒂部血管供应。若血供不足肌瘤可变性坏死。若肌瘤向阔韧带两叶腹膜间伸展，则形成阔韧带内肌瘤。

3. 黏膜下肌瘤　占10%～15%。肌瘤向黏膜面生长，突出于宫腔，表面由子宫黏膜层覆盖，称为黏膜下肌瘤。黏膜下肌瘤容易形成蒂，肌瘤可因子宫收缩被挤出宫颈外口而突入阴道。

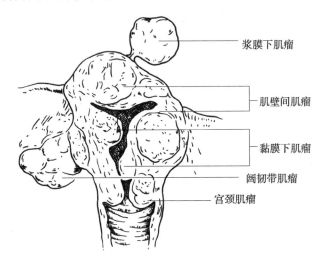

图8-1　子宫肌瘤分类示意图

（三）病理

1. 巨检　肌瘤多为球形实质性包块，表面光滑，质地较子宫肌层硬，压迫周围肌壁纤维形成假包膜，肌瘤与假包膜间有一层疏松网状间隙，与周围组织有明显界限，故易剥出。肌瘤长大或多个相融合时，呈不规则形状。肌瘤切面呈灰白色，可见漩涡状结构，其颜色和硬度与所含纤维组织的多少有关。

2. 镜检　主要由梭形平滑肌细胞和不等量的纤维结缔组织相互交织而成，细胞大小均匀，排列成漩涡状或栅状，核为杆状，染色较深。

（四）肌瘤变性

肌瘤失去原有的典型结构时称为肌瘤变性。常见变性如下。

1. 玻璃样变　又称透明样变，最常见。肌瘤切面漩涡状结构消失，代之以均质透明状物质。镜下见病变区肌细胞消失，为均匀透明无结构区。

2. 囊性变　继发于玻璃样变，组织坏死液化即可形成囊性变。肌瘤内出现大小不等的囊腔，可为单房或多房，内含清亮液体或胶冻状物。

3. 红色样变　多发生于妊娠期或产褥期，肌瘤体积迅速增大。肌瘤剖面呈暗红色，质软，腥臭味，漩涡状结构消失。患者可有剧烈腹痛伴恶心、呕吐、发热，白细胞计数升高等表现。

4. 钙化　常在脂肪变性后进一步分解为甘油三酯，与钙盐结合，沉积在肌瘤内。X线摄片可清楚看到钙化阴影。

5. 肉瘤样变　是肌瘤恶变表现。多见于年龄较大患者。肌瘤在短期内增长迅速或绝经后肌瘤继续增大，应警惕肌瘤恶变的可能。

【护理评估】

1. 健康史　询问患者既往月经史、生育史，是否有不孕或自然流产史；是否长期使用雌激素；有无压迫症状，肌瘤增长速度及其他伴随症状等；是否接受过治疗及病情变化等。

2. 身体状况

（1）症状　症状与肌瘤部位、有无变性相关，而与肌瘤大小、数目关系不大。多数患者无明显症状，仅在体检时偶尔发现。主要症状有：①经量增多及经期延长：为最常见症状。多见于大的肌壁间肌瘤及黏膜下肌瘤，肌瘤使宫腔及内膜面积增大，影响子宫收缩导致经量增多、经期延长症状。长期经量过多可继发贫血。②下腹部包块：当肌瘤逐渐增大致使子宫超过妊娠 3 个月大小时，下腹部可扪及包块，多见于浆膜下肌瘤及较大的肌壁间肌瘤。③白带增多：肌壁间肌瘤使宫腔面积增大、内膜腺体分泌增加，并伴盆腔充血致白带增多；黏膜下肌瘤脱出于阴道内，表面极易感染、坏死，可产生大量脓血性排液。④压迫症状：肌瘤增大时可压迫邻近器官，如尿频、尿急、便秘等。⑤其他：常见下腹坠胀，腰酸背痛，经期加重。黏膜下和引起宫腔变形的肌壁间肌瘤可引起不孕或流产。

（2）体征　与肌瘤大小、位置、数目及有无变性相关。大者可在下腹部扪及实质性不规则肿块。妇科检查子宫增大，表面不规则单个或多个结节状突起。黏膜下肌瘤位于宫腔内者子宫均匀增大，巨大的黏膜下肌瘤脱出宫颈口，阴道内可见脱出的肿物。

3. 心理－社会状况　当患者得知患有子宫肌瘤时，首先担心是恶性肿瘤，之后又会为如何选择治疗方案而显得无助，迫切需要咨询指导。或因接受手术治疗而恐惧不安，担心治疗结果对女性特征及夫妻关系的影响等。

4. 辅助检查　以 B 超检查最常用，可以区分子宫肌瘤与其他盆腔肿块；MRI 可判断肌瘤大小、位置和数目；宫腔镜、腹腔镜等内镜检查及子宫输卵管造影，可协助诊断。

5. 处理原则　根据患者的年龄、症状和生育要求，以及肌瘤类型、大小和数目等情况进行全面分析后选择治疗方案。

（1）随访观察　无症状肌瘤一般不需治疗，特别是近绝经期妇女。绝经后肌瘤多可萎缩和症状消失。每 3~6 个月随访一次，若出现症状可考虑进一步治疗。

（2）药物治疗　适用于症状轻、近绝经年龄或全身情况不宜手术者。在排除子宫内膜癌的情况下，可采用药物对症治疗。①促性腺激素释放激素类似物（GnRH－α）：常用药物有亮丙瑞林或戈舍瑞林，可抑制 FSH 和 LH 分泌，降低雌激素至绝经后水平，抑制肌瘤生长使其萎缩，但停药后又逐渐增大。用药后可引起绝经综合征，长期使用可引起骨质疏松等副作用，不推荐长期用药。②雄激素：可对抗雌激素，使子宫内膜萎缩，每月总量不超过 300mg。③其他药物：米非司酮，可作为术前用药或提前绝经使用。不宜长期使用，因长期使用增加子宫内膜病变的风险。某些中药制剂也可用于子宫肌瘤的药物治疗，如桂枝茯苓胶囊、宫瘤消胶囊等。

（3）手术治疗　主要用于有严重症状的患者。手术方式包括肌瘤切除术和子宫切除术。手术途径可采用开腹、经阴道、宫腔镜或腹腔镜辅助下手术。①肌瘤切除术：适用于希望保留生育功能的患者。②子宫切除术：不要求保留生育功能或疑有恶变者，可行子宫切除术，术前应排除宫颈上皮内病变或宫颈癌。近绝经期的患者要注意排除合并子宫内膜癌。

（4）其他治疗　①子宫动脉栓塞术：通过阻断子宫动脉及其分支，减少肌瘤的血供，从而延缓肌瘤的生长，缓解症状。②磁共振引导聚焦超声：超声波能量产生的焦点热能可使肌瘤蛋白质变性和细胞坏死，从而缩小肌瘤。

素质提升

“桂枝茯苓丸”的发扬光大

　　子宫肌瘤归属于中医学“癥瘕”“石瘕”等范畴。中医认为，癥瘕为腹中结块的病，痛有定处为癥，痛无定处为瘕，涵盖了各种妇科的良性肿瘤。桂枝茯苓丸出自于东汉张仲景所著的《金匮要略·妇人妊娠病脉证并治》，是古代的下死胎方，随着现代中药药理学的不断研究，将桂枝茯苓丸作为活血化瘀的基本方用于各科临床。临床研究显示，桂枝茯苓丸可改善患者子宫肌瘤体积、性激素水平、血液流变学指标。祖国的传统中医文化博大精深，需要我们持续研究，不断发现挖掘古人的智慧，使之发扬光大，造福患者。

【常见护理诊断/问题】

1. 知识缺乏　缺乏子宫肌瘤相关知识。

2. 应对无效　与选择治疗方案的无助感有关。

【护理目标】

1. 患者能陈述子宫肌瘤的发生、预后及围手术期相关知识。

2. 患者确认可利用的资源和支持系统，参与选择治疗方案，积极配合。

【护理措施】

1. 一般护理　加强营养，予以高蛋白、高热量、高维生素、富含铁的饮食，纠正贫血。做好会阴护理，保持局部清洁，防止感染。指导患者卧床期间进行适当的肢体活动，预防压疮、深静脉血栓等并发症的发生。

2. 病情观察　监测生命体征，评估出血量。按医嘱给予止血药和子宫收缩剂；必要时输血，纠正贫血状态。巨大肌瘤出现局部压迫症状导致尿潴留、便秘症状时，应予导尿或用缓泻剂软化粪便以缓解症状。

3. 治疗配合　向接受药物治疗的患者讲明药物名称、用药目的、剂量、方法、可能出现的不良反应及应对措施。选用雄激素治疗者，每月总量不宜超过300mg，以免男性化。GnRH-α用药6个月以上可产生绝经综合征、骨质疏松等副作用。接受手术治疗者，按腹部及阴道手术患者的护理常规进行护理。肌瘤切除术的患者术后常需要滴注缩宫素帮助子宫收缩，并告知腹痛的原因是缩宫素所致，消除疑虑和紧张情绪。

4. 心理护理　建立良好的护患关系，讲解有关疾病知识。使患者确信子宫肌瘤属于良性肿瘤，消除不必要的顾虑。

5. 出院指导　告知患者术后1个月复查。一旦出现不适或异常症状需及时随诊。患者的性生活、日常活动恢复均需通过术后复查全面评估身心状况后确定。

6. 子宫肌瘤合并妊娠者的护理　子宫肌瘤合并中晚期妊娠者需要定期接受孕期检查，多能自然分娩，不需急于干预；警惕妊娠期及产褥期肌瘤容易发生红色变性的临床表现；若肌瘤阻碍胎先露下降发生难产时应按医嘱做好剖宫产术前准备及术后护理。

第二节　子宫内膜癌

　　子宫内膜癌（endometrial carcinoma）是发生于子宫体内膜层的一组上皮性恶性肿瘤，以腺癌最为常见。子宫内膜癌是女性生殖道常见三大恶性肿瘤之一，居女性生殖系统恶性肿瘤的第二位。近年来，发病率呈上升趋势。75%的患者年龄在50岁以上，平均发病年龄为60岁。

（一）病因

确切病因不明，目前认为可能有以下两种发病类型。

1. 雌激素依赖型（Ⅰ型）　占大多数。肿瘤分化较好，预后良好。好发于年轻女性，常伴肥胖、高血压、糖尿病、不孕或不育及延迟绝经。其发生可能是在无孕激素拮抗的雌激素长期作用下，发生子宫内膜增生、不典型增生，继而癌变。

2. 非雌激素依赖性型（Ⅱ型）　此类型少见，与雌激素无明确关系，好发于老年体瘦妇女，肿瘤分化差，恶性程度高，预后不良。如子宫内膜浆液性腺癌、透明细胞癌、黏液腺癌等。

（二）病理

1. 巨检　①弥散型：癌组织侵犯大部分或全部子宫内膜并突向宫腔，常伴有出血、坏死，但较少浸润肌层。晚期癌灶可侵犯深肌层或宫颈若阻塞宫颈管可引起宫腔积脓。②局灶型：多见于子宫底或宫角部，癌灶局限于宫腔的一小部分，早期病灶很小，呈息肉或菜花状，易浸润肌层和出血。

2. 镜检及病理类型　①子宫内膜样癌：占80%～90%。按腺癌分化程度分为Ⅰ级（高分化G1）、Ⅱ级（中分化G2）、Ⅲ级（低分化G3）。分级愈高，恶性程度愈高。②浆液性癌：恶性程度高，易转移，预后差。③黏液性癌：大多腺体结构分化良好，预后较好。④透明细胞癌：少见，恶性程度较高，易早期转移。⑤其他病理类型：包括神经内分泌癌、混合细胞腺癌、未分化癌等。

（三）转移途径

子宫内膜癌生长缓慢，转移较晚。转移途径有直接蔓延、淋巴转移（主要转移途径）、血行转移（较少，多发生在晚期）。

（四）临床分期

目前临床广泛采用国际妇产科联盟的手术－病理分期（表8－1）。

表8－1　子宫内膜癌手术－病理分期（FIGO，2009）

期别	肿瘤范围
Ⅰ期	肿瘤局限于子宫体
ⅠA	肿瘤浸润深度<1/2肌层
ⅠB	肿瘤浸润深度≥1/2肌层
Ⅱ期	肿瘤侵犯宫颈间质，但无宫体外蔓延
Ⅲ期	肿瘤局部和（或）区域扩散
ⅢA	肿瘤累及浆膜层和（或）附件
ⅢB	阴道和（或）宫旁受累
ⅢC	盆腔淋巴结和（或）腹主动脉旁淋巴结转移
ⅢC1	盆腔淋巴结转移
ⅢC2	腹主动脉旁淋巴结转移伴（或不伴）盆腔淋巴结转移
Ⅳ期	肿瘤累及膀胱和（或）直肠黏膜；（或）远处转移
ⅣA	肿瘤累及膀胱和（或）直肠黏膜
ⅣB	远处转移，包括腹腔内转移和（或）腹股沟淋巴结转移

【护理评估】

1. 健康史　仔细询问并记录月经史、生育史、家庭史及既往健康状况，注意患者有无雌激素相关高危因素，有无高血压、糖尿病、肥胖等，对确诊为子宫内膜癌者，需详细询问并记录发病经过、有关检查治疗及身体反应等情况。

2. 身体状况

（1）症状　90%以上的患者有阴道流血和阴道排液症状。①阴道流血：多为绝经后阴道流血，量一般不多，是最典型的症状。尚未绝经者可表现为经量增多、经期延长或月经紊乱。②阴道排液：约有25%患者因阴道排液异常就诊，多为浆液性或血性液体，合并感染则有脓血性排液，有恶臭。③下腹疼痛及其他症状：若肿瘤累及宫颈内口，引起宫腔积脓，出现下腹胀痛及痉挛样疼痛。压迫神经可致下腹及腰骶部疼痛，晚期可出现贫血、消瘦、恶病质、发热及全身衰竭等情况。

（2）体征　早期患者妇科检查时无明显异常。晚期妇科检查可发现子宫明显增大，质稍软，偶见癌组织自子宫颈口脱出，质脆，触之易出血。合并宫腔积脓者子宫明显增大，极软，触痛。癌灶向周围浸润时，子宫固定，在宫旁或盆腔内可扪及结节状物。

3. 心理－社会状况　患者在接受各种检查时会产生焦虑情绪。当确认子宫内膜癌时，不同患者及家庭会出现不同的心理反应，如悲观、否认、愤怒、哭泣等。

4. 辅助检查

（1）分段诊断性刮宫　是确诊子宫内膜癌最常用、最有价值的方法。该方法通常先环刮宫颈管，再搔刮宫腔内膜，标本分瓶做好标记送病理检查，能明确癌灶是否累及宫颈管，能鉴别子宫内膜癌和宫颈管腺癌。

（2）其他检查　宫腔镜检查、B型超声检查、MRI、CT等检查可协助判断病变范围。

5. 处理原则　根据患者年龄、全身情况，癌变累及范围及组织学类型选用和制订适宜的治疗方案。手术治疗是早期患者首选的治疗方法，晚期患者则采用手术、放射、药物等综合治疗方案。

【常见护理诊断/问题】

1. 知识缺乏　缺乏子宫内膜癌相关知识。

2. 焦虑　与担心预后、选择治疗方案有关。

【护理目标】

1. 患者能描述子宫内膜癌诊治及预后等相关知识。

2. 住院期间，患者能主动参与诊断性检查过程，焦虑减轻。

【护理措施】

1. 一般护理　为患者提供安静、舒适的休养环境，必要时按医嘱使用镇静剂，保证患者夜间连续睡眠7~8小时。适当下床活动，预防深静脉血栓等并发症的发生。加强营养，尊重患者的饮食习惯，予以高蛋白、高热量、高维生素、富含铁的饮食，纠正贫血。做好会阴护理，勤换会阴垫，保持局部清洁，出血期间禁止盆浴和性生活，以防感染。

2. 病情观察　注意收集会阴垫，评估出血量，严密观察体温、阴道排液性状和气味改变等，如有感染征象，应及时联系医师并按医嘱给予处理。

3. 治疗配合　遵医嘱做好围手术期护理，做好肠道、阴道准备，术前留置导尿。告知患者术后6~7日阴道残端肠线吸收或感染时可致残端出血，期间患者应减少活动，需严密观察并记录出血情况。遵医嘱按时服药，严密观察患者孕激素治疗的常用药（如醋酸甲羟孕酮、己酸孕酮等）及可能出现的副作用，如水钠潴留、药物性肝炎等，但停药后即好转。孕激素以高效、大剂量、长期应用为宜，至少应用12周以上方能评价疗效，患者需要具备配合治疗的耐心和信心。化疗患者定期遵医嘱检查血常规、肝肾功能等。

4. 心理护理 提供疾病知识，评估患者对疾病的认知程度，采用有效形式向其介绍子宫内膜癌的诊疗过程、可能出现的不适及影响预后的有关因素，以增强治病信心。强调家属的重要作用，使患者感受到家庭的温暖和家人的支持，建立战胜疾病的信心，提供个性化的心理护理，缓解焦虑。

5. 健康教育

（1）普及防癌知识，大力宣传定期防癌检查的重要性，中年妇女每年进行一次防癌普查。对于肥胖、不育、绝经延迟、长期服用雌激素或他莫昔芬等高危人群，应密切随访观察。绝经后出现不规则阴道流血者，应及时就诊，配合医生做诊断性刮宫等。

（2）严格掌握雌激素的用药指征，指导用药后的自我监护方法和随访措施。

（3）告知患者出院后应定期随访。术后 2~3 年内，每 3 个月复查 1 次；术后 3~5 年，每 6 个月 1 次；5 年后每年 1 次。随访内容包括：病史、症状、盆腔检查、胸部 X 线、阴道细胞学检查，必要时行 CT、MRI 检查。

第三节 子宫肉瘤

子宫肉瘤（uterine sarcoma）罕见，来源于子宫肌层子宫内结缔组织和子宫内膜间质，也可继发于子宫平滑肌瘤。恶性程度高，占生殖道恶性肿瘤 1%。多见于 40~60 岁妇女。

（一）组织发生与病理

根据不同的组织发生来源，主要有三种类型。

1. 子宫平滑肌肉瘤 最多见，占 45%。易发生盆腔血管、淋巴结及肺转移。分为原发性和继发性者两种。原发性平滑肌肉瘤来自子宫肌壁或肌壁间血管壁的平滑肌组织。此种肉瘤呈弥漫性，与子宫壁之间无明显界限，无包膜。继发性平滑肌肉瘤为原有平滑肌瘤恶变，预后比原发性好。肿瘤切面为均匀一致的黄色或红色结构，呈鱼肉状或豆渣样。镜下见瘤细胞呈梭形，大小不一，排列紊乱，核异型，染色质深。

2. 子宫内膜间质肉瘤 肿瘤来自子宫内膜间质细胞，占 15%。分为两类。①低级别子宫内膜间质肉瘤：有宫旁组织转移倾向，较少发生淋巴结及肺转移。镜下瘤细胞侵入肌层肌束间，胞质少，核分裂象少。②高级别子宫内膜间质肉瘤：恶性度较高，预后差。镜下肿瘤细胞分化程度差，核深染，异型性明显。

3. 上皮和间叶混合性肉瘤 具有上皮和间叶两种成分组成的恶性肿瘤，根据其中上皮成分的良恶性，又分为腺肉瘤和癌肉瘤。

（二）转移途径

肿瘤通过直接蔓延及淋巴转移，浸润子宫的邻近器官，转移到区域淋巴结；通过血行播散，转移到肺、肝、脑等远处器官。

（三）临床分期

子宫肉瘤的分期采用国际妇产科联盟制定的手术病理分期（表 8-2）。

表8-2　子宫肉瘤手术-病理分期（FIGO，2009年）

1. 子宫平滑肌肉瘤和子宫内容间质肉瘤

Ⅰ期肿瘤局限于子宫体

| ⅠA | 肿瘤＜5cm |
| ⅠB | 肿瘤＞5cm |

Ⅱ期肿瘤扩散至盆腔

| ⅡA | 附件受累 |
| ⅡB | 子宫外盆腔内组织受累 |

Ⅲ期肿瘤侵及腹腔组织（不包括子宫肿瘤突入腹腔）

ⅢA	一个病灶
ⅢB	一个以上病灶
ⅢC	盆腔淋巴结和（或）腹主动脉旁淋巴结转移

Ⅳ期膀胱和（或）直肠有远处转移

| ⅣA | 肿瘤侵袭膀胱和（或）直肠 |
| ⅣB | 远处转移 |

2. 腺肉瘤

Ⅰ期肿瘤局限于子宫体

ⅠA	肿瘤局限于子宫内膜或宫颈内膜，无肌层浸润
ⅠB	肌层浸润≤1/2
ⅠC	肌层浸润＞1/2

Ⅱ期肿瘤侵及盆腔

| ⅡA | 附件受累 |
| ⅡB | 子宫外盆腔内组织受累 |

Ⅲ期肿瘤侵及腹腔组织（不包括子宫肿瘤突入腹腔）

ⅢA	一个病灶
ⅢB	一个以上病灶
ⅢC	盆腔淋巴结和（或）腹主动脉旁淋巴结转移

Ⅳ期膀胱和（或）直肠有远处转移

| ⅣA | 肿瘤侵袭膀胱和（或）直肠 |
| ⅣB | 远处转移 |

【护理评估】

1. 健康史　询问患者既往月经史、生育史，是否有子宫肌瘤、不规则阴道流血史。

2. 身体状况

（1）症状　早期症状不明显，随着病情发展可有下列表现。①阴道不规则流血：最常见，量多少不等。②腹部包块：腹部包块迅速增大。③腹痛：肉瘤生长快，子宫迅速增大或瘤内出血、坏死、子宫肌壁破裂引起急性腹痛。④压迫症状及其他：可压迫膀胱或直肠，出现尿频、尿急、尿潴留、大便困难等症状。晚期患者全身消瘦、贫血、低热或出现肺、脑转移相应症状。

（2）体征　子宫增大，外形不规则。宫颈口有息肉或肌瘤样肿块，呈紫红色，极易出血。继发感染后有坏死及脓性分泌物。晚期肉瘤累及骨盆侧壁，子宫固定不活动，可转移至肠管及腹腔，但腹腔积液少见。

3. 心理-社会状况　患者及其家属会出现焦虑、恐惧的情绪，担心疾病的治疗有可能改变自己既往生活方式，需要护士协助应对这些压力。

4. 辅助检查　症状与子宫肌瘤及其他恶性肿瘤相似，术前诊断困难。阴道B超、CT、MRI、宫腔镜、诊断性刮宫可协助诊断。确诊依据为组织病理学检查。

5. 处理原则　手术是主要的治疗方法，化疗、放疗和激素治疗可作为辅助治疗。Ⅰ期和Ⅱ期行全子宫及双附件切除术，Ⅲ期和Ⅳ期考虑手术、放疗和化疗综合治疗。低度恶性子宫内膜间质肉瘤含雌孕激素受体，孕激素治疗有一定效果。

【常见护理诊断/问题】

1. 恐惧 与害怕手术、死亡有关。

2. 疼痛 与肉瘤浸润有关。

【护理目标】

1. 患者能说出恐惧感受和原因，愿意接受他人的帮助，积极应对。

2. 患者能评估疼痛程度，积极配合干预，能耐受疼痛。

【护理措施】

1. 心理护理 建立良好的护患关系，与患者多交流，了解患者内心感受，介绍可能出现的不适和应对措施；缓解患者的恐惧，增强其治疗的信心，主动配合诊疗护理。

2. 缓解疼痛 介绍并指导减轻疼痛的方法，必要时遵医嘱应用镇痛药。

3. 治疗配合 手术治疗按妇科手术常规进行护理。

4. 健康教育 告知患者或家属子宫肉瘤的预后。子宫肉瘤复发率高，预后差，5 年生存率为30% ~ 50%。预后与肉瘤类型、恶性程度、肿瘤分期及治疗方法的选用有关。子宫平滑肌肉瘤及低级别子宫内膜间质肉瘤预后相对较好；高级别子宫内膜间质肉瘤及癌肉瘤预后差。术后应按医嘱随访。指导患者识别异常症状与体征，及时就诊处理。

目标检测

答案解析

选择题

【A1/ A2 型题】

1. 关于子宫肌瘤描述不妥的是 （ ）

　　A. 女性生殖系统最常见的良性肿瘤

　　B. 发病可能与雌激素有关

　　C. 肌瘤表面有纤维结缔组织构成的包膜包裹

　　D. 可发生变性

　　E. 按肌瘤所在部位可分为宫体肌瘤和宫颈肌瘤

2. 子宫内膜癌最常见的转移途径是 （ ）

　　A. 上行蔓延　　　　　　　B. 血行转移　　　　　　　C. 腹腔种植

　　D. 直接蔓延　　　　　　　E. 下行蔓延

3. 患者，女，40 岁。因子宫肌瘤引起月经增多。与经期延长最密切的因素是 （ ）

　　A. 肌瘤大小　　　　　　　B. 肌瘤数目　　　　　　　C. 肌瘤生长部位

　　D. 患者年龄　　　　　　　E. 肌瘤变性

4. 患者，女，42 岁，诊断为子宫肌瘤，评估发现患者及家属对切除子宫顾虑重，担心影响夫妻生活，针对此患者，护士除进行常规住院教育外，还应重点做好的教育指导是 （ ）

　　A. 子宫肌瘤发病原因　　　B. 子宫切除术前准备配合要点　　C. 并发症的预防

　　D. 女性生殖器官解剖特点　　E. 术后性生活注意事项

5. 患者，女，60岁，肥胖，绝经10年，阴道不规则出血1个月，临床诊断为子宫内膜癌，最有价值的诊断依据是（　　）

    A. 阴道不规则出血 　　　　B. 肥胖 　　　　　　　　C. 不孕

    D. 子宫正常大 　　　　　　E. 分段诊刮送病理检查

6. 某孕妇有较大的子宫肌壁间肌瘤，出现发热伴腹痛，检查肌瘤迅速增大，应想到是肌瘤发生（　　）

    A. 玻璃样变 　　　　　　　B. 囊性变 　　　　　　　C. 红色样变

    D. 肉癌变 　　　　　　　　E. 肌瘤破裂

（谭　严）

书网融合……

     本章小结 　　　　　　　微课 　　　　　　　题库

第九章　卵巢肿瘤与输卵管肿瘤患者的护理

PPT

学习目标

　　1. 通过本章学习，重点掌握卵巢肿瘤的护理评估和护理措施；熟悉输卵管肿瘤患者的护理评估和护理措施。

　　2. 学会对卵巢肿瘤和输卵管肿瘤患者的护理及健康教育。具有尊重和保护患者隐私的意识。

情境导入

　　情境描述　患者，女，34岁，体检发现右侧卵巢囊肿1年，未予处理。早晨锻炼时突感右下腹剧烈疼痛，伴恶心和呕吐。该患者入院后诊断为卵巢畸胎瘤。

　　讨论　1. 张女士最可能是发生了什么并发症？

　　　　　2. 该患者急诊入院后，护士需要进行的治疗配合有哪些？

第一节　卵巢肿瘤

　　卵巢肿瘤（ovarian tumor）为妇科常见肿瘤。任何年龄均可发生。有良性、交界性和恶性之分。良性居多，但恶性肿瘤早期病变不易发现，晚期病例缺乏有效治疗手段，致死率居妇科恶性肿瘤首位，是女性生殖系统三大恶性肿瘤之一，成为威胁妇女生命和健康的主要肿瘤。

　　（一）病因

　　卵巢肿瘤病因不清，20%～25%卵巢恶性肿瘤患者具有家族史，另外，女性初潮年龄较早、绝经年龄较晚、少育、不孕、使用激素替代治疗、服用诱发排卵药物等都是卵巢肿瘤的易发因素，还可能与高胆固醇饮食、内分泌因素等有关。

　　（二）常见的卵巢肿瘤及病理特点

　　卵巢体积虽小，但组织成分复杂，是全身各脏器原发肿瘤类型最多的器官，不同类型的组织学结构和生物学行为，均存在很大差异。主要组织类型为卵巢上皮性肿瘤、生殖细胞肿瘤、性索－间质肿瘤及卵巢转移性肿瘤。

　　1. 卵巢上皮性肿瘤　最常见，占50%～70%。分为良性、交界性和恶性。其中，恶性类型占卵巢恶性肿瘤的85%～90%。多见于中老年妇女，未产、不孕、初潮早、绝经迟等是高危因素；多次妊娠、哺乳和口服避孕药是其保护因素。

　　（1）浆液性肿瘤　①浆液性囊腺瘤：较为常见，良性，单侧多见，球形、大小不等、表面光滑，囊内充满淡黄色清亮液体。②交界性浆液性囊腺瘤：双侧多见，囊内很少有乳头状生长，预后好。③浆液性囊腺癌：是最常见的卵巢恶性肿瘤，双侧多见。体积较大、囊实性，腔内充满乳头，肿瘤生长速度快，预后差。

　　（2）黏液性肿瘤　①黏液性囊腺瘤：良性，单侧多见，体积较大，常为多房，囊腔内充满胶冻样黏液。②交界性黏液性囊腺瘤：体积较大，单侧多见，常为多房。③黏液性囊腺癌：恶性，单侧多见，瘤体较大，囊液混浊或呈血性。

（3）卵巢子宫内膜样肿瘤　恶性多见，良性、交界性少见。单侧多见，中等大小，囊性或实性，有乳头生长，囊液呈血性。镜下特点与子宫内膜癌极相似，常与子宫内膜癌并存。

2. 卵巢生殖细胞肿瘤　来源于生殖细胞的一组肿瘤。好发于青少年及儿童，青春期前患者占60%～90%，绝经后期患者仅占4%。

（1）畸胎瘤　常见由多胚层组织构成。肿瘤组织多数成熟，少数不成熟。无论肿瘤质地呈囊性或实质性，其恶性程度均取决于组织分化程度。①成熟畸胎瘤：又称为皮样囊肿，良性，是最常见的生殖细胞肿瘤，可发生于任何年龄，以20～40岁多见。多为单侧，呈圆形或卵圆形，腔内充满毛发和油脂，有时可见骨骼或牙齿。恶变率为2%～4%，多见于绝经后妇女。②未成熟畸胎瘤：恶性，常见于儿童及年轻妇女，体积较大，单侧实性瘤，复发及转移率均高。

（2）无性细胞瘤　中度恶性，多见于青春期及生育期妇女，单侧居多，体积较大，实性，表面光滑，对放疗敏感。

（3）卵黄囊瘤　又称内胚窦瘤，较罕见。常见于儿童及青少年。恶性度高，生长迅速，易早期转移，预后差，对化疗十分敏感。肿瘤细胞能产生甲胎蛋白（AFP），故血清中 AFP 升高是诊断及病情监测的重要指标。

3. 卵巢性索－间质肿瘤　来源于原始性腺中的性索及间叶组织的一组肿瘤。具有内分泌功能，故又称为卵巢功能性肿瘤。

（1）颗粒细胞瘤　低度恶性，可发生在任何年龄，常见于45～55岁妇女。肿瘤能分泌雌激素，青春期前表现为性早熟，育龄期常表现为月经紊乱、乳房胀痛，绝经后常有不规则阴道流血，常合并子宫内膜增生，部分患者甚至恶变。

（2）卵泡膜细胞瘤　常与颗粒细胞瘤同时存在，良性多见，单侧，体积大小不一，表面附有纤维包膜，恶性较少见，分泌雌激素。

（3）纤维瘤　多见于中年妇女，良性肿瘤，单侧居多，中等大小，表面光滑或结节状。纤维瘤伴有胸腔或腹腔积液时，称为梅格斯综合征，肿瘤切除后，腹腔、胸腔积液自行消失，无须处理。

（4）支持细胞－间质细胞瘤　又称睾丸母细胞瘤，多见于40岁以下女性，罕见，单侧居多，实性，表面光滑，具有男性化作用，5年存活率为70%～90%。

4. 卵巢转移性肿瘤　任何部位的原发性肿瘤均可转移到卵巢。如乳腺、胃肠道、泌尿道、生殖道是常见的原发肿瘤器官。库肯勃瘤即印戒细胞癌，是一种特殊的转移性腺癌，原发部位在胃肠道，肿瘤为双侧性，中等大小。大部分卵巢转移性肿瘤的治疗效果不佳，恶性程度高，预后差。

（三）卵巢瘤样病变

属卵巢非赘生性肿瘤，是卵巢增大的常见原因。有时表现为下腹压迫感、盆腔一侧胀痛等。一般无需特殊治疗，囊肿会自行消失。常见有以下几种。

1. 滤泡囊肿　在卵泡发育过程中，因不成熟或成熟但不排卵、卵泡液潴留而形成。囊壁薄，滤泡液清，囊肿直径常小于5cm。

2. 黄体囊肿　因黄体持续存在所致，少见。直径5cm 左右，可使月经后延。

3. 黄素囊肿　在滋养细胞疾病中出现。由于大量 hCG 刺激颗粒细胞及卵泡膜细胞，使之过度黄素化所致，直径10cm 左右。黄素囊肿本身无手术指征。

4. 多囊卵巢　双侧卵巢均匀增大，为正常卵巢的2～3倍，患者常有闭经、多毛、不孕等多囊卵巢综合征的表现。

5. 卵巢子宫内膜异位囊肿　又称卵巢巧克力囊肿。卵巢组织内因有异位的子宫内膜存在而反复出血，形成单个或多个囊肿，直径平均为 5~6cm。

（四）卵巢恶性肿瘤的转移途径

卵巢恶性肿瘤转移的主要途径有直接蔓延和腹腔种植两种方式，其次可通过淋巴转移，血行转移少见。其转移特点为盆、腹腔内广泛转移灶，即使肿瘤外观局限在原发部位，也可存在广泛微转移。

（五）卵巢恶性肿瘤的临床分期

根据国际妇产科联盟（FIGO，2014 年）修订的临床分期标准（表9-1），用以估计预后和评价疗效。

表 9-1　原发性卵巢恶性肿瘤和输卵管肿瘤的手术-病理分期（FIGO，2014 年）

分期	标准
I	肿瘤局限于卵巢或输卵管
IA	肿瘤局限于一侧卵巢（包膜完整）或输卵管，卵巢和输卵管表面无肿瘤，腹水或腹腔冲洗液未找到癌细胞
IB	肿瘤局限于双侧卵巢（包膜完整）或输卵管，卵巢和输卵管表面无肿瘤，腹水或腹腔冲洗液未找到癌细胞
IC	肿瘤局限于一侧或双侧卵巢或输卵管，并伴有如下任何一项：
IC1	术中肿瘤包膜破裂
IC2	术前肿瘤包膜已破裂或卵巢、输卵管表面有肿瘤
IC3	腹水或腹腔冲洗液中找到癌细胞
II	肿瘤累及一侧或双侧卵巢或输卵管伴盆腔你扩散（在盆骨入口平面以下）或原发性腹膜癌
IIA	肿瘤扩散至或种植到子宫和（或）输卵管和（或）卵巢
IIB	肿瘤扩散至其他盆腔内组织
III	肿瘤累及单侧或双侧卵巢、输卵管或原发性腹膜癌，伴有细胞学或组织学证实的盆腔外腹膜转移，或腹膜后淋巴结转移
IIIA	腹膜后淋巴结转移，伴或不伴有显微镜下盆腔外腹膜病灶转移
IIIA1	仅有腹膜后淋巴结阳性（细胞学或组织学证实）
IIIA1（i）	淋巴结转移灶最大直径≤10mm
IIIA1（ii）	淋巴结转移灶最大直径＞10mm
IIIA2	显微镜下盆腔外腹膜受累，伴或不伴腹膜后阳性淋巴结
IIIB	肉眼可见盆腔外腹膜转移，病灶最大直径≤2cm，伴或不伴腹膜后淋巴结转移
IIIC	肉眼可见盆腔外腹膜转移，病灶最大直径＞2cm，伴或不伴腹膜后淋巴结转移
IV	超出腹腔外的远处转移
IVA	胸腔积液细胞学检查发现癌细胞
IVB	腹腔外器官实质转移（包括肝实质转移、腹股沟淋巴结转移和腹腔外淋巴结转移）

【护理评估】

1. 健康史　早期患者多无特殊症状，通常于妇科普查中发现盆腔肿块而就医。了解有无与发病有关的高危因素，根据患者年龄、病程长短及局部体征初步判断是否为卵巢肿瘤、有无并发症，并对良恶性做出初步判断。

2. 身体状况

（1）卵巢良性肿瘤　发展缓慢，肿瘤体积较小时多无症状。随着肿瘤增大，可出现腹胀或在腹部扪及肿块。检查见腹部膨隆，叩诊实音，无移动性浊音，包块活动度较好。盆腔检查可在子宫一侧或两侧触及圆形或类圆形肿块，多为囊性，表面光滑，与子宫无粘连。

（2）卵巢恶性肿瘤　早期常无症状，出现症状时，多数患者已发展至疾病晚期。晚期主要表现为腹胀、腹部包块、腹水及其他消化道症状。肿瘤向周围组织浸润或压迫，可引起腰痛、腹痛或下肢疼痛。功能性肿瘤可出现不规则阴道流血或绝经后出血，部分患者有消瘦、贫血等恶病质表现。妇科检查可在直肠子宫陷凹处触及质硬结节或包块，包块多为双侧，实性或囊实性，表面高低不平，与子宫分界不清，活动差，常伴有腹腔积液。

（3）并发症

1）蒂扭转　最常见，为妇科常见的急腹症。好发于瘤蒂较长、活动度大、中等大小、重心偏于一侧的肿瘤。当患者体位突然改变或妊娠期、产褥期子宫大小、位置改变时容易发生蒂扭转（图9-1），如成熟畸胎瘤蒂扭转的典型症状是体位改变后突然发生一侧下腹部剧痛，常伴恶心、呕吐甚至休克。妇科检查可触及肿块张力较大，压痛以瘤蒂部最明显，并伴有肌紧张。不全扭转有时可自然复位，腹痛随之缓解。蒂扭转一旦确诊，应尽快手术治疗。

2）破裂　发生率约3%，有自发性破裂和外伤性破裂。自发性破裂常因肿瘤恶性变，肿瘤快速生长、浸润性穿破囊壁所致。外伤性破裂多因腹部受重击、性交、分娩、妇科检查及穿刺后出现。症状的轻重取决于囊肿的性质、破裂口大小、流入腹腔囊液的量。肿瘤破裂确诊后应立即手术。

3）感染　较少见，多见于蒂扭转或破裂后，或邻近器官感染灶（如阑尾脓肿）扩散所致。患者表现为发热、腹痛、腹膜刺激征及白细胞计数升高等。

4）恶变　肿瘤生长迅速尤其为双侧性，应考虑有恶变可能。

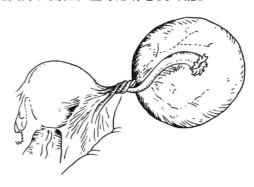

图9-1　卵巢肿瘤蒂扭转

1. 心理-社会状况　患者及其家属在等待确定卵巢肿瘤性质期间，充满恐惧和不安，一旦确认为恶性肿瘤时，常产生悲观、绝望等情绪。

2. 辅助检查

（1）B超检查　最常用。可了解肿瘤的大小、部位、形态及性质等，临床诊断符合率>90%，但直径<1cm的实性肿瘤不易测出。

（2）腹腔镜检查　可直视肿物的大体情况，必要时可在可疑部位进行多点活检，抽取腹腔积液进行细胞学检查。

（3）细胞学检查　通过腹水、腹腔冲洗液和胸腔积液找癌细胞进行细胞学检查，有助于进一步确定患者的临床分期及选择治疗方案。

（4）放射学诊断　卵巢畸胎瘤行腹部平片检查，可显示牙齿及骨质等。淋巴造影可判断有无淋巴道转移，通过CT检查能清晰显示肿块。

（5）肿瘤标志物　有助于疾病诊断及病情监测。①血清CA125：敏感性较高，特异性较差。80%卵巢上皮性癌患者血清CA125水平升高；90%以上患者CA125水平与病情进展相关，因此，CA125可用于监测病情及疗效。②血清AFP：是卵黄囊瘤的特异性诊断指标。③血清hCG：对原发性卵巢绒毛膜癌有特异性。④性激素：颗粒细胞瘤、卵泡膜细胞瘤产生较高水平雌激素，浆液性、黏液性腺瘤等有时也可分泌一定量雌激素。

5. 处理原则　卵巢肿瘤一经确诊，首选手术。肿瘤性质、病变累及范围和患者年龄、生育要求、另一侧卵巢情况等决定手术的范围及手术方式。良性肿瘤主要采取手术治疗，恶性肿瘤以手术治疗为主、化疗和放疗为辅的综合治疗。卵巢肿瘤并发蒂扭转或破裂属急腹症，一旦确诊须立即手术。怀疑卵巢瘤样病变且囊肿直径小于5cm者可进行随访观察。

 知识链接

妊娠合并卵巢肿瘤

妊娠合并卵巢肿瘤较常见，但合并恶性肿瘤较少。合并良性肿瘤者以成熟囊性畸胎瘤及浆液性囊腺瘤居多，占妊娠合并卵巢肿瘤的90%，合并恶性肿瘤者以无性细胞瘤及浆液性囊腺癌居多。妊娠合并良性卵巢肿瘤的处理原则是：发现于早期妊娠者可等待至妊娠12周后手术，以免引起流产；发现于妊娠晚期者，可等待至妊娠足月行剖宫产，同时切除肿瘤。诊断或考虑为卵巢恶性肿瘤，应尽早手术，处理原则同非妊娠期。

【常见护理诊断/问题】

1. 焦虑　与担心肿瘤影响生命及疾病预后有关。

2. 知识缺乏　与缺乏疾病的相关知识有关。

3. 有感染的危险　与机体抵抗力下降、静脉穿刺等有关。

【护理目标】

1. 患者能描述自己的焦虑和恐惧，并能说出缓解焦虑恐惧情绪的方法。

2. 患者了解所患疾病的基本知识和治疗结果。

3. 患者未发生感染，体温正常。

【护理措施】

1. 一般护理　加强营养，指导患者多进食高蛋白、高维生素均衡饮食，提高机体抵抗力。提供安静环境，指导患者多休息。对长期卧床患者应加强生活护理，做好口腔及皮肤护理。定期监测血常规和肝肾功能等。

2. 病情观察　观察患者生命体征、阴道流血情况，早期发现有无感染征象。观察有无引起肿瘤蒂扭转发生的诱因，观察患者腹痛、腹胀、尿频等症状的转归，注意及早发现并发症，及时报告医生。

3. 治疗配合　协助医生完成各种诊断性检查，介绍将要施行的治疗手段及注意事项，鼓励患者及其家属参与制订治疗方案，积极配合医生完成诊疗过程。

（1）**手术治疗**　让患者了解手术是治疗卵巢肿瘤最主要的方法。做好术前准备和术后护理。注意大肿瘤切除后，应于腹部放置沙袋压迫，以防腹压突然下降致使腹腔内静脉扩张、回心血量骤减，引起血压下降、休克。

（2）**放腹水**　备好腹腔穿刺用物，协助完成操作。放腹水过程中，严密观察并记录生命体征变化、积液性质及出现的不良反应；放腹水速度缓慢，一次性放腹水不超过3000ml，放腹水后用腹带包扎腹部，以免腹压骤降发生虚脱。

（3）**化疗**　包括腹腔化疗和全身化疗。多采用以铂类为基础的联合化疗，卵巢上皮肿瘤采用铂类联合紫杉醇为一线化疗方案，卵巢非上皮性肿瘤常用铂类联合依托泊苷进行化疗。腹腔化疗可经术后留置的腹腔化疗药管进行。化疗药物注入腹腔后，应协助患者变换体位，使药液尽量接触到腹腔的各个部位；保持药管局部干燥，防止药液外渗，及时更换敷料；严密观察患者的生命体征变化，注意化疗药物的不良反应，发现异常及时报告医生并协助处理。

（4）**放疗**　做好放疗患者的心理准备，说明治疗中可能出现的不良反应；加强皮肤护理，勤翻身，防止压疮；出现严重不良反应者及时汇报医生。

4. 心理护理 评估患者焦虑程度，提供应对压力的技巧、耐心解答患者的问题，鼓励家属多陪伴患者，增强家庭支持作用。

5. 健康教育

（1）对高危人群进行积极监测随访，宣传卵巢癌的高危因素，提倡高蛋白、富含维生素 A 的饮食，避免高胆固醇饮食。30 岁以上妇女每年应进行 1 次妇科检查，高危人群不论年龄大小，建议每半年进行 1 次妇科检查，必要时行 B 超和血清 CA125 等肿瘤标志物的检查；高危人群可通过口服避孕药预防卵巢癌的发生。

（2）非赘生性肿瘤直径≤5cm 者，应每 3~6 个月复查并记录。

（3）良性者术后 1 个月常规复查。卵巢恶性肿瘤易复发需长期接受随访和监测，随访时间为：术后 1 年内，每个月 1 次；术后第 2 年，每 3 个月 1 次；术后 3~5 年每 4~6 个月 1 次；5 年以上者，每年 1 次。每次随访时应了解患者的症状，进行全身及盆腔的检查，并复查 B 超、血清肿瘤标志物等。

第二节 输卵管肿瘤

输卵管肿瘤有良性和恶性两类。良性肿瘤极少见，以腺瘤样瘤多见。恶性肿瘤有原发性和继发两种，绝大多数为继发癌，占输卵管恶性肿瘤的 80%~90%，继发于卵巢癌，其次为子宫内膜癌，也可来自宫颈癌、直肠癌及乳腺癌等。

（一）病因

原发性输卵管肿瘤病因不明。以 40~60 岁发病居多，多发生于绝经后妇女。

（二）临床分期

根据国际妇产科联盟（FIGO，2014 年）修订的临床分期标准（表 9-1），用以估计预后和评价疗效。

（三）转移途径

转移途径包括局部扩散、淋巴转移，晚期可发生血行转移。

【护理评估】

1. 健康史 仔细了解患者的月经史、婚育史、慢性输卵管炎等妇科病史及治疗经过和治疗效果。评估阴道排液、流血等情况。

2. 身体状况 表现为阴道排液、腹痛、盆腔肿块，称为输卵管癌"三联征"。

（1）症状 ①阴道排液：阴道排液是最具特异性的症状。一般无臭味，量不定，呈间歇性。②阴道流血：多发生于月经中期或绝经后，为不规则少量出血。③腹痛：多为患侧下腹钝痛，有时呈阵发性绞痛，为输卵管痉挛性收缩引起。当阴道大量排液后，疼痛随之缓解。少数患者出现剧烈腹痛。晚期肿块压迫附近器官或广泛转移，可出现排尿不畅、部分肠梗阻的症状，以致恶病质。

（2）体征 妇科检查时常可触及一侧或两侧输卵管增粗或肿块。质实、有囊性感，呈腊肠样或形状不规则，有轻触痛，活动常受限。

3. 心理－社会状况 患者常出现焦虑和恐惧感，担心疾病的预后及是否影响今后的妊娠。

4. 辅助检查

（1）阴道细胞学检查 如涂片中含不典型腺上皮纤毛细胞，提示有输卵管癌的可能。分段诊断性刮宫排除宫颈癌和子宫内膜癌。

（2）超声检查及腹腔镜检查　有助于诊断。

5. 处理原则　进行以手术治疗为主，化疗、放疗为辅的综合治疗。

【常见护理诊断/问题】

1. 恐惧/预感性悲哀　与担心肿瘤危及生命、手术、预后有关。

2. 有感染的危险　与机体抵抗力低、出血、手术、放疗和化疗有关。

【护理目标】

1. 患者情绪稳定，能正确对待疾病，配合完成各项诊疗工作。

2. 患者未发生感染，体温正常，阴道排液无臭味。

【护理措施】

1. 一般护理　保持环境清洁，指导患者卧床期间预防压疮、深静脉血栓、坠积性肺炎等并发症的发生。养成良好的生活习惯，注意休息，治疗期间禁止同房，给予高蛋白、高维生素的清淡饮食，禁忌辛辣刺激性食物，多食新鲜的水果和蔬菜，少进高糖、高脂类食物，同时忌烟酒。保持外阴部清洁，预防感染。

2. 治疗配合　手术是最主要治疗手段，按腹部手术护理常规做好术前准备，告知术后注意事项，预防术后并发症。对化疗患者注意饮食指导，少量多餐，高蛋白、清淡饮食，防治感染。观察药物副作用，定期监测血常规及肝、肾功能。

4. 心理护理　主动与患者沟通，建立良好护患关系，帮助患者树立疾病治疗的自信心，配合治疗，提高治疗效果。

5. 健康教育

（1）出院指导　指导患者定期妇科检查，保证充足休息，适当活动，多食高蛋白易消化食物，增强机体抵抗力。指导患者术后 2 个月内避免负重和重体力活动；根据术后恢复情况指导性生活，术后 3 个月内应避免性生活和阴道冲洗。

（2）定期随访　定期复查并详细记录；良性者术后 1 个月常规复查；恶性肿瘤患者常需辅以化疗。护士应协助患者克服困难，坚持完成治疗计划以提高疗效；患者需定期随访和监测，随访时间为：术后 1 年内，每个月 1 次；术后第 2 年，每 3 个月 1 次；术后 3 ~ 5 年每 4 ~ 6 个月 1 次；5 年以上者，每年 1 次。

目标检测

答案解析

选择题

【A1/A2 型题】

1. 卵巢肿瘤最常见的并发症是（　　）

　　A. 蒂扭转　　　　　　　　B. 感染　　　　　　　　C. 出血

　　D. 破裂　　　　　　　　　E. 恶变

2. 下列分泌雌激素的卵巢肿瘤是（　　）

　　A. 浆液性囊肿瘤　　　　　B. 颗粒细胞瘤　　　　　C. 内胚窦瘤

　　D. 库肯勃瘤　　　　　　　E. 成熟畸胎瘤

3. 卵巢恶性肿瘤的治疗原则是（　　）

　　A. 手术为主，化疗、放疗为辅　　　　　　B. 化疗为主，手术、放疗为辅

　　C. 放疗为主，化疗、手术为辅　　　　　　D. 化疗、放疗为主，手术为辅

　　E. 手术、放疗为主，化疗为辅

4. 以下不属于卵巢恶性肿瘤特点的是（　　）

    A. 发展缓慢

    B. 早期常无症状，一旦出现腹胀疾病可能已至晚期

    C. 死亡率居妇科恶性肿瘤之首

    D. 肿块表面高低不平，与周围组织粘连

    E. 晚期出现消瘦、贫血等恶病质表现

5. 患者，女，52岁。入院行卵巢癌根治术。术前1日，护士为其所做的准备工作中不包括（　　）

    A. 灌肠　　　　　　　B. 导尿　　　　　　　C. 备血

    D. 备皮　　　　　　　E. 皮试

6. 患者，女，28岁，妇科检查：阴道、子宫未见异常，左侧附件可触及 5cm×6cm×7cm 囊性包块，表面光滑，活动良好。该患者首先考虑的疾病是（　　）

    A. 卵巢转移性肿瘤　　　B. 异位妊娠　　　　　C. 卵巢内膜样癌

    D. 卵巢良性肿瘤　　　　E. 子宫内膜异位症

（梁　娟）

书网融合……

本章小结　　　　　　　微课　　　　　　　题库

第十章　妊娠滋养细胞疾病患者的护理

PPT

◎- 学习目标

1. 通过本章学习，重点掌握葡萄胎患者的护理评估和护理措施；掌握妊娠滋养细胞肿瘤患者的护理评估和护理措施；熟悉滋养细胞肿瘤患者常用化疗药物的主要不良反应和护理要点。

2. 学会为葡萄胎术后患者介绍随访计划及内容。具有爱心、责任心和同理心。

妊娠滋养细胞疾病（gestational trophoblastic disease，GTD）是一组来源于胎盘滋养细胞的增生性疾病。根据组织学特征将其分为：①妊娠滋养细胞肿瘤，包括绒毛膜癌（简称绒癌）、胎盘部位滋养细胞肿瘤及上皮样滋养细胞肿瘤。②葡萄胎妊娠，包括完全性葡萄胎、部分性葡萄胎和侵蚀性葡萄胎。③非肿瘤病变。④异常（非葡萄胎）绒毛膜病变。

侵蚀性葡萄胎在临床表现、诊断及处理原则上与绒癌相似，临床上仍将其与绒癌一起合称为妊娠滋养细胞肿瘤。胎盘部位滋养细胞肿瘤及上皮样滋养细胞肿瘤临床罕见，不在此介绍。本章主要介绍葡萄胎、侵蚀性葡萄胎和绒毛膜癌。

>> 情境导入

情境描述　患者，女，36 岁。因"停经 11 周，阴道流血 6 天余"来院就诊。患者早孕反应严重。查体发现子宫增大如孕 16 周大，质软。血 hCG 为 1000kU/L，B 超显示宫内呈"落雪征"，未见胎儿，双侧卵巢囊肿。

讨论　1. 该患者的初步诊断是什么？

2. 针对该患者的情况制定护理计划，并给予健康指导。

第一节　葡萄胎

葡萄胎（hydatidiform mole，HM）是妊娠后胎盘绒毛滋养细胞增生、间质水肿，形成大小不一的水泡，水泡间借蒂相连成串形如葡萄而得名，也称水泡状胎块。葡萄胎属于良性滋养细胞疾病，可分为完全性葡萄胎和部分性葡萄胎两类。

（一）病因

目前为止，病因不明。发生完全性葡萄胎的相关因素包括地域差异、年龄、营养状况、社会经济因素等多种因素，如可能与饮食中缺乏维生素 A、胡萝卜素和动物脂肪有关；妊娠年龄 < 20 岁或 > 35 岁者为高危人群；还包括既往葡萄胎史流产和不孕等因素。部分性葡萄胎的可能相关因素有口服避孕药和不规则月经等。此外，葡萄胎的发生还可能与遗传基因有关。

（二）病理

1. 完全性葡萄胎　水泡状样组织充满整个宫腔，形如一串串葡萄，大小不等，其间由纤维素相连，常混有血块及蜕膜碎片。没有胎儿及其附属物。镜下为弥漫性滋养细胞增生，绒毛间质水肿呈水泡样，间质内血管消失。

2. 部分性葡萄胎 仅部分绒毛呈水泡状，常合并胚胎或胎儿组织，但胎儿多已死亡。镜下可见胚胎或胎儿组织存在，部分绒毛水肿，绒毛大小及水肿程度明显不一，局限性滋养细胞增生，间质内可见滋养细胞包涵体。

【护理评估】

1. 健康史 询问患者的年龄、月经史、婚育史，既往有无葡萄胎相关疾病史及有无家族史等。了解本次妊娠反应发生的时间及程度等。

2. 身体状况

（1）症状 ①停经后阴道流血：是最常见症状，80%患者会出现阴道流血，大部分患者在停经8～12周出现间断性、不规则阴道流血，量多少不定，可反复发生；有时血中可见水泡样物质排出。如葡萄胎组织从蜕膜剥离，可引起大出血而致休克，甚至死亡；若出血时间长可导致贫血和感染。②妊娠呕吐：多发生于子宫异常增大和hCG水平异常升高者，出现和持续时间较正常妊娠早，症状重且持续时间长，纠正不及时可导致水、电解质紊乱。③腹痛：因葡萄胎增长迅速，引起子宫过度快速膨胀所致，表现为下腹部阵发性隐痛或胀痛，常出现在阴道流血之前。若发生卵巢黄素化囊肿蒂扭转或破裂，可出现急性腹痛。

（2）体征 ①子宫异常增大、变软：因葡萄胎迅速增长及宫腔内积血所致，约50%葡萄胎患者的子宫大于停经月份，质地软。部分患者因水泡退行变、停止发展可致子宫大小与停经月份相符或小于停经月份。②子痫前期征象：多发生于子宫异常增大者，可在妊娠24周前出现高血压、蛋白尿和水肿，但子痫少见。③卵巢黄素化囊肿：大量hCG刺激卵巢卵泡内膜细胞发生黄素化而形成。囊肿多为双侧性，大小不等，囊壁薄，囊液清，表面光滑，活动度好。一般无症状，偶可发生扭转。囊肿常在水泡状胎块排出后2～4个月自行变小或消失。④甲状腺功能亢进征象：约7%患者出现此征象，表现为心动过速、皮肤潮热和震颤，血浆中T_3、T_4水平升高，但突眼少见。葡萄胎清除后此现象迅速消失。

以上是典型的完全性葡萄胎的临床表现，部分性葡萄胎患者除停经后阴道流血外，其余症状不典型。一般妊娠呕吐较轻，多无腹痛、子痫前期症状，不伴有卵巢黄素化囊肿。子宫多数与停经月份相符，甚至更小。

3. 心理-社会状况 一旦确诊为葡萄胎，患者和家属可能出现无助、悲观、失望等不良情绪。担心对今后生育的影响，并表现出对清宫手术的焦虑和恐惧。

4. 辅助检查

（1）超声检查 是诊断葡萄胎可靠和敏感的检查方法，通常采用经阴道彩色多普勒超声检查。完全性葡萄胎典型超声影像学为子宫明显大于相应孕周，未见妊娠囊或胎心搏动，宫腔内充满不均质密集状或短条状回声，呈"落雪状"图像，若水泡较大形成大小不等的回声区，则呈"蜂窝状"图像。部分性葡萄胎宫腔内可见水泡状胎块的图像改变及胎儿或羊膜腔，胎儿常合并畸形或死亡。

（2）hCG测定 是诊断葡萄胎的重要辅助检查。正常妊娠时血清中hCG分泌高峰在妊娠的8～10周。葡萄胎时，血清hCG滴度明显高于正常孕周，且在停经8～10周后继续持续升高，45%的患者血清hCG > 10万U/L，超过8万U/L支持诊断。一般葡萄胎排空后血清hCG值逐渐下降至正常大约9周，最长不超过14周。若葡萄胎排空后hCG持续异常增高，应考虑妊娠滋养细胞肿瘤可能。

（3）组织学检查 是葡萄胎最终的诊断依据。葡萄胎每次清宫的刮出物全部送组织学检查。

（4）其他检查 染色体核型检查、基因检测、X线摄片、血常规等。

5. 处理原则 葡萄胎一经确诊应及时清除子宫腔内容物。

（1）清宫术 为主要治疗方法。因宫腔大、宫壁薄而软，易发生子宫穿孔。应选用大号吸管吸宫，待子宫缩小后再谨慎刮宫。一次刮净有困难者，可一周后再次清宫；每次刮出物必须送病理检查。为减少出血和预防子宫穿孔，可在充分扩张宫颈管和开始吸宫后静脉注射缩宫素。

（2）预防性化疗 不常规推荐，有恶变高危因素或随访困难者可考虑选择。对于年龄 >40 岁、刮宫前 hCG 异常升高、刮宫后 hCG 不进行性下降、子宫短期内迅速增大、黄素化囊肿直径 >6cm、滋养细胞高度增生或伴有不典型增生等高危因素的患者给予预防性化疗。一般选用氨甲蝶呤、氟尿嘧啶、放线菌素 D 等单一药物。部分性葡萄胎不进行预防性化疗。

（3）子宫切除术 适应于年龄超过 40 岁，无再生育要求且有高危因素者，行全子宫切除术，可保留双侧卵巢，术后需定期随访。

（4）卵巢黄素化囊肿的处理 清宫后可自行消退，一般无需处理。

【常见护理诊断/问题】

1. 恐惧/预感性悲哀 与担心清宫术及预后有关。

2. 有感染的危险 与机体抵抗力低、出血、手术等有关。

3. 知识缺乏 缺乏对疾病及术后随访的相关知识。

【护理目标】

1. 患者情绪稳定，能正确对待疾病，配合完成各项诊疗工作。

2. 患者未发生感染，体温正常。

3. 患者能陈述随访的重要性和具体方法。

【护理措施】

1. 一般护理 增加营养，鼓励患者进食高蛋白、富含维生素 A、易消化食物。适当活动并保证充足睡眠。勤换会阴垫，保持外阴清洁。

2. 病情观察 观察患者阴道流血及腹痛情况、观察血压、脉搏、呼吸等生命体征变化，以防大出血引起休克，并做好护理记录。观察阴道流出物中有无水泡样组织，做好护理记录。

3. 治疗配合

（1）清宫术患者的护理 术前做好血常规、肝肾功能等化验检查。清宫术应在手术室内，在输液、备血准备下进行，并备好缩宫素及其他抢救物品。术中严密观察生命体征，注意有无呼吸困难、咳嗽等肺栓塞等表现。刮出物送组织学检查。手术后严密观察腹痛和阴道流血情。清宫术后禁止性生活及盆浴 1 个月。

（2）子宫切除术的护理 对于需切除子宫的患者，在术前应做好健康宣教及术前相关准备。按妇科腹部手术常规护理。

（3）预防性化疗患者的护理 做好化疗前准备和化疗中及化疗后护理。

4. 心理护理 详细评估患者对疾病的心理承受能力，对妊娠结局的悲伤和对疾病的认识。加强护患沟通，缓解患者焦虑和悲伤心理，增强战胜疾病的信心。

5. 健康教育

（1）随访指导 葡萄胎患者清宫后必须定期随访，出现不规则阴道流血、咳嗽、胸痛、咯血等异常情况，应及时就诊，以便早期发现滋养细胞肿瘤并及时处理。①监测 hCG：最重要的随访内容，每次随访均应监测。清宫术后每周测定血/尿 hCG 一次，直至连续 3 次阴性，以后每个月 1 次，至少 6 个月，然后再每 2 个月 1 次，共 6 个月，自第一次阴性后共计 1 年。②询问病史：了解患者月经是否规律，有无异常阴道流血、咳嗽、咯血及其他等症状。③妇科检查：注意子宫大小、阴道壁有无转移病灶、卵巢黄素化囊肿消退情况。④其他：B 型超声检查、X 线检查，必要时 CT 检查等。

（2）避孕指导　随访期间应可靠避孕 1 年，建议选用避孕套或避孕药避孕，不宜使用宫内节育器，以免子宫穿孔或混淆子宫出血的原因。如再次妊娠，应早期做 B 型超声和 hCG 检查，以明确是否正常妊娠，产后也需随访至正常。

第二节　妊娠滋养细胞肿瘤

妊娠滋养细胞肿瘤 60% 继发于葡萄胎，30% 继发于流产，10% 继发于足月妊娠或异位妊娠。其中，侵蚀性葡萄胎全部继发于葡萄胎，恶性程度较低，多数仅造成局部侵犯，仅有 4% 患者并发远处转移，预后较好；绒毛膜癌可继发于葡萄胎，也可继发于足月产、流产及异位妊娠，恶性程度极高，如不进行化疗死亡率高达 90%，如今随着诊疗技术及化学治疗的发展，其预后已大为改善。

（一）病理

1. 侵蚀性葡萄胎　大体检查可见子宫肌壁内有大小不等、深浅不一的水泡状组织，子宫增大、质软。当侵蚀病灶接近子宫浆膜层时，表面可见单个或多个紫蓝色结节，一旦穿破浆膜层，可致子宫穿孔或阔韧带血肿。镜下可见子宫肌层及转移病灶内可见显著增生的滋养细胞呈团块状，与葡萄胎相似，可破坏正常组织侵入血管，仍可见变性的或完整的绒毛结构。

2. 绒毛膜癌　大体观：见肿瘤侵入子宫肌层内，可突向宫腔或穿破浆膜，单个或多个、大小不等、无固定形态、与周围组织分界清楚，质地脆而软，暗红色，常伴出血、坏死及感染。镜下表现为：滋养细胞不形成绒毛或水泡状结构，呈片状高度增生，排列紊乱，并广泛侵入子宫肌层并破坏血管；肿瘤中不含间质和自身血管，依靠侵蚀母体血管获取营养物质。

（二）转移途径

妊娠滋养细胞肿瘤主要的转移途径为血行转移，常见转移部位是肺（80%），其次是阴道（30%）、盆腔（20%）、肝（10%）和脑（10%）等。

【护理评估】

1. 健康史　询问患者月经史、生育史、滋养细胞疾病史等；曾患葡萄胎者，应详细了解上次治疗经过，清宫后随访情况，询问有无肺部、阴道、肝、脑等转移的相应症状。

2. 身体状况

（1）无转移妊娠滋养细胞肿瘤　多继发于葡萄胎后，少数于流产或足月产后。①不规则阴道流血：葡萄胎排空、流产或足月产后，出现持续性不规则阴道流血，量不定。也有少数患者月经恢复正常一段时间后再度停经，其后又出现阴道流血。少数患者因滋养细胞累及大血管而发生大出血致休克。②腹痛：一般无腹痛，若子宫病灶穿破浆膜层，可引起急性腹痛和腹腔内出血；若卵巢黄素化囊肿发生扭转或破裂时可出现急性腹痛。③假孕症状：大量 hCG 及雌激素、孕激素所致。表现为乳房增大、乳头乳晕着色，生殖道变软。④子宫复旧不全或不均匀增大：葡萄胎排空后 4 ~ 6 周，子宫未恢复正常大小、质软。⑤卵巢黄素化囊肿：由于 hCG 持续作用，葡萄胎排空、流产或足月产后，囊肿可持续存在。

（2）转移性滋养细胞肿瘤　局部出血坏死是各转移部位症状的共同特点。①肺转移：常表现为胸痛、咳嗽、咯血及呼吸困难，常急性发作。当转移灶较小时无任何症状。②阴道转移：常转移至阴道前壁，呈紫蓝色结节，破溃后会有不规则阴道流血，甚至大出血。③肝转移：预后不良，多伴有肺转移，表现为上腹部或肝区疼痛，若病灶穿破肝包膜可出现腹腔内出血，导致死亡。④脑转移：为主要死亡原因。脑转移的发生发展分为 3 个时期，即瘤栓期、脑瘤期、脑疝期。瘤体增大及周围组织出血、水肿致使脑疝形成，可压迫生命中枢而致死亡。⑤其他转移：脾、肾、膀胱、消化道、骨等，其症状因转移部位而异。

3. 心理 - 社会状况 患者会产生极大的恐惧和焦虑，担心手术和化疗结果；需切除子宫者可能因不能生育而绝望，迫切希望得到家人的关心和理解。

4. 辅助检查

（1）血清 hCG 测定 血清 hCG 水平是主要诊断依据。①葡萄胎后滋养细胞肿瘤，凡符合下列标准中的任何一项且排除妊娠物残留或再次妊娠即可诊断：hCG 测定 4 次呈高水平平台状态（±10%），并持续 3 周或更长时间；hCG 测定 3 次升高（>10%），并至少持续 2 周或更长时间；hCG 水平持续异常达 6 个月或更长。②非葡萄胎妊娠后滋养细胞肿瘤的诊断标准：足月产、流产和异位妊娠后 hCG 多在 4 周左右转阴，若超过 4 周血清 hCG 仍持续高水平，或一度下降后又上升，在除外妊娠物残留或再次妊娠后可做出诊断。

（2）B 型超声检查 是诊断子宫原发病灶常用的方法。

（3）X 线胸片 是诊断肺转移的常用方法。肺转移初期显示纹理增粗、分布紊乱，进一步发展为片状、结节状或棉花团样的阴影，以右侧肺及中下部多见。

（4）CT 和 MRI CT 诊断肺部较小病灶及脑、肝等部位的转移病灶有一定价值，MRI 可发现脑部和盆腔的转移病灶。

（5）组织学检查 在子宫肌层内或子宫外转移灶中若见到绒毛结构或退化的绒毛阴影，则诊断为侵蚀性葡萄胎。若仅见成片滋养细胞浸润及坏死、出血，未见绒毛结构者诊断为绒毛膜癌。当原发灶和转移灶诊断不一致时，只要在任一组织切片中见到绒毛结构者，均可诊断为侵蚀性葡萄胎。

5. 处理原则 以化疗为主，手术和放疗为辅的综合治疗。

（1）化疗 常用的一线化疗药物有甲氨蝶呤（MTX）、氟尿嘧啶（5 - FU）、放线菌素 D（Act - D）、环磷酰胺（CTX）、长春新碱（VCR）、依托泊苷（VP - 16）等。低危患者首选单一药物化疗，高危患者采用联合化疗，首选 EMA - CO 方案或氟尿嘧啶为主的联合化疗方案。

（2）手术 是化疗的辅助治疗。对于无生育要求的无转移患者行全子宫切除术；对于多次化疗未能吸收的独立肺转移耐药病灶，可行肺叶切除术。

（3）放疗 应用较少，主要用于肝、脑、肺转移耐药的病灶治疗。

💡 **知识链接**

EMA - CO 化疗方案具体用法

目前，国内外将 EMA - CO 方案作为治疗高危型妊娠滋养细胞肿瘤的首选方案，具有低毒性和高反应性，初次治疗完全缓解率达 80% 以上。具体用法如下。

第一部分 EMA 第 1 日：VP - 16 100mg/m² 静脉滴注；放线菌素 D 0.5mg 静脉注射；MTX 100mg/m² 静脉注射；MTX 200mg/m² 静脉滴注。第 2 日：VP - 16 100mg/m² 静脉滴注；放线菌素 D 0.5mg 静脉注射；四氢叶酸 15mg 肌内注射。第 3 日：四氢叶酸 15mg 肌内注射。第 4 ~ 7 日：无化疗。

第二部分 CO 第 8 日：VCR 1.0mg/m² 静脉注射；CTX 600mg/m² 静脉滴注。

【常见护理诊断/问题】

1. 焦虑 与担心疾病预后和接受化疗有关。

2. 有感染的危险 与反复阴道流血及化疗后白细胞水平下降有关。

3. 并发症 肺转移、阴道转移、脑转移、肝转移、大出血等。

【护理目标】

1. 患者能主动缓解焦虑，积极参与治疗护理活动。

2. 患者未发生感染，体温正常。

3. 患者未发生潜在的并发症。

【护理措施】

1. 一般护理 保证营养摄入，多吃富含维生素、高蛋白、易消化的食物。监测生命体征，保持外阴清洁。严格探视制度，保持病室整洁、空气流通，做到定期消毒。遵医嘱合理使用抗生素，定期复查血常规。

2. 病情观察 严密观察患者腹痛、阴道流血情况，评估阴道出血量、性质及排出物情况，密切观察患者生命体征及有无转移灶征象。

3. 化疗患者的护理

（1）化疗患者的用药护理 ①准确测量并记录体重：化疗时根据患者体重计算和调整药量，一般在每个疗程的用药前及用药中各测一次体重，应在早上、空腹、排空大小便后，酌情减去衣服重量，以保证体重的准确。②正确给药：根据医嘱严格"三查七对"，正确溶解和稀释药物，现配现用，一般常温下不超过 1 小时。放线菌素 D、顺铂等药物注意避光，可使用避光输液器，输液瓶用遮光袋遮盖。若联合用药应根据药物的性质排出先后顺序，依托泊苷类药物对肾脏损害严重，鼓励患者多饮水并监测尿量，保持尿量每天大于 2500ml。严格控制输液速度、药物剂量保证药效。③保护静脉血管：长期静脉给药者，应有计划地选用静脉。静脉的选择应从远端到近端；刺激性较强的药物，应选用粗、直的大血管；用药前注入生理盐水，确认针头在血管后再用药，化疗结束后使用生理盐水冲管，以保护血管。药物外渗，应立即停止滴入，并给予局部冷敷、生理盐水或普鲁卡因局部封闭后金黄散外敷，以减少局部组织坏死、减轻疼痛和肿胀。

（2）化疗药物不良反应的护理 ①骨髓抑制护理：按医嘱定期查血常规，如白细胞低于 $3.0 \times 10^9/L$ 应与医师联系，考虑停药，并给予升白细胞治疗；如白细胞低于 $1.0 \times 10^9/L$，要进行保护性隔离，尽量谢绝探视，禁止带菌者入室，净化空气；按医嘱应用抗生素，输入新鲜血或白细胞浓缩液、血小板浓缩液等。②消化道副反应的护理：指导进食易消化的软食，避免生、冷、硬及刺激性大的食物，少量多餐、鼓励呕吐后再进食，必要时静脉补充液体。进食前后用生理盐水漱口，进食后用软毛牙刷刷牙，保持口腔清洁。如口腔溃疡疼痛难以进食者，可在进食前 15 分钟给予丁卡因溶液涂抹溃疡面，减轻疼痛。进食后可涂锡类散或冰硼散。③其他：对肝、肾功能受到损伤者应进行保肝及保肾治疗，严重者应停药。告知患者出现色素沉着和脱发停药后可恢复，可以建议佩戴假发，皮肤角化可服用维生素 A 并避免日光照晒。有的药物会出现神经毒性，表现为肢体远端麻木，停药后恢复较慢。

（3）动脉灌注化疗并发症的护理 动脉灌注化疗可致大出血，术后应密切观察穿刺点有无渗血及皮下瘀血或大出血。用沙袋压迫穿刺部位 6 小时，穿刺肢体制动 8 小时，卧床休息 24 小时。若有渗血应及时更换敷料，出现血肿或大出血者立即报告医师对症处理。

4. 转移患者的护理

（1）肺转移者 嘱患者卧床休息，有呼吸困难者取半卧位并吸氧。注意观察咳嗽、咯血情况，一且出现大咯血立即报告医师，同时将患者取头低患侧卧位，保持呼吸道通畅，遵医嘱给予镇静剂、输液、输血等治疗。

（2）阴道转移者　禁止性生活及不必要的阴道检查。尽量卧床休息，密切观察有无转移性结节破溃。一旦结节破溃发生大出血，及时通知医师，并做好输血、输液及急救准备，同时配合医师使用消毒的纱条填塞阴道压迫止血，纱条必须于 24～48 小时内如数取出，遵医嘱使用抗生素预防感染，密切观察生命体征。

（3）脑转移者　嘱患者卧床休息。密切观察生命体征、记录出量，发现异常及时报告医师并协助抢救。预防并发症，采取相应的防护措施，防止跌倒、舌咬伤、吸入性肺炎、压疮及角膜炎等的发生。遵医嘱补液、吸氧及脱水剂、止血剂及化疗药物的应用。昏迷、偏瘫者按相应的护理常规实施护理。

5. 心理护理　主动与患者沟通，建立良好的护患关系，对患者及家属讲解相关疾病知识及化疗药物在临床治疗中的疗效，帮助患者树立自信心配合治疗。

6. 健康教育　鼓励患者进食，向其推荐高蛋白、高维生素、易消化的饮食，以增强机体的抵抗力。注意休息，不过分劳累，有转移灶症状出现时应卧床休息，待病情缓解后再适当活动。注意外阴清洁，防止感染，节制性生活，做好避孕指导。出院后严密随访，警惕复发。第 1 次随访在出院后 3 个月，以后每 6 个月 1 次，随访至 3 年，此后每年 1 次，随访至 5 年，以后每 2 年 1 次。随访内容同葡萄胎。随访期间需严格避孕，应于化疗停止≥12 个月方可妊娠。

目标检测

答案解析

选择题

【A1／A2 型题】

1. 葡萄胎患者清宫术后，护士对其健康教育，错误的是（　　）
   A. 定期复查 hCG
   B. 注意月经是否规则
   C. 观察有无阴道流血
   D. 注意有无咳嗽、咯血等转移症状
   E. 行安全期避孕

2. 葡萄胎患者严密随诊的原因是（　　）
   A. 有恶变的可能
   B. 出院时未痊愈
   C. 可能再次复发
   D. 监测血 RT
   E. 需观察阴道出血情况

3. 患者，女，25 岁。患葡萄胎住院，予清宫治疗，术后即将出院，嘱患者应避孕的时间最少为（　　）
   A. 1 年
   B. 2 年
   C. 3 年
   D. 4 年
   E. 5 年

4. 王女士，42 岁。人工流产后 4 个月，阴道流血 2 周，hCG 阳性，胸部平片显示双肺有散在的粟粒状阴影，子宫刮出物未见绒毛结构，首先考虑的诊断是（　　）
   A. 葡萄胎
   B. 肺癌
   C. 绒毛膜癌
   D. 吸宫不全合并肺结核
   E. 侵蚀性葡萄胎

5. 患者，女，40 岁。侵蚀性葡萄胎，给予 5 - 氟尿嘧啶和放线菌素 D 联合化疗 8 天。该患者可能出现的最严重的不良反应是（　　）
   A. 恶心、呕吐
   B. 脱发
   C. 骨髓抑制
   D. 出血性膀胱炎
   E. 口腔溃疡

6. 患者，女，30岁。因"绒毛膜癌"入院行化疗。为确保化疗药物剂量准确，护士应在什么时候为其测量体重（　　）

A. 每疗程用药前   B. 每疗程用药中   C. 每疗程用药后

D. 每疗程用药前和用药中   E. 每疗程用药前、用药中和用药后

（梁　娟）

书网融合……

本章小结

微课

题库

第十一章　生殖内分泌疾病患者的护理

PPT

◎ 学习目标

　　1. 通过本章学习，重点掌握排卵障碍性异常子宫出血、痛经、绝经综合征的概念、护理评估及护理措施。
　　2. 学会配合医师对妇女进行生殖内分泌疾病的诊治。具有尊重和保护患者隐私的意识。具有良好的职业素养和人文关怀精神，同情、关心、体贴患者。

》》 情境导入

　　情境描述　患者，女，学生，16 岁，13 岁月经初潮，经期 5～10 天，周期 20 天至 2 个月不等，本次月经来潮 20 天未净，昨日经量突然增多，伴头晕、乏力，故来医院就诊。生命体征正常，B 超检查未见器质性病变，血常规示血红蛋白 105g/L，既往无特殊病史。笑笑很担心，害怕自己得了不治之症。

　　讨论　1. 该患者月经不正常的原因可能是什么？
　　　　　　2. 针对患者的情况，目前主要的护理诊断有哪些？

第一节　排卵障碍性异常子宫出血

　　凡与正常月经的周期频率、规律性、经期长度和经量中的任何一项不符、源于子宫腔的异常出血称为异常子宫出血（abnormal uterine bleeding，AUB），是妇科常见的症状和体征。月经的临床评价指标至少包括周期频率和规律性、经期长度、经期出血量 4 个要素。我国暂定的相关术语见表 11-1。

表 11-1　AUB 术语范围

月经临床评价指标	术语	范围
周期频率	月经频发	<21 天
	月经稀发	>35 天
周期规律性（近 1 年）	规律月经	<7 天
	不规律月经	≥7 天
	闭经	≥6 个月无月经
经期长度	经期延长	>7 天
	经期过短	<3 天
经期出血量	月经过多	>80ml
	月经过少	<5ml

　　引起 AUB 的病因很多，可由全身或生殖器官器质性病变所致，如血液系统疾病、黏膜下子宫肌瘤等，也可由生殖内分泌轴功能紊乱所致，还可由多种病因综合所致。其中排卵障碍所导致的异常子宫出血最为常见，约占 AUB 的 50%。本节仅介绍临床上最常见的排卵障碍性异常子宫出血。

💡 **知识链接**

异常子宫出血的分类

  AUB 病因分为两大类 9 个类型：子宫内膜息肉、子宫腺肌病、子宫平滑肌瘤、子宫内膜恶变和不典型增生、全身凝血相关疾病、排卵障碍、子宫内膜局部异常、医源性及未分类的 AUB。以往所称的功能失调性子宫出血（功血）包括无排卵性功血和有排卵性功血两类，前者属于排卵障碍相关的 AUB；后者包括黄体功能不足和子宫内膜不规则脱落，涉及排卵障碍和子宫内膜局部异常的 AUB。由于不同地区的定义和所用诊断检查的资源不同，导致其内涵不一致。因此，中华医学会妇产科学分会内分泌学组 2014 年建议，不再使用"功能失调性子宫出血（功血）"。

一、无排卵性异常子宫出血

（一）病因及发病机制

  本病多发生于青春期和绝经过渡期妇女，育龄期也可发生。不论哪种原因引起的无排卵均可导致子宫内膜受单一雌激素作用而无孕激素对抗，从而引起雌激素突破性出血或撤退性出血。

  1. 青春期 AUB 由于下丘脑 - 垂体 - 卵巢轴的调节功能尚未健全，对雌激素的正反馈作用存在缺陷，垂体分泌 FSH 量持续低水平，LH 无高峰形成，因此有卵泡生长但无排卵。

  2. 绝经过渡期 AUB 因为卵巢功能衰退，卵泡数量极少，卵巢内剩余卵泡对垂体促性腺激素的反应低下，故不排卵，同时也无黄体形成和孕激素分泌。

  3. 育龄期 AUB 因应激、肥胖或多囊卵巢等因素可发生无排卵。有时因内、外环境刺激，如劳累、应激、流产、手术和疾病等引起短暂的无排卵。

（二）病理

  根据体内雌激素水平的高低和持续作用的时间长短，子宫内膜可表现出不同程度的增生期变化，少数可呈萎缩性改变。

  1. 增殖期子宫内膜 与正常月经周期的增殖期内膜无区别，只是在月经后半期甚至月经期仍表现为增殖期形态。

  2. 子宫内膜增生 分为不典型增生和不伴有不典型的增生。其中，前者发生子宫内膜癌的风险较高，属于癌前病变；后者属于长期雌激素作用而无孕激素拮抗所致，发生子宫内膜癌的风险极低。

  3. 萎缩型子宫内膜 多见于绝经过渡期，内膜萎缩菲薄，腺体少而小，腺管狭而直。

【护理评估】

  1. 健康史 询问患者年龄，月经史、婚育史、既往有无慢性病史（肝病、血液病、代谢性疾病等），了解患者有无精神紧张、情绪打击、过度劳累，地域环境有无改变等因素。

  2. 身体状况

  （1）**症状** 多数表现为月经周期紊乱，失去正常周期性和出血自限性，即出血间隔长短不一、经期长短不一、经量多少不定，甚至大出血。

  （2）**体征** 出血多或时间长者可有贫血，盆腔检查子宫及双附件正常。

  3. 心理 - 社会状况 患者常因病程较长而焦虑，大出血者可产生恐惧。绝经过渡期者常担心疾病严重程度，怀疑肿瘤而不安。

4. 辅助检查

（1）全血细胞计数及凝血功能检查 确定有无贫血和凝血功能障碍。

（2）尿妊娠试验或血 hCG 检测 对有性生活的女性排除妊娠相关疾病。

（3）超声检查 了解子宫内膜的厚度及回声，以明确有无宫腔占位性病变及其他生殖道器质性病变等。

（4）基础体温测定 是无排卵性 AUB 诊断最常用的手段，简易可行，其基础体温呈单相型（图 11-1）。

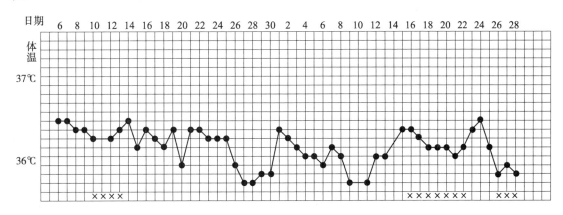

图 11-1 基础体温单相型（无排卵性异常子宫出血）

（5）血清性激素测定 在下次月经前 5~9 日（相当于黄体中期）测定血清孕酮水平，以确定有无排卵，孕酮浓度 <3ng/ml 提示无排卵。

（6）刮宫或子宫内膜活组织检查 可止血和排除内膜病变，对于绝经过渡期及病程长的生育期患者首先考虑刮宫术，对无性生活史一般不行刮宫术。在月经来潮前 1~2 日或月经来潮 6 小时内刮宫，可以明确有无排卵或黄体功能。

（7）宫腔镜检查 在宫腔镜直视下选择病变区进行活检，诊断价值较高。

（8）宫颈黏液结晶检查 经前检查出现宫颈黏液羊齿植物叶状结晶提示无排卵。目前已较少应用。

5. 处理原则 治疗原则是出血期止血并纠正贫血，血止后调整周期预防子宫内膜增生和 AUB 复发。青春期女性以止血、调整月经周期为主；绝经过渡期妇女则以止血、调整月经周期、减少经量、防止子宫内膜癌变为主；育龄期妇女以止血、调整月经周期、促排卵为主。

【常见护理诊断/问题】

1. 焦虑 与担心疾病性质及治疗时间、效果有关。

2. 舒适度减弱 与子宫不规则出血影响工作、学习有关。

3. 有感染的危险 与子宫不规则出血致严重贫血，机体抵抗力下降有关。

【护理目标】

1. 患者能够主动表达对疾病的感受，焦虑减轻或消失，能积极配合治疗。

2. 患者能掌握增加舒适度的方法并能完成日常活动。

3. 患者无感染发生。

【护理措施】

1. 一般护理 嘱患者注意休息，保证充足睡眠。指导患者补充铁剂、维生素 C、蛋白质，进食含铁丰富的食物如猪肝、豆角、蛋黄等，加强营养，提高抵抗力。保持会阴清洁，预防感染。

2. 病情观察 观察患者子宫出血量，监测患者的生命体征、出入量，嘱患者保留出血期间使用的会阴垫，以便准确估计出血量。做好会阴护理，保持局部清洁，如有感染征象，及时报告医生。

3. 治疗配合

（1）出血期止血

1）性激素　为首选药物，尽量使用最低有效剂量。对于大量出血者，应在性激素治疗后6小时内见效，24~48小时内出血基本停止，如果96小时出血仍不能停止，应报告医生，查找有无器质性病变。①孕激素：也称"内膜脱落法""药物性刮宫"。适用于一般情况好，血红蛋白≥90g/L者。停药后1~3天发生撤退性出血，约1周内血止。②短效口服避孕药：止血效果好，使用方便，适用于青春期及生育期患者。常用药物包括屈螺酮炔雌醇片（优思明）、炔雌醇环丙孕酮片（达英－35）、去氧孕烯炔雌醇片（妈富隆）等。方法为1片/次，急性出血多者2~3次/日，淋漓出血者多使用1~2次/日。大多数出血可在1~3天完全停止；继续维持原剂量治疗3天以上仍无出血可开始减量，每3~7天减少1片，仍无出血，可继续减量到1片/日，维持至血红蛋白含量正常、希望月经来潮，停药即可。③高效合成孕激素：也称"内膜萎缩法"。适用于血红蛋白含量较低者。使用大剂量高效合成孕激素，如炔诺酮（妇康片）、甲羟孕酮等。连续用药10~21天，血止、贫血纠正后，希望月经来潮，停药即可。④雌激素：也称"子宫内膜修复法"，目前国内不建议在急性止血期常规使用大剂量雌激素内膜修复法。

2）刮宫术　可迅速止血，结合子宫内膜病理检查可明确是否有子宫内膜病变。可作为绝经过渡期患者或长期不规律子宫出血、有子宫内膜癌高危因素的育龄期患者的首次止血措施。对于近期已行子宫内膜病理检查、除外了恶性情况者不必反复刮宫。

3）辅助止血措施　①一般止血药：常用氨甲环酸、酚磺乙胺或维生素K等。②雄激素：丙酸睾酮，可对抗雌激素，减轻盆腔充血从而减少出血量。适用于绝经过渡期女性。③矫正凝血功能：出血严重时可补充凝血因子、新鲜血等。对于出血时间较长，贫血严重，抵抗力差或有合并感染征象的患者，应给予铁剂、抗生素治疗。

（2）调整月经周期　于止血后进行。调整月经周期是治疗的根本，也是巩固疗效、避免复发的关键。一般需要3个周期的治疗。

1）孕激素定期撤退法　适用于各年龄段患者。使用对HPO轴无抑制或抑制较轻的天然孕激素或地屈孕酮。从月经周期第11~15日起，使用口服孕激素，如地屈孕酮10~20mg/d，共10~14天，停药后出现撤退性出血。酌情使用3~6个月经周期。

2）雌孕激素序贯法　在少数青春期或生育期患者，如孕激素治疗后不出现撤退性出血，应考虑内源性雌激素水平不足；或绝经过渡期有雌激素缺乏症状的患者，可使用雌孕激素序贯治疗。推荐天然雌激素与孕激素或地屈孕酮序贯治疗。

3）短效口服避孕药　适用于经量多、痤疮、多毛、痛经、经前期综合征、有避孕要求的患者，可达到"一举多得"的作用，服用方法与避孕方法相同。

4）宫内孕激素缓释系统　适用于生育期或绝经过渡期无生育需求患者。原理是在宫腔内放置含有黄体酮或左炔诺孕酮的宫内节育器，使孕激素直接作用于子宫内膜，抑制内膜生长。既有避孕作用，又可保护子宫内膜、减少出血量，且对全身的副作用较小。

（3）促排卵　经上述药物治疗几个疗程后，部分患者可恢复自发排卵。对希望尽快妊娠的患者可遵医嘱促排卵，如口服氯米芬、来曲唑、中药等。青春期不使用促排卵药物。

（4）手术治疗　对于难治的、无生育要求的患者，尤其年龄较大不易随访患者，可考虑子宫全切除术。遵医嘱做好手术准备。

4. 心理护理　在评估患者身心状况基础上，鼓励患者表达其内心感受，耐心倾听患者的诉说，解除思想顾虑。指导患者通过看电视、听广播等方法分散注意力，减轻焦虑。

5. 健康教育 指导患者测定基础体温，预测是否排卵，保持心情舒畅，注意补充铁剂，增加营养。出血期间避免剧烈活动，注意经期卫生，勤换内裤，禁止盆浴、游泳及性生活，防止继发感染。告知患者在治疗期间如出现不规则阴道流血，应及时就诊。

二、排卵性异常子宫出血

排卵性异常子宫出血（排卵性月经失调）较无排卵性少见，多发生于育龄期妇女。患者有周期性排卵，临床上有可辨认的月经周期。主要包含黄体功能不足、子宫内膜不规则脱落和子宫内膜局部异常所致的 AUB。

（一）发病机制

黄体健全发育的前提包括足够水平的 FSH 和 LH 及卵巢对 LH 良好的反应。

1. 黄体功能不足 由于卵泡发育不良、LH 排卵高峰分泌不足、卵巢发育不良等，使排卵后黄体发育不全或颗粒细胞黄素化不良，孕激素分泌减少。此外，生理性因素如初潮、分娩后、绝经过渡期等也可致黄体功能不足。

2. 子宫内膜不规则脱落 由于下丘脑 – 垂体 – 卵巢轴调节功能紊乱引起黄体萎缩不全，内膜持续受孕激素影响而不能完整脱落。

（二）病理

1. 黄体功能不足 一般表现为分泌期内膜，子宫内膜分泌不良，间质水肿不明显或腺体与间质发育不同步。内膜活检显示分泌反应至少落后 2 天。

2. 子宫内膜不规则脱落 在正常月经的第 3~4 日，分泌期的子宫内膜已全部脱落。而黄体萎缩不全时，在月经第 5~6 日仍能见到分泌型子宫内膜，表现为残留的分泌期内膜与新增生期内膜共存，即混合型子宫内膜。

【护理评估】

1. 健康史 询问患者年龄、月经史、婚育史、避孕措施等信息，回顾发病经过如发病时间、目前阴道流血情况、流血前有无停经史及诊治经过。

2. 身体状况

（1）**症状** ①黄体功能不足：常表现为月经周期缩短，月经频发（周期 <21 天），有时月经周期虽在正常范围内，但卵泡期延长、黄体期缩短。常有不孕或孕早期流产史。②子宫内膜不规则脱落：表现为月经周期正常，但经期延长，长达 9~10 天，且出血量多。

（2）**体征** 出血多或时间长者可有贫血，盆腔检查子宫及双附件正常。

3. 心理 – 社会状况 常因异常出血、月经紊乱而焦虑，尤其是年轻患者，担心不孕及流产。如病程长治疗效果不佳，更易产生恐惧、无助感。

4. 辅助检查

（1）**尿妊娠试验或血 hCG 检测** 对有性生活的女性排除妊娠相关疾病。

（2）**基础体温测定** 排卵性 AUB 基础体温呈双相型，黄体功能不足者黄体期缩短，高温相小于 11 日（图 11 –2）。子宫内膜不规则脱落者黄体萎缩不全，基础体温下降缓慢，历时较长（图 11 –3）。

（3）**刮宫或子宫内膜活组织检查** 刮宫可止血和排除子宫内膜病变。在月经来潮前 1~2 日或月经来潮 6 小时内刮宫，可以明确有无排卵或黄体功能；在月经周期第 5~7 日进行刮宫，可以确定是否为子宫内膜不规则脱落；如为大量出血，可随时刮宫。

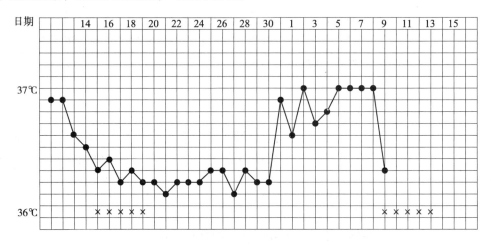

图 11 - 2　基础体温双相型（黄体期短）

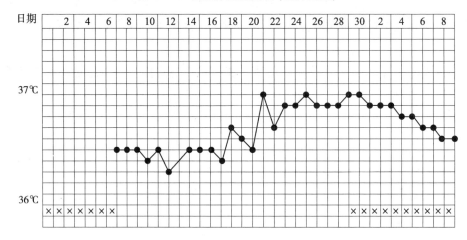

图 11 - 3　基础体温双相型（黄体萎缩不全）

5. 处理原则　对黄体功能不足的患者，针对发生原因，调整性腺轴功能，促使卵泡发育和排卵，以利于正常黄体的形成。对子宫内膜不规则脱落者，促进黄体功能，使黄体及时萎缩，内膜按时完整脱落。

【常见护理诊断/问题】

1. 焦虑　与病程长、治疗时间长、不孕有关。

2. 舒适度减弱　与子宫不规则出血、经期延长影响工作、学习有关。

【护理目标】

1. 患者能够主动表达对疾病的感受，焦虑减轻或消失，能积极配合治疗。

2. 患者能掌握增加舒适度的方法并能完成日常活动。

【护理措施】

1. 一般护理　嘱患者注意休息，保证充足睡眠。指导患者补充铁剂、维生素 C、蛋白质，进食含铁丰富的食物。保持会阴清洁，预防感染。

2. 病情观察　重点观察治疗效果、用药反应。出血多的患者要注意其保留出血期间使用的会阴垫及内裤，准确的估计出血量。

3. 治疗配合　正确使用性激素，按时按量给药，保持药物在血中的稳定浓度，不得随意停服或漏服，避免因药量不足所致的撤退性出血。

（1）黄体功能不足 ①促进卵泡发育：可口服氯米芬或卵泡期使用低剂量的雌激素；②黄体功能刺激疗法：肌内注射绒毛膜促性腺激素。可促进黄体形成，并提高孕酮的分泌；③黄体功能补充疗法：选用天然黄体酮制剂肌内注射；④口服避孕药：适用于有避孕需求的患者。

（2）子宫内膜不规则脱落 可口服甲羟孕酮、天然微粒化孕酮，或肌内注射黄体酮等孕激素，使黄体及时萎缩，内膜按时完整脱落。也可以肌内注射绒毛膜促性腺激素，促进黄体功能。对于无生育要求者，可使用复方短效口服避孕药抑制排卵，控制周期。

4. 心理护理 向患者解释病情及提供相关信息，鼓励患者表达其内心感受，耐心倾听患者的诉说，解除思想顾虑。

5. 健康教育 指导患者自我监测，保持心情舒畅。在治疗时及治疗后定期随访，告知在出血期避免性生活。治疗期间如出现异常阴道流血应及时就诊。

第二节 闭 经

闭经（amenorrhea）为妇科常见症状，表现为无月经或月经停止。

（一）分类

根据既往有无月经来潮，闭经可分为原发性和继发性两类。

1. 原发性闭经 是指年龄超过 16 岁、女性第二性征已发育、月经尚未来潮，或年龄超过 14 岁尚无第二性征发育者。

2. 继发性闭经 指正常月经周期建立后停止 6 个月，或按自身原来月经周期计算停经 3 个周期以上者。

根据生殖轴病变及功能失调的部位分类，闭经可分为下丘脑性、垂体性、卵巢性、子宫性闭经及下生殖道发育异常导致的闭经。

（二）病因

1. 原发性闭经 较少见，往往由于遗传或先天发育缺陷所引起。大约 30% 患者伴有生殖道异常。根据第二性征的发育情况分为：①第二性征存在的闭经，包括米勒管发育不全综合征、雄激素不敏感综合征、对抗性卵巢综合征、生殖道闭锁、真两性畸形。②第二性征缺乏性闭经，包括低促性腺激素性腺功能减退、高促性腺激素性腺功能减退。

2. 继发性闭经 较多见，病因较为复杂。以下丘脑性闭经最为常见。

（1）下丘脑性闭经 以功能性原因为主。①精神应激：突然或长期的精神紧张、焦虑、生活环境改变等均可引起神经内分泌障碍而导致闭经。②体重下降和神经性厌食：当体重下降 10% ～15% 时即可出现闭经。③运动性闭经：长期剧烈运动可导致闭经。④药物性闭经：长期应用甾体类避孕药及某些药物如吩噻嗪衍生物、利血平等可导致闭经。通常是可逆的，停药 3～6 个月，月经多能自然恢复。⑤颅咽管瘤：较为罕见，瘤体增大可压迫下丘脑和垂体引起闭经。

（2）垂体性闭经 主要病变在垂体。如垂体肿瘤、垂体梗死（希恩综合征）、空蝶鞍综合征等。

（3）卵巢性闭经 闭经原因在卵巢。如卵巢早衰、卵巢功能性肿瘤、多囊卵巢综合征等。

（4）子宫性闭经 闭经原因在子宫。因子宫内膜受到破坏或对卵巢性激素不能产生正常的反应而导致闭经。如子宫内膜损伤（Asherman 综合征）、子宫内膜炎、子宫切除后或宫腔放射治疗后等。

（5）其他 内分泌功能异常甲状腺、肾上腺、胰腺等功能紊乱也可引起闭经。常见的疾病有甲状腺功能减退或亢进、肾上腺皮质功能亢进、肾上腺皮质肿瘤等。

【护理评估】

1. 健康史　询问月经史，家族史，了解患者生长发育过程，有无先天性缺陷或其他疾病。已婚妇女询问其生育史及有无产后并发症。询问发病前有无引起闭经的诱因如精神因素、环境改变等。

2. 身体状况

（1）评估患者的精神、营养状况，五官生长特征、智力发育及有无多毛。对患者进行身高和体重的测量，了解其全身发育情况及第二性征发育情况。

（2）妇科检查应注意评估患者内、外生殖器的发育，有无先天性的缺陷、畸形和肿瘤。

3. 心理 - 社会状况　闭经对患者有较大影响，患者会产生很大的心理压力，情绪低落，对治疗和护理丧失信心，反过来又可加重闭经。

4. 辅助检查　生育期妇女闭经首先需排除妊娠。通过健康史及体格检查，对闭经病因及病变部位有初步了解，再通过有选择的辅助检查明确诊断。

（1）功能试验

1）药物撤退试验　用于评估体内雌激素水平以确定闭经程度。①孕激素试验：口服孕激素或肌内注射黄体酮注射液，停药后 3 ~ 7 天出现撤药性出血（阳性反应），提示子宫内膜已受一定雌激素影响。若无撤药性出血（阴性反应），说明患者体内雌激素水平低下，应进一步行雌、孕激素序贯试验。②雌、孕激素序贯试验：适用于孕激素试验阴性的闭经患者。服用足够量的雌激素，连续 20 天，最后 10 天加用孕激素，停药后 3 ~ 7 天出现撤药性出血（阳性反应），提示子宫内膜功能正常，可排除子宫性闭经，闭经原因是雌激素水平低下，应进一步寻找原因。若无撤药性出血（阴性反应），提示子宫内膜有缺陷或被破坏，可诊断为子宫性闭经。

2）垂体兴奋试验　又称 GnRH 刺激试验，了解垂体对 GnRH 的反应性。注射黄体生成素释放激素后 LH 值升高，说明垂体功能正常，病变在下丘脑。经多次重复试验，LH 值无升高或升高不显著，说明垂体功能减退，如希恩综合征。

（2）激素测定　建议停用雌孕激素药物至少两周后行 FSH、LH、PRL、促甲状腺激素（TSH）等激素测定，以协助诊断。

（3）影像学检查　包括盆腔超声检查、子宫输卵管造影、盆腔及头部蝶鞍区 CT 或磁共振显像等。

（4）宫腔镜检查　直视下了解有无宫腔粘连、畸形。

（5）其他检查　如靶器官反应检查，包括基础体温测定、子宫内膜取样等。必要时可做染色体核型分析、内分泌激素测定、腹腔镜检查等。

5. 处理原则　纠正全身健康状况，对患者进行心理和病因治疗，如宫腔粘连者行扩张分离术，因下丘脑 - 垂体 - 卵巢轴功能紊乱引起子宫内膜发育不良、卵巢内分泌功能不足者，可以用性激素替代治疗。

【常见护理诊断/问题】

1. 体象紊乱　与长期闭经及治疗效果不佳有关。

2. 焦虑　与担心闭经影响健康、性生活及生育相关。

3. 知识缺乏　缺乏疾病检查及性激素治疗的相关知识。

【护理目标】

1. 患者能够接受闭经的事实，客观评价自己。

2. 患者能够主动倾诉病情及担心，并积极配合治疗。

3. 患者能够主动了解疾病的相关知识。

【护理措施】

1. 一般护理　指导患者保证充足的营养，注意劳逸结合，加强锻炼增强体质。肥胖性闭经者指导其合理饮食和增加运动量，科学减肥。

2. 治疗配合　采用性激素治疗时应严格遵医嘱正确用药，不擅自停服和漏服，也不得随意更改药量。

3. 心理护理　建立良好的护患关系，帮助患者正确认识闭经与女性特征、生育及健康的关系，鼓励患者与社会交往，保持心情舒畅，正确对待疾病。对生殖器官畸形引起的原发性闭经，进行心理疏导，提高对自我形象的认识。

4. 健康教育　指导患者合理用药，说明性激素的作用、副反应、剂量及用药方法。指导患者以客观的态度评价自我，维持良好的情绪，积极接受正规治疗，采用适合减轻心理压力的方法。

第三节　痛　经

痛经（dysmenorrhea）是指在月经前后或月经期出现下腹疼痛、坠胀，伴有腰酸或其他不适，症状严重者影响工作、学习和生活质量。痛经是最常见的妇科症状之一，分为原发性和继发性两类，前者指生殖器官无器质性病变，占90%以上。后者指由于盆腔器质性疾病引起的痛经。本节只叙述原发性痛经。

（一）病因

原发性痛经的发生与月经期子宫内膜释放前列腺素（prostaglandin，PG）含量增高有关。$PGF_{2\alpha}$含量升高是造成痛经的主要原因。此外，还与精神、神经因素、遗传、情绪、环境、运动、饮食及主观感受等有关。

【护理评估】

1. 健康史　评估患者年龄、月经史与婚育史。了解有无诱发痛经的相关因素，有无不良饮食习惯（如酗酒）、环境、精神紧张、过度劳累等因素。

2. 身体状况　下腹部疼痛是主要症状。原发性痛经在青春期多见，常在初潮后1～2年内发病。疼痛多自月经来潮后开始，最早出现在经前12小时，以行经第1日最剧烈，持续2～3天后缓解，疼痛常呈痉挛性，多位于下腹部耻骨上，可放射至腰骶部和大腿内侧。可伴随恶心、呕吐、腹泻、头晕、乏力等症状，严重时出现面色发白、寒战、出冷汗等症状。妇科检查多无异常发现。

3. 心理-社会状况　痛经往往使患者产生怨恨自己是女性，认为来月经"倒霉""痛苦"的心理，尤其在工作学习紧张时刻容易出现恐惧心理。

4. 辅助检查　可通过B超、腹腔镜检查、宫腔镜检查等排除继发性痛经和其他原因造成的疼痛。

5. 处理原则　消除紧张和顾虑可缓解疼痛。必要时给予药物治疗。

（1）前列腺素合成酶抑制剂　通过减少前列腺素产生，防止过强子宫收缩和痉挛，从而减轻疼痛，有效率可达80%。月经来潮前开始服药效果佳。常用药物有布洛芬、酮洛芬、甲氯芬那酸、双氯芬酸、甲芬那酸、萘普生等。

（2）口服避孕药　适用于有避孕要求的痛经患者，通过抑制排卵，抑制子宫内膜生长，降低前列腺素水平，缓解疼痛，有效率达90%以上。

【常见护理诊断/问题】

1. 疼痛 与子宫痉挛性收缩、精神紧张有关。

2. 焦虑 与长期痛经影响正常生活、工作有关。

【护理目标】

1. 患者的疼痛症状得到缓解。

2. 患者月经来潮前及月经期无焦虑。

【护理措施】

1. 一般护理 进食热的饮料如热汤或热茶，可缓解疼痛。注意休息，避免紧张，帮助患者用热水袋热敷下腹部。

2. 治疗配合 遵医嘱口服前列腺素合成酶抑制剂、前列腺素拮抗剂。要求避孕者可口服避孕药。若每一次经期习惯服用止痛剂，则应防止成瘾。

3. 心理护理 重视患者的心理护理，向患者说明月经时轻度不适是生理反应，消除其紧张和顾虑，讲解有关痛经的生理知识，解除患者的恐惧心理。

4. 健康教育 讲解有关痛经的生理知识，指导患者放松身心，克服经期恐惧感。指导患者做好月经期保健，如注意经期卫生、经期禁止性生活、注意保暖及充足睡眠、劳逸结合、加强营养。

第四节 经前期综合征

经前期综合征（premenstrual syndrome）是指反复在月经前（黄体期）出现周期性以情感、行为和躯体障碍为特征的综合征，月经来潮后，症状自然消失。病因尚未明确，可能与精神社会因素、卵巢激素失调、缺乏维生素 B_6 和神经递质异常有关。

【护理评估】

1. 健康史 了解患者的年龄、婚姻状况等，注意询问近期有无诱发因素，评估患者生理、心理方面疾病史、既往妇科、产科等病史。

2. 身体状况 典型症状多于月经前 1~2 周出现，月经来潮后迅速减轻直至消失，多见于 25~45 岁妇女。主要症状有三个方面。①躯体症状：头痛、乳房胀痛、腹胀、肢体水肿、体重增加等。②精神症状：易怒、焦虑、抑郁、情绪不稳定、疲乏及饮食、睡眠、性格改变。③行为改变：注意力不集中、工作效率低、记忆力减退、神经质等。全身检查可有水肿，妇科检查常无异常发现。

3. 心理-社会状况 评估患者的精神症状，如焦虑、抑郁、情绪不稳定、疲乏等，并确定其严重程度。

4. 辅助检查 可通过肝肾功能、心电图、B超等检查，排除其他疾病。

5. 处理原则 以心理治疗、调整生活状态为主，药物治疗为辅。

【常见护理诊断/问题】

1. 焦虑 与周期性月经来潮前不适有关。

2. 舒适度减弱 与存在躯体和精神症状有关。

【护理目标】

1. 患者在月经来潮前及月经期焦虑症状减轻或消失。

2. 患者在月经来潮前及月经期自觉没有舒适度改变。

【护理措施】

1. 一般护理　均衡饮食，戒烟，限制钠盐和咖啡的摄入，补充富含维生素 B_6 的食物。鼓励患者进行有氧运动，对肌肉张力有镇定作用。

2. 治疗配合　指导患者遵医嘱用药，药物治疗以解除症状为主，如利尿、镇静、止痛等。抗焦虑药物如阿普唑仑，抗抑郁药物如氟西汀，适用于明显焦虑或抑郁的患者；利尿剂如螺内酯，可利尿减轻潴留，改善精神症状；维生素 B_6 可调节自主神经系统与性腺轴的关系，还可抑制泌乳素的合成而改善症状。

3. 心理护理　给予心理安慰及疏导，帮助调整心理状态，建立自信与勇气，重新安排自己的生活和工作，教会患者一些放松的方法，如腹式呼吸等。

4. 健康教育　指导患者了解该病的病因、诱因及目前的处理措施。指导在经前调整饮食，减轻相关症状。学会记录月经周期，增加自我控制能力。

第五节　绝经综合征

绝经综合征（menopause syndrome）是指妇女在绝经前后出现性激素波动或减少所导致的一系列躯体及精神心理症状。绝经分为自然绝经和人工绝经两类。自然绝经指卵巢内卵泡生理性耗竭所致的绝经；人工绝经指两侧卵巢经手术切除或放射线照射等所致的绝经，人工绝经更易发生绝经综合征。

绝经指卵巢功能停止所致永久性无月经状态。绝经的判断是回顾性的，停经后 12 个月随诊方可判定绝经。

【护理评估】

1. 健康史　询问年龄、月经史、婚育史，既往妇科、产科等病史，注意评估近期有无诱发因素，排除其他潜在的因素如子宫肌瘤、甲状腺功能不良等。

2. 身体状况

（1）近期症状　①月经紊乱：是绝经过渡期的常见症状，由于稀发排卵或无排卵，表现为月经周期不规则、经期持续时间长及月经量多少不定。②血管舒缩症状：是雌激素降低的特征性症状。主要表现为阵发性潮热，其特点是反复出现短暂的面部和颈部及胸部皮肤阵阵发红，伴有轰热，继之出汗，一般持续 1~3 分钟，轻者每日发作数次，严重者十余次或更多。可持续 1~2 年，有时长达 5 年或更长。③精神神经症状：易激动、抑郁、记忆力减退、注意力不集中等。④自主神经失调症状：心悸、眩晕、头痛、失眠、耳鸣等症状。

（2）远期症状　①泌尿生殖器绝经后综合征：表现为泌尿生殖道萎缩，出现阴道干燥、性交困难、反复阴道炎及尿路感染。②心血管病变：绝经后妇女糖脂代谢异常增加，动脉硬化、冠心病的发病风险较绝经前明显增加，可能与雌激素低下有关。③骨质疏松症：雌激素缺乏使骨质吸收增加，导致骨量快速丢失，而出现骨质疏松症，一般发生在绝经后 5~10 年内，最常发生在椎体。④阿尔茨海默病：绝经后妇女患病风险比男性高，可能与雌激素水平降低有关。

3. 心理－社会状况　绝经过渡期妇女易发生失眠、多虑、抑郁、易激动等情绪反应。需注意除外相关症状的器质性病变及精神疾病。

4. 辅助检查

（1）血清 FSH 及 E_2 测定　卵巢功能衰退的最早征象是卵泡对 FSH 敏感性降低，FSH 水平升高。测定血清 $FSH > 10U/L$，提示卵巢储备能力下降；$FSH > 40U/L$ 且 $E_2 < 10~20pg/ml$，提示卵巢功能衰竭。

绝经过渡早期雌激素水平波动很大，雌激素水平并非逐渐下降，甚至可高于正常卵泡期水平，只是在卵泡完全停止生长发育后，雌激素水平才迅速下降。

（2）抗米勒管激素（AMH） 绝经后抗米勒管激素水平下降，较 FSH 升高、雌二醇下降早，能较早反映卵巢功能衰退。AMH < 1.1ng/ml 提示卵巢储备下降；AMH < 0.2ng/ml 提示即将绝经；绝经后 AMH 一般测不出。

5. 处理原则 应能缓解近期症状，并能早期发现及有效预防骨质疏松症、动脉硬化等老年性疾病。除一般对症治疗外，可进行绝经激素治疗（menopause hormone therapy，MHT），在有适应证、无禁忌证、本人有通过 MHT 改善生活质量的主观意愿前提下尽早开始。

MHT 是指对卵巢功能衰退的患者补充外源性性激素，缓解因体内性激素不足而导致的症状，并预防远期疾病。2013 年国际绝经学会指南提出 MHT，以取代原有的激素补充治疗（hormone replacement therapy，HRT）一词，更符合内涵且不易引起歧义。

【常见护理诊断/问题】

1. 舒适度减弱 与血管舒缩症状及自主神经失调症状有关。

2. 焦虑 与绝经过渡期内分泌改变、个性特点、精神因素等有关。

3. 知识缺乏 缺乏绝经期生理、心理变化知识及性激素治疗相关知识。

【护理目标】

1. 患者能改善和应对绝经综合征的症状。

2. 患者接受治疗措施后焦虑情绪缓解或消失。

3. 患者能正确描述绝经期生理、心理变化及性激素治疗相关知识。

【护理措施】

1. 一般护理 指导选择既有营养又符合饮食习惯的食物。多摄入含钙丰富的食物、豆制品、蛋白质等。鼓励患者加强体育锻炼，增加日晒时间，保持一定运动量，增强体质，如散步、打太极拳、游泳等。

2. 病情观察 观察患者的面部潮热时间和程度，血压波动、心悸、胸闷及情绪变化。观察患者有无关节肿痛、行动不便等。

3. 治疗配合

（1）一般治疗 适当补充维生素 D 及钙。必要时遵医嘱选用适量的镇静药以助睡眠，如睡前服用艾司唑仑 2.5mg。谷维素有助于调节自主神经功能。

（2）绝经激素治疗（MHT）护理 可有效缓解绝经相关症状，绝经早期启动 MHT 的女性可获得骨质疏松性骨折一级预防的好处，降低心血管损害和阿尔茨海默病风险。根据患者本人的意愿和病情特点，作好用药指导，鼓励坚持规范用药、定期随访。

1）适应证 ①绝经相关症状：月经紊乱、潮热出汗、睡眠障碍、疲倦、情绪障碍如易激动、烦躁、焦虑、紧张或情绪低落等；②泌尿生殖道萎缩相关问题：阴道干涩、疼痛、排尿困难、性交痛、反复发作的阴道炎、反复泌尿系统感染、夜尿多、尿频和尿急；③低骨量及骨质疏松症。

2）禁忌证 已知或可疑妊娠、不明原因的阴道流血、已知或可疑患有乳腺癌、已知或可疑患有性激素依赖性恶性肿瘤、最近 6 个月内患有活动性静脉或动脉血栓栓塞性疾病、严重肝肾功能障碍、血卟啉症、耳硬化症、脑膜瘤（禁用孕激素）等。

3）慎用情况 慎用情况是否启动 MHT，由专业医生根据其具体病情来判定。包括子宫肌瘤、子宫内膜异位症、子宫内膜增生史、未控制的糖尿病及严重高血压、有血栓形成倾向、胆囊疾病、癫痫、偏头痛、哮喘、高催乳素血症、系统性红斑狼疮、良性乳腺疾病及乳腺癌家族史，已经完全缓解的部分性激素依赖性妇科恶性肿瘤等。

4）常用口服药物　MHT 以雌激素为主、孕激素为辅。原则上应选择天然制剂，个体化给药，以最小剂量且有效为佳。①单用雌激素：戊酸雌二醇、17β – 雌二醇等，适用于已切除子宫的妇女。②单用孕激素：地屈孕酮或微粒化黄体酮或醋酸甲羟孕酮，适用于调整绝经过渡期早期的月经问题。③雌、孕激素序贯方案：适用于有完整子宫、围绝经期或绝经后仍希望有月经样出血的妇女，如雌二醇/雌二醇地屈孕酮片。④雌、孕激素连续联合方案：适用于有完整子宫、绝经后不希望有月经样出血的妇女，可采用复方制剂如雌二醇/屈螺酮片，连续给药。⑤替勃龙：组织选择性雌激素活性调节剂，适合于绝经后不希望来月经的妇女，对情绪低落和性欲低下有较好的效果。

5）常用非口服药物　①经皮雌激素：如雌二醇凝胶，每日经皮涂抹，避免了口服药物的肝脏首过效应，减少了对肝脏合成蛋白质及凝血因子生成的影响。②经阴道雌激素：可使用雌三醇乳膏、结合雌激素软膏等，1 次/日，连续使用 2 周，症状缓解后改为 2 次/周。

6）副作用及危险性　①子宫出血：应仔细查明原因，必要时取子宫内膜活检，以排除子宫内膜恶性病变。②性激素副作用：雌激素剂量过大时会引起乳房胀、白带多、头痛、水肿和色素沉着等，应酌情减量或更换药物；孕激素副作用有抑郁、易怒、乳房痛和水肿等，患者常不易耐受。③危险性：联合应用雌孕激素不增加子宫内膜癌发病风险；MHT 引起乳腺癌的风险很小；根据现有数据，MHT 与卵巢癌的风险关系仍不明确；口服 MHT 增加静脉血栓栓塞症风险。

4. 心理护理　通过心理疏导，帮助患者了解绝经过渡期是正常的生理过程，并以乐观的心态相适应。使她们掌握必要的保健知识，消除恐惧和焦虑。

5. 健康教育　帮助绝经过渡期和绝经后期妇女接受专业的健康管理，减轻由于雌激素缺乏带来的长期不良影响，让其更具尊严地生活。督促长期使用性激素者接受定期随访，用药后 1 个月、3 个月、半年、1 年复诊。主要了解 MHT 的疗效和副作用，明确受益大于风险方可继续应用 MHT，反之则停药或减量。停止时，应缓慢减量或间歇用药，逐渐停药。

💡 素质提升

世界更年期关怀日——关爱更年期女性

世界更年期医学会选定每年的 10 月 18 日为"世界更年期关怀日"，并召集全世界 49 个国家，期望共同重视中老年妇女的健康，并采取行动进行更年期教育保健活动。作为医学生，维护和促进妇女健康是我们的责任，要努力学好专业知识，关心和关爱更年期女性的身心变化，能够运用所学的专业知识，为女性提供全面保健服务。希望通过我们的努力，能够帮助更多更年期女性树立自我保健意识，提高疾病预防知识水平，提高中老年女性的生命质量。

第六节　多囊卵巢综合征

多囊卵巢综合征（polycystic ovary syndrome，PCOS）是最常见的妇科内分泌疾病之一，临床表现主要以高雄激素血症、持续无排卵和卵巢多囊样改变为特征，常伴有胰岛素抵抗和肥胖。病因尚未明确，目前研究认为由某些遗传基因及环境因素相互作用所致。

【护理评估】

1. 健康史 询问患者的年龄、婚姻状况和既往健康史等信息，评估月经史、生育史等。

2. 身体状况 本病多起病于青春期，月经失调、高雄激素血症和肥胖是其主要临床表现。①月经失调：是最主要症状。多表现为月经稀发或闭经，也可表现为不规则子宫出血，月经周期或经期持续时间或经量无规律。②不孕：因长期无排卵而导致不孕。③多毛、痤疮：是高雄激素血症最常见的表现。出现不同程度的多毛，阴毛向肛周、腹股沟或腹中线生长，呈男性型倾向。体内高雄激素刺激皮脂腺分泌旺盛，从而引起皮肤痤疮。④肥胖：本病 50% 以上患者肥胖，且常呈腹部肥胖型。⑤黑棘皮症：在阴唇、颈背部、腋下、乳房下和腹股沟等皮肤褶皱部位出现灰褐色色素沉着，皮肤增厚，质地柔软，多呈对称性。

3. 心理-社会状况 PCOS 患者在精神、家庭及社会等方面都承受着较大压力，心理状态欠佳。

4. 辅助检查

（1）**激素测定** ①血清雄激素测定：睾酮水平上升不超过正常上限 2 倍，雄烯二酮、脱氢表雄酮及硫酸脱氢表雄酮正常或轻度升高。②血清 LH、FSH 测定：血清 LH 升高，FSH 正常或偏低，LH/FSH ≥ 2~3，其比值升高多见于非肥胖型患者。③雌激素测定：雌酮（E_1）升高，雌二醇（E_2）正常或轻度升高，并稳定在早卵泡期水平，$E_1/E_2 > 1$，高于正常周期。④催乳素（PRL）测定：部分患者可伴有血清 PRL 的轻度升高。⑤其他：腹部肥胖型患者应检测空腹血糖、胰岛素及口服葡萄糖耐量试验。

（2）**基础体温测定** 表现为单相型体温。

（3）**超声检查** 可见卵巢增大，包膜回声增强，一侧或双侧卵巢各有 12 个及以上直径为 2~9mm 大小不等的卵泡，呈车轮状排列，称为"项链征"。连续监测无主导卵泡发育及排卵迹象。

（4）**腹腔镜检查** 可见卵巢增大，包膜增厚，表面光滑，呈灰白色，包膜下可见多个卵泡，但无排卵征象，镜下取卵巢活检可确诊。

（5）**诊断性刮宫** 在月经前数日或来潮 6 小时内进行，表现为不同程度的子宫内膜增生，无分泌期变化。目前临床较少使用。

5. 处理原则 对于肥胖患者，可通过控制饮食和增加运动来降低体重和缩小腰围，以增加胰岛素敏感性，部分患者可恢复排卵及生育功能。使用药物调整月经周期、降低血清雄激素水平、改善胰岛素抵抗和促排卵治疗。对于药物促排卵无效者，可行腹腔镜下卵巢表面电灼术或激光打孔术，可诱发排卵，增加妊娠机会，或使用卵巢楔形切除术。

【常见护理诊断/问题】

1. 焦虑 与担心治疗效果不佳及对生育的影响有关。

2. 知识缺乏 缺乏疾病检查及治疗的相关知识。

【护理目标】

1. 患者能够主动诉说病情及担心，焦虑症状减轻或消失。

2. 患者能够充分了解相关知识，积极主动地配合诊疗方案。

【护理措施】

1. 一般护理 指导患者进行科学合理的饮食，遵照定时定量的原则，清淡饮食，多食高纤维、高维生素、高蛋白及低热量的食物。指导养成良好的生活习惯，保证充足睡眠，戒烟酒。每日进行有氧运动，以减轻胰岛素抵抗。

2. 病情观察 观察患者出血情况并记录生命体征的变化情况。注意评估出血量，遵医嘱给予止血药维持正常血压并纠正贫血状态。

3. 治疗配合 嘱患者严格遵医嘱正确使用药物，不得随意停药。叮嘱患者按时复诊，对药物治疗无效的患者，配合医生作好手术护理。

（1）调整月经周期 常用短效口服避孕药 3~6 个月，能有效抑制毛发生长和治疗痤疮。或采用孕激素后半周期疗法，可调节月经并保护子宫内膜。

（2）降低血清雄激素水平 常用有地塞米松，能有效抑制脱氢表雄酮硫酸盐浓度；环丙孕酮常与炔雌醇组成的口服避孕药，对降低和治疗高雄激素血症有效；螺内酯对部分多毛、肥胖患者有效。

（3）改善胰岛素抵抗 临床常用二甲双胍增加外周组织对胰岛素的敏感性，达到纠正患者高雄激素状态，改善卵巢排卵，可提高促排卵的效果。

（4）促排卵治疗 对于有生育要求的患者可进行促排卵治疗，如氯米芬。

4. 心理护理 主动听取患者意见，及时提供疾病及护理信息，帮助患者充分了解该疾病的相关知识，使患者树立信心，消除紧张、焦虑的情绪。

5. 健康教育 普及健康常识及时了解病情变化，指导自我监测基础体温、血糖、体重等。告知患者随访的目的、时间、辅助检查前的注意事项等。

目标检测

答案解析

选择题

【A1/A2 型题】

1. 子宫内膜不规则脱落患者的主要临床表现是（ ）

    A. 月经稀少   B. 经量增多   C. 月经期延长

    D. 月经周期缩短   E. 不规则阴道出血

2. 下丘脑性闭经的原因不包括（ ）

    A. 精神应激   B. 体重下降   C. 神经性厌食

    D. 长期剧烈运动   E. 卵巢早衰

3. 患者，女，28 岁。近 2 年月经周期 20~50 天，经期 4~20 天，经量时多时少，基础体温单相型，该患者子宫内膜病理检查结果最可能是（ ）

    A. 月经期子宫内膜   B. 分泌期子宫内膜   C. 萎缩期子宫内膜

    D. 增生期子宫内膜   E. 混合型子宫内膜

4. 患者，女，18 岁。诊断为原发性痛经。关于其病情下列说法不妥的是（ ）

    A. 伴面色苍白出冷汗   B. 多见于未婚或未孕妇女   C. 生殖器官多有器质性病变

    D. 月经来潮前数小时即可出现 E. 常发生在月经初潮后 6~12 个月

【A3/A4 型题】

（5~7 题共用题干）

患者，女，51 岁，月经紊乱 1 年。自述月经周期延长，2~3 个月 1 次，经量减少。同时伴有阵发性潮热、心慌、失眠、情绪低落、记忆力减退。妇科检查子宫稍小，其余正常。

5. 该患者最有可能的临床诊断是（ ）

    A. 抑郁症   B. 神经衰弱   C. 围绝经期综合征

    D. 甲亢   E. 阿尔茨海默病

6. 对该患者的健康教育内容，不正确的是（　　）

    A. 应规律运动、合理饮食

    B. 应适当摄取钙剂和维生素 D

    C. 失眠时可适量使用镇静药

    D. 所有绝经过渡期女性务必尽早开始 MHT

    E. 适度增加社交活动

7. 该患者询问绝经激素治疗的主要目的，护士的正确回答是（　　）

    A. 调整周期

    B. 纠正与性激素不足有关的健康问题

    C. 促使卵巢功能的恢复

    D. 减少月经量

    E. 防止子宫内膜病变

（廉　萍）

书网融合……

本章小结　　　　　　　微课　　　　　　　题库

第十二章　子宫内膜异位症与子宫腺肌病患者的护理

PPT

◎ 学习目标

1. 通过本章学习，重点掌握子宫内膜异位症的定义、护理评估和护理措施。
2. 学会运用护理程序，为子宫内膜异位症、子宫腺肌病的患者进行整体护理。具有尊重患者、关爱患者、保护患者隐私的职业精神。

　　子宫内膜异位性疾病包括子宫内膜异位症和子宫腺肌病，两者均由具有生长功能的异位子宫内膜所致，临床上常可并存。两者的发病机制和组织发生学不尽相同，临床表现也有差异，但在护理上差异不大。

>> 情境导入

　　情境描述　患者，女，30岁，G_3P_0。因渐进性痛经5年就诊。13岁初潮，平素月经规律。近5年来痛经逐渐加重，严重影响工作、生活，需服止痛药。妇科检查：外阴已婚已产型，阴道通畅，见少量白带，阴道后穹窿扪及数个触痛小结节，子宫后方可扪及7cm×6cm×5cm囊性肿物，与子宫后壁粘连，活动差，无压痛。

　　讨论　1. 该患者可能患有哪种疾病？
　　　　　2. 患者目前主要的护理诊断有哪些？

第一节　子宫内膜异位症

　　子宫内膜异位症（endometriosis，EMT）是指子宫内膜的腺体和间质出现在子宫体以外的部位，简称内异症。异位内膜可出现在身体任何部位，以卵巢、宫骶韧带最常见，其次为子宫及其他脏腹膜、阴道直肠隔等部位（图12-1）。内异症在形态学上呈良性表现，但在临床行为学上具有类似恶性肿瘤的特点，如种植、侵袭及远处转移等。近年来发病率呈明显上升趋势，好发于育龄期妇女，以25~45岁多见，与内异症是激素依赖性疾病特点相符合。

　　（一）病因

　　子宫内膜异位症的病因尚未完全阐明，目前仍无一种机制可以完全解释内异症的发病原因，不同部位的内异症可能有不同的发病机制。另有研究认为，内异症的形成还可能与遗传因素、免疫与炎症因素等有关。目前主要有下列学说。

　　1. 种植学说　①经血逆流：该学说认为经血所含内膜腺上皮和间质细胞可随经血逆流，经输卵管进入盆腹腔，种植于卵巢等脏器和邻近的盆腔腹膜，并在该处继续生长和蔓延，形成盆腔子宫内膜异位症。②淋巴及静脉播散：不少学者通过光镜检查在盆腔淋巴管、淋巴结及盆腔静脉中发现子宫内膜组织，因而提出子宫内膜可通过淋巴或静脉播散的学说。

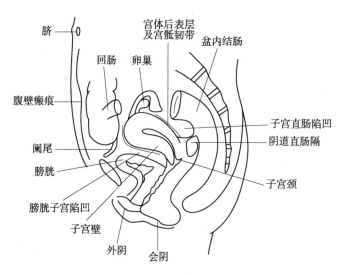

图 12 - 1   子宫内膜异位症的发生部位

2. 体腔上皮化生学说   该学说认为提出盆腔腹膜和卵巢表面上皮等由体腔上皮分化而来的组织，在反复受到持续卵巢激素、经血或慢性炎症刺激后，均可被激活而转化为子宫内膜样组织，以致形成内异症。

3. 诱导学说   在内源性生化因素诱导下，未分化的腹膜组织可发展成为子宫内膜组织。

（二）病理

基本病理变化为异位种植的子宫内膜随卵巢激素的变化而发生周期性出血，刺激周围纤维组织增生、粘连，在病变区可形成紫褐色斑点或小泡，进一步发展为大小不等的紫蓝色结节或包块。

1. 卵巢型内异症   卵巢是最易被异位内膜侵犯的部位。生长于卵巢内的异位内膜可因反复出血而形成单个或多个囊肿，大小不一，直径多在 5cm 左右，大至 10～20cm，称为卵巢子宫内膜异位囊肿。因内含暗褐色糊状陈旧血液，似巧克力液体，故又称卵巢巧克力囊肿。

2. 腹膜型内异症   病灶在盆腔腹膜和各脏器表面，以子宫骶骨韧带、直肠子宫陷凹和子宫后壁下段浆膜最为常见。病变可导致子宫后壁与直肠前壁粘连，直肠子宫陷凹变浅或消失。腹膜型内异症主要包括色素沉着型（典型病变）和无色素沉着型（早期病变）。

3. 深部浸润型内异症   累及部位包括宫骶韧带、直肠子宫陷凹、阴道穹窿、阴道直肠隔、直肠等，甚至可侵犯至膀胱壁或输尿管，浸润深度 ≥5mm。

4. 其他部位的内异症   包括瘢痕内异症（如腹壁切口、会阴切口等）以及其他少见的远处内异症，如肺、胸膜等部位的内异症。

典型病灶中在显微镜下可见到子宫内膜腺体、间质、纤维素及出血等成分。但异位内膜反复出血后，上述组织结构可被破坏而难以发现，出现临床表现极典型而组织学特征极少的不一致的现象。

【护理评估】

1. 健康史   了解有无痛经、剖宫产、流产史、多次妊娠与分娩或过度刮宫史，月经期有无盆腔检查或宫腔操作史，有无宫颈狭窄或阴道闭锁引起经血潴留史。

素质提升

痛经的元凶——子宫内膜异位症

子宫内膜异位症是痛经的元凶之一，它是慢性疾病，需要长期的管理，更需要尽早地受到重视和治疗。该疾病对自然生育过程可以说是"全方位"的干扰，从排卵、受精、到受精卵着床、发育。每年 3 月的第 4 个周六是 EndoMarch（世界子宫内膜异位症公益组织）发起的"世界子宫内膜异位症日"。"黄丝带"标志着子宫内膜异位症的防治活动，而"黄·丝带在行动"则是旨在提升医务工作者和公众对子宫内膜异位症这一严重困扰世界女性健康的妇科疾病的关注与重视，提高女性的生命健康质量。作为医务工作者，我们要呼吁全社会关注子宫内膜异位症，呼吁大家对患者多一份关爱与理解。

2. 身体状况

（1）症状 ①痛经和下腹痛：继发性、进行性加重的痛经为典型症状，疼痛多位于下腹及腰骶部，可放射至肛门、会阴及大腿。疼痛的严重程度与病灶大小不一定成正比，粘连严重的卵巢异位囊肿患者可能并无疼痛，而盆腔有小的散在病灶却可引起难以忍受的疼痛。疼痛常于月经来潮时出现，并持续至整个经期。少数患者可出现持续性下腹痛，经期加剧。但也有 27%～40% 的患者无痛经表现。②不孕：子宫内膜异位症的患者不孕率高达 40%。③性交不适：多见于直肠子宫陷凹有异位病灶或子宫后倾固定的患者。性交时碰撞或子宫收缩上提而引起疼痛，一般表现为深部性交痛，月经来潮前最明显。④月经失调：表现为经量增多或经期延长、月经淋漓不尽等。⑤其他症状：盆腔外子宫内膜异位症可出现相应的变化，表现为结节样肿块，并伴有周期性疼痛、出血或经期肿块明显增大等。肠道内异症患者可出现腹痛、腹泻、便秘，个别患者有周期性便血，严重者可因肠道受压出现肠梗阻症状。膀胱及输尿管内异症者可出现尿急、尿频、腰痛和血尿或肾盂积水甚至肾萎缩等。

（2）体征 妇科检查时子宫多为后倾固定，子宫后壁、子宫直肠陷凹、子宫骶骨韧带处可扪及触痛性结节。子宫一侧或双侧附件处触及与子宫相连的不活动囊性包块，有压痛。病变累及直肠阴道间隙者，可于阴道后穹窿见到蓝紫色斑点，扪及隆起的小结节或包块。

3. 心理-社会状况 由于痛经进行性加重，患者常表现为焦虑、烦躁，对治愈疾病缺乏信心，或担心影响生育。药物治疗的患者担心药物副反应、停药后是否还会复发等；手术治疗患者害怕手术，担心手术效果等。

4. 辅助检查

（1）超声检查 是诊断卵巢异位囊肿和膀胱、直肠内异症的重要方法，可确定卵巢子宫内膜异位囊肿的位置、大小和形状。

（2）血清 CA125 测定 内异症患者血清 CA125 值可能升高，可用于内异症的病情监测、评估疗效和预测复发。但血清 CA125 升高还可见于其他盆腔疾病，如卵巢癌、盆腔炎性疾病等，故血清 CA125 用于诊断内异症的特异性不高。

（3）腹腔镜检查 是内异症诊断的最佳方法，是确诊盆腔内异症的标准方法。在腹腔镜下可直接看到病灶，对可疑病变进行活检即可确诊子宫内膜异位症。

5. 处理原则 以"去除病灶、减轻疼痛、促进生育、减少复发"为治疗目的。应根据年龄、症状、病变部位以及对生育要求等不同情况，制订个体化治疗方案。①定期随访：对盆腔病变不严重、无明显症状者，可 3～6 个月随诊一次。对希望生育者，应鼓励尽早妊娠，一旦妊娠，异位内膜病灶坏死萎缩，分娩后症状缓解甚至消失。②药物治疗：适用于痛经症状明显，有生育要求及无卵巢囊肿形成患者。疗

程一般为 6~8 个月。③手术治疗：对于不孕症患者或药物治疗无效者，卵巢子宫内膜异位囊肿直径 >
5cm 者，应选择手术治疗。可采用腹腔镜或剖腹手术，腹腔镜是目前手术治疗内异症的主要手段。

【常见护理诊断/问题】

1. 疼痛 与经血潴留、继发性痛经有关。

2. 焦虑 与不孕、疗程长、药物副反应、担心手术效果有关。

3. 自尊紊乱 与内异症致不孕有关。

【护理目标】

1. 患者疼痛缓解或消失。

2. 患者情绪稳定，积极配合治疗。

3. 患者接受子宫内膜异位症的结局。

【护理措施】

1. 一般护理 指导患者经期注意休息，避免剧烈运动与刺激性食物，保暖，保持心情愉快。疼痛时可采用热水袋热敷下腹部等措施缓解疼痛，按摩、穴位疗法等也有助于缓解疼痛。

2. 用药指导 药物治疗包括激素抑制疗法和对症治疗。激素抑制疗法主要采用大剂量孕激素（假孕疗法）或达那唑（假绝经疗法）等，阻止异位内膜的生长，促使异位内膜萎缩，减少病灶粘连的形成。指导患者正确使用激素，嘱患者不能随意增减药物剂量。手术治疗患者术前服用 3~6 个月药物治疗，术后酌情继续用药。痛经剧烈者可遵医嘱给予前列腺素合成酶抑制剂（吲哚美辛、萘普生、布洛芬）或其他止痛剂缓解疼痛。

3. 手术护理 有手术指征的患者，遵医嘱做好手术患者的术前术后护理。向患者解释手术目的及方式，常有三种手术方式：①保留生育功能手术：仅切除病灶，适用于药物治疗无效、年轻、有生育要求的妇女。②保留卵巢功能手术。切除病灶及子宫，保留卵巢功能，适用于年龄在 45 岁以下但无生育要求的妇女。③根治性手术，切除病灶及子宫、附件，适用于 45 岁以上重症患者。

4. 心理护理 耐心倾听患者的述说，对其进行心理安慰与疏导，向患者介绍本病是良性疾病，通过治疗许多症状可以缓解，并解释治疗过程往往较长，要有耐心，坚持规范治疗才会有较好的疗效，鼓励患者树立战胜疾病的信心。

5．健康教育

（1）加强经期卫生宣教，经期应避免性生活及盆腔检查，禁止行输卵管通畅试验，宫颈冷冻、电熨等手术，以免经血逆流入盆腔引起子宫内膜异位种植。

（2）做好婚育及避孕指导，适龄结婚及孕育或服用避孕药避孕有助于缓解疼痛。指导有严重子宫后倾、宫颈狭窄、宫颈管粘连阴道闭锁的患者尽早治疗。

（3）嘱咐药物治疗的患者坚持正确服药，不可随意增减药量或停药。

第二节 子宫腺肌病

子宫腺肌病（adenomyosis）是指子宫内膜腺体和间质侵入子宫肌层中。多发生于 30~50 岁经产妇，15% 左右患者同时合并子宫内膜异位症，约 50% 合并有子宫肌瘤。一般认为与多次妊娠及分娩、人工流产、慢性子宫内膜炎导致子宫内膜基底层损伤有关。病理上分为弥漫性和局灶性两种；弥漫性常见，子宫多呈均匀性增大；局灶性指异位子宫内膜在局部肌层中生长形成结节或团块，又称为子宫腺肌瘤，但与周围肌层无明显界限，手术难以剥除，且对孕激素无反应或不敏感。

【护理评估】

1. 健康史　询问患者的年龄和相关病史，注意仔细询问患者的月经史、生育史、家族史及手术史。注意疼痛或痛经的发生、发展与月经和剖宫产、人流术等之间的关系。通过全面评估，了解患者的病因、病情程度、治疗经过及效果。

2. 身体状况

（1）症状　表现为经量过多、经期延长和逐渐加重的进行性痛经。疼痛部位多为下腹正中，常始于经前一周直至月经结束。约35%患者无任何临床症状。

（2）体征　子宫多呈均匀性增大或局部有结节状突起，一般不超过12周妊娠子宫大小，质硬且有压痛，经期压痛加剧。无症状者有时与子宫肌瘤不易鉴别。

3. 辅助检查

（1）B超检查　子宫增大，边界清楚，子宫肌层增厚，回声不均。

（2）CA125测定　轻度患者CA125水平多正常，有子宫内膜异位囊肿、病灶浸润较深、盆腔粘连广泛者血CA125多为阳性，一般为轻度增高。

（3）腹腔镜或宫腔镜检查　可用于子宫腺肌病的辅助诊断。

（4）活组织病理检查　在腹腔镜下对可疑子宫肌层病变进行活检。

4. 心理－社会状况　进行性加重的痛经，使患者紧张、焦虑，同时月经期延长、经量增多使患者性生活受到影响，可能影响夫妻间的生活与理解。

5. 处理原则　根据患者症状、年龄和生育要求而定。缓解疼痛、减少出血和促进生育是子宫腺肌病的主要治疗目标。

（1）药物治疗　适用于症状轻，有生育要求及近绝经期患者。药物治疗的疗效是暂时性的，停药后症状复发，需要长期使用。治疗的药物主要有非甾体抗炎药、口服避孕药、口服孕激素类药物、促性腺激素释放激素激动剂（GnRH－α）等。中医中药以缓解痛经为主。

（2）左炔诺孕酮宫内节育器（曼月乐环）　对于症状缓解有较好作用，可作为月经过多的子宫腺肌病患者的首选治疗。

（3）手术治疗　年轻或希望生育的患者，可试行病灶切除术，但术后有复发风险。对症状严重、无生育要求或药物治疗无效者应，可全子宫切除术。是否保留卵巢，取决于卵巢有无病变和患者年龄。

【常见护理诊断/问题】

1. 疼痛　与月经期或月经前期子宫内膜充血、水肿、出血，位于致密层中的经血潴留小囊腔内压力剧增，刺激周围平滑肌产生痉挛性收缩有关。

2. 焦虑　与害怕月经来潮及逐渐加重的痛经有关。

【护理目标】

1. 患者能应对疼痛，疼痛减轻或消失。

2. 患者知晓疾病相关知识，焦虑缓解，情绪稳定，积极配合治疗。

【护理措施】

1. 一般护理　指导患者经期注意休息，避免剧烈运动，避免辛辣刺激性食物，注意保暖，保持心情愉快。疼痛时可采用热敷下腹部等措施缓解疼痛。

2. 病情观察　观察腹痛情况与月经的关系，注意药物治疗患者的副反应。

3. 治疗配合 遵医嘱给予口服避孕药、达那唑等治疗，指导药物治疗的患者按要求严格用药，不能随意减量或停药。为手术治疗患者做好术前、术后护理。

4. 心理护理 倾听患者对疼痛的描述，引导其表达对疼痛的真实感受，耐心细致地进行心理安慰与疏导，缓解和消除患者的焦虑与恐惧。与家属沟通，取得家属对患者的理解、关心与支持，加强患者坚持治疗的信心。

5. 健康教育

（1）经期应保持心情舒畅，减少剧烈的运动，避免从事重体力劳动。

（2）注意经期卫生，保持会阴部清洁。

（3）应避免多次人工流产造成子宫内膜损伤。

目标检测

答案解析

选择题

【A1/A2 型题】

1. 子宫内膜异位症最常侵犯的部位是（　　）

    A. 卵巢　　　　　　　　B. 乙状直肠　　　　　　　　C. 阔韧带

    D. 子宫直肠凹　　　　　E. 宫骶韧带

2. 小王婚前检查时，护士了解到她有子宫内膜异位症病史，建议她婚后尽早妊娠，原因是（　　）

    A. 分娩后哺乳可缓解痛经

    B. 怀孕可分散对痛经的注意力

    C. 怀孕后病变组织萎缩坏死，症状缓解

    D. 怀孕后备受关爱可忘却痛经之苦

    E. 怀孕后子宫增大可分解粘连而不再痛经

3. 患者，女，32 岁。医生诊断子宫内膜异位症。护士告知患者子宫内膜异位症的典型症状是（　　）

    A. 性交痛　　　　　　　B. 月经失调　　　　　　　　C. 高达 40% 的不孕

    D. 15% 的自然流产率　　E. 继发性渐进性痛经

4. 患者，女，32 岁，子宫内膜异位症患者，前来咨询护士疾病相关知识，护士回答错误的是（　　）

    A. 积极治疗可能引起经血潴留或引流不畅的疾病

    B. 月经期避免性交及盆腔检查

    C. 避免月经期从事重体力劳动

    D. 禁止服用避孕药

    E. 每天用温开水清洗会阴部 1~2 次，保持外阴清洁

【A3/A4 型题】

（5~6 题共用题干）

患者，女，38 岁。进行性痛经 11 年，近 2 年发现右下腹有一逐渐增长的包块，经期有发热及性交痛。查体：阴道后穹隆有数个触痛小结节；子宫后位、固定、正常大小，双骶韧带增粗；子宫右后方有一 12cm×10cm×10cm 大小包块，触痛（+）。

5. 其诊断考虑为（　　）

    A. 慢性盆腔炎　　　　　　　B. 结核性盆腔炎　　　　　　　C. 子宫内膜异位症

    D. 双侧附件炎性包块　　　　E. 卵巢恶性肿瘤

6. 咨询目前既能诊断又能治疗该疾病的最佳方法，护士应回答（　　）

    A. 阴道 B 超　　　　　　　　B. 腹腔镜检查　　　　　　　　C. 双合诊检查

    D. 盆腔 X 线摄片　　　　　　E. 分段诊断性刮宫

（廉　萍）

书网融合……

    本章小结　　　　　　　　微课　　　　　　　　题库

第十三章　盆底功能障碍性及生殖器官损伤疾病患者的护理

PPT

◎ 学习目标

1. 通过本章学习，重点掌握子宫脱垂、外阴及阴道创伤、生殖道瘘患者的护理评估和护理措施。

2. 学会运用所学知识对子宫脱垂、外阴及阴道创伤、生殖道瘘患者进行护理及健康教育。具有尊重和保护患者隐私的意识。

女性盆底支持组织因退化、创伤等因素导致其支持薄弱，从而发生盆底功能障碍（pelvic floor dysfunction，PFD）。盆底功能障碍性疾病主要包括盆腔器官脱垂和压力性尿失禁。生殖器官损伤疾病可因外伤、产伤、妇科手术操作不当或局部放疗等引起，发生局部出血、组织坏死，若累及相邻的泌尿道或与肠道相通时，则可形成生殖道瘘，包括尿瘘和粪瘘。

≫ 情境导入

情境描述　患者，女，68岁，孕3产2，近一年来感觉长时间站立后腰背酸痛有下坠感，清洗外阴时触及一肿物，妇科检查：可见宫颈脱出阴道口，部分宫体仍在阴道内。

讨论　1. 患者可能的医疗诊断是什么？为确诊还需要做哪些检查？

　　2. 目前患者的主要护理问题有哪些？

第一节　子宫脱垂

正常情况下，子宫位于骨盆的中央，宫颈外口位于骨盆坐骨棘水平以上。子宫脱垂（uterine prolapse）是指子宫从正常位置沿阴道下降或脱出，宫颈外口达到坐骨棘水平以下，甚至子宫全部脱出阴道外口以外（图13-1）。子宫脱垂常伴有阴道前后壁膨出。

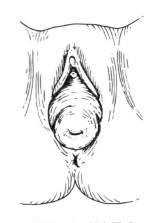

图13-1　子宫脱垂

（一）病因

1. 分娩损伤　是子宫脱垂最主要的原因。分娩时造成宫颈、宫颈主韧带、子宫骶韧带和盆底肌肉的损伤，若分娩后支持组织未能恢复正常，容易发生子宫脱垂。多次分娩增加盆底肌肉受损的机会。

2. 产褥期过早从事重体力劳动　体力劳动或蹲式劳动等影响盆底肌组织张力的恢复。

3. 长期腹压增加　长期慢性咳嗽、排便困难、腹腔巨大肿瘤等可增加腹压，使子宫向下移位。

4. 盆底组织发育不良或退行性改变　子宫脱垂偶可见于未产妇，多是由于盆底组织发育不良或营养不良所致。年老或者长期哺乳的妇女由于体内雌激素水平下降，盆底组织萎缩也可导致或者加重子宫脱垂。

（二）临床分度

以患者平卧，用力向下屏气时子宫下降的程度，将子宫脱垂分为三度（图 13 – 2）。

Ⅰ度：①轻型：子宫颈外口距离处女膜缘小于 4cm，但未达处女膜缘；②重型：子宫颈外口已达处女膜缘，在阴道口可见到子宫颈。

Ⅱ度：①轻型：子宫颈已脱出阴道口外、子宫体仍在阴道内；重型：子宫颈及部分子宫体已脱出阴道口外。

②Ⅲ度：子宫颈及子宫体全部脱出至阴道口外。

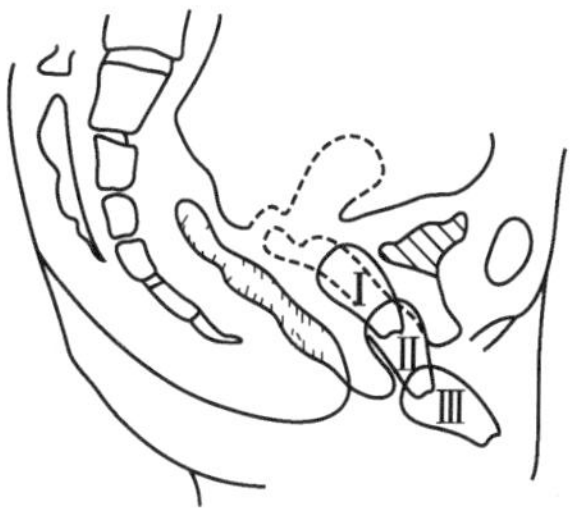

图 13 – 2　子宫脱垂的分度

【护理评估】

1. 健康史　了解患者分娩过程中有无产程延长、阴道助产、外阴阴道撕裂伤等病史；评估患者有无腹压增加的疾病，如便秘、慢性咳嗽、盆腹腔肿瘤等。

2. 身体状况

（1）症状　Ⅰ度子宫脱垂患者一般无症状。Ⅱ、Ⅲ度患者自觉"肿物"自阴道口脱出，自觉腹部下坠、腰酸，走路及下蹲时更明显。初期平卧后能自行还纳，严重时脱出物不能还纳，影响行动。患者白带增多，有时呈脓样或带血，有的发生月经紊乱，经血过多。重度患者常伴有直肠、膀胱膨出，会出现排便困难、排尿困难、尿潴留或压力性尿失禁等症状。

（2）体征　患者屏气增加腹压时可见阴道内前后壁组织或子宫颈及子宫体脱出阴道口外。脱垂子宫因长期暴露可见子宫颈及阴道壁溃疡，发生黏膜表面增厚、角化或糜烂，并伴有少量出血或脓性分泌物。

3. 心理 – 社会状况　患者因行动不便，不能从事体力劳动，严重影响日常生活，同时因大小便异常、性生活受影响，而表现出情绪低落、忧伤。

4. 辅助检查

（1）盆腔 B 超检查　以了解生殖系统各器官情况，排除其他妇科疾病。

（2）压力性尿失禁的检查　嘱患者取膀胱截石位，憋尿、咳嗽，如有尿液溢出，检查者用示、中两指分别置于尿道口两侧，稍加压后再嘱患者咳嗽，如能控制尿液外溢，证明有压力性尿失禁。

5. 处理原则　去除病因，同时根据患者年龄、生育要求、盆底张力以及子宫脱垂分度等综合考虑，采用非手术治疗或手术治疗。①非手术疗法：包括盆底肌肉的锻炼、物理疗法、放置子宫托、中药和针灸等。②手术治疗：非手术治疗无效及Ⅱ度以上子宫脱垂或合并膀胱或直肠膨出有症状者，应采取手术治疗。手术方式有阴道前后壁修补术，阴道前后壁修补、主韧带缩短及宫颈部分切除术，子宫悬吊术、经阴道全子宫切除术及阴道前后壁修补术等。

【常见护理诊断/问题】

1. 焦虑　与长期的子宫脱垂影响正常生活有关。

2. 组织完整性受损　与脱出于阴道口外的组织长期摩擦发生溃疡有关。

【护理目标】

1. 患者焦虑情绪减轻，能采取积极的应对措施。

2. 患者脱出的宫强颈、阴道未发生溃疡。

【护理措施】

1. 一般护理　改善全身状况、加强营养，采用高蛋白、高维生素饮食，以增强体质；积极治疗引起腹压增加的疾病，避免重体力劳动。

2. 指导盆底肌锻炼 盆底肌肉锻炼也称凯格尔（Kegel）运动，训练可在一天中任何时间进行，站立、仰卧和坐位均可进行，训练前排空膀胱，做用力收缩肛门及阴道的动作，盆底肌肉收缩 3 秒以上后，然后放松，再重复上述动作，每次连续进行 10 ~ 15 分钟，每日 2 ~ 3 次。或每天做 150 ~ 200 次。一般应持续 6 ~ 12 个月，可使压迫症状和排尿功能得到改善。

3. 教会正确使用子宫托 配合医生选择合适的型号，以放置后不脱出又无不适感为宜。支撑型适合于轻度脱垂者，填充型子宫托适合于重度患者。

（1）放托 患者排尿和排便后，洗手，蹲下并两腿分开，一手握托柄，使托盘呈倾斜位进入阴道口内，然后将托柄边向内推、边向前旋转，直至托盘达宫颈。然后屏气使子宫下降，同时将托柄向上推，使托盘仅仅吸附在宫颈上。放妥后，托柄弯度朝前，对正耻骨弓后面（图 13 - 3）。

（2）取托 手指捏住托柄，上、下、左、右轻轻摇动，待负压消除后，向后外方牵拉，子宫托可自阴道内滑出。用温水洗净子宫托，拭干后包好备用。

（3）注意事项 ①放置前阴道应有一定水平的雌激素作用。绝经后妇女可选用阴道雌激素霜剂，一般放托前 4 ~ 6 周开始，并长期使用。②每日早上放入阴道，睡前取出消毒后备用，避免放置过久造成生殖道瘘。③保持阴道清洁，月经期和妊娠期停止使用。④上托后，于第 1、3、6 个月到医院检查，以后每 3 ~ 6 个月检查 1 次。

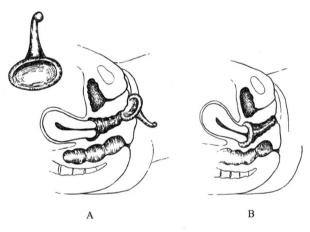

A   B

图 13 - 3　子宫托的放置

4. 手术患者的护理 ①术前准备：术前 5 天开始阴道准备。Ⅰ度子宫脱垂患者每天 1 : 5000 高锰酸钾或 0.2% 聚维酮碘坐浴或阴道冲洗，每日 2 次。Ⅱ、Ⅲ度子宫脱垂患者每天冲洗后局部涂软膏，有溃疡者局部涂 40% 紫草油，平卧 30 分钟。遵医嘱积极治疗局部炎症。②术后护理：术后宜取平卧位以降低外阴，阴道张力；卧床休息 7 ~ 10 天；尿管留置 10 ~ 14 天；预防便秘、避免增加腹压的动作如咳嗽、下蹲等。注意观察阴道分泌物性质、颜色和量。

5. 心理护理 向患者介绍子宫脱垂的知识和预后，缓解患者的焦虑和情绪低落，促使患者早日康复。

6. 健康指导

（1）消除子宫脱垂的诱因，正确处理产程，防止分娩损伤，加强产褥期保健，促进盆底康复。积极防治慢性咳嗽、习惯性便秘等使腹压增加的疾病。

（2）术后休息 3 个月，禁止性生活和盆浴，半年内避免重体力劳动。

（3）保持外阴清洁，术后 2 个月复诊伤口愈合情况。3 个月后再次复查，医师确认完全恢复后方可有性生活。

 素质提升

关爱女性，重视盆底功能障碍性疾病

女性盆底功能障碍性疾病是临床常见的妇科病，有数据显示，中国45%已婚已育妇女患有不同程度的盆底功能障碍性疾病。约有1/5的产妇在产后有尿失禁的情况，1/4~1/2的成年妇女有尿失禁的经历，1/4的65岁以上老人和妇女有不同程度的尿失禁，且年龄越大，发病率越高，78%的已育妇女因阴道松弛而引起夫妻生活不满意。围生期是盆底功能障碍性疾病发病的高峰时间段，产后是防治盆底功能障碍性疾病的"黄金"期。作为妇产科护士，在分娩后，应该耐心向产妇介绍预防盆底功能障碍性疾病的重要性和必要性，引导其科学地进行盆底肌肉康复，坚持盆底肌肉功能锻炼，有效预防盆底功能障碍性疾病，解除可能发生的难言之隐，提高生活质量。

第二节　外阴及阴道创伤

分娩是导致外阴、阴道创伤的主要原因，也可因外伤所致，如外阴骑跨伤、粗暴性交以及外阴阴道发育不良者性交后。创伤可伤及外阴、阴道或穿过阴道损伤尿道、膀胱或直肠。初次性交时处女膜破裂，绝大多数可自行愈合，偶见裂口延至小阴唇、阴道或伤及穹窿，引起大量阴道流血，导致失血性贫血或休克。药物性外阴阴道创伤，多因不当阴道置药所致，如使用过酸或过碱等腐蚀性药物。

【护理评估】

1. 健康史　了解导致创伤的原因，判断是因外伤、遭强暴所致，还是分娩创伤未及时缝合所致。

2. 身体状况　由于创伤的部位、深浅、范围不同，临床表现亦有区别，主要表现为局部疼痛、肿胀、出血。合并感染者，可见全身发热和局部炎性反应。

（1）症状　疼痛为主要症状，轻者自觉症状不明显，重者可出现疼痛性休克表现。局部出血较多或血肿较大者，可出现头晕、乏力、心悸等，甚至出现失血性休克表现。另外，由于局部肿胀、疼痛，患者可出现坐卧不安、行走困难等。

（2）体征　妇科检查时发现外阴、阴道局部有水肿、血肿或裂伤。血肿多见于大阴唇下方，呈紫蓝色块状物突起，压痛明显；裂口处可见活动性出血。如伤及膀胱、尿道，可见尿液自阴道流出；若伤及直肠，则可见外翻的直肠黏膜。

3. 心理－社会状况　患者及家属常由于突然发生的意外事件而表现出惊慌、焦虑。护士需要评估患者及家属对损伤的反应，并识别其异常的心理反应。

4. 辅助检查　血常规检查了解血红蛋白、红细胞及白细胞情况，有无休克及感染。必要时查血型、进行交叉配血等检查。

5. 处理原则　止血、止痛、防治感染和休克。活动性出血者应迅速缝合止血；小于5cm的血肿，早期冷敷并加压包扎，24小时后给予热敷以促进血肿吸收；大血肿，应切开清创止血；失血过多者应防治休克。

【常见护理诊断/问题】

1. 恐惧　与突发创伤事件有关。

2. 疼痛　与外阴、阴道创伤有关。

3. 潜在并发症 失血性休克。

【护理目标】

1. 患者恐惧程度减轻。

2. 住院期间，患者疼痛逐渐减轻。

3. 患者在治疗期间未发生失血性休克。

【护理措施】

1. 一般护理 保持外阴部清洁、干燥，每日行外阴冲洗 2 次，大便后及时清洁外阴。严密观察生命体征密切观察患者生命体征、尿量及神志的变化，对于出血量多或者较大血肿伴有面色苍白做好抢救准备。

2. 治疗配合

（1）保守治疗的护理 对血肿小，采取保守治疗者，应嘱患者采取正确的体位，避免血肿受压；及时给予止血、止痛药物；24 小时内冷敷，也可使用棉垫、丁字带加压包扎。24 小时以后可行热敷或外阴部红外线灯照射。

（2）手术患者的护理 向患者及家属交代手术的必要性，手术过程及注意事项。术后护理应积极止痛，阴道纱条取出或外阴包扎松解后应密切观察阴道、外阴伤口有无出血。保持外阴清洁、干燥，遵医嘱给予抗生素防治感染。

（3）预防失血性休克 对于出血量多或者较大血肿应在抢救休克的同时配合医师进行止血。使患者平卧、吸氧，开放静脉通路，做好血常规检查及输液输血准备，做好病情观察。

3. 心理护理 突然的创伤常导致患者和家属恐惧、担忧，护士应鼓励和安慰患者使其积极配合治疗，做好家属的心理护理。

第三节 生殖道瘘

生殖道瘘是指由于各种原因所致生殖器官与毗邻器官之间形成的异常通道。临床上以尿瘘为最常见，粪瘘次之，两者混合出现时则为混合性瘘。

一、尿瘘

尿瘘又称为泌尿生殖瘘（urogenital fistula），是指生殖道与泌尿道之间形成的异常通道，表现为尿液从阴道排出，不能控制。

（一）病因

1. 产伤 最常见原因，多因难产处理不当所致。根据发病机制分为坏死型和创伤型。坏死型尿瘘是由于骨盆狭窄或头盆不称，产程过长，产道软组织受压过久，使局部组织缺血坏死脱落而成。创伤型多因剖宫产手术或产科助产手术操作不当所致。目前创伤型尿瘘多于坏死型尿瘘。

2. 妇科手术创伤 手术时分离组织粘连或操作不细致，伤及膀胱、尿道或输尿管，造成膀胱阴道瘘和输尿管阴道瘘。

3. 其他 生殖器官肿瘤放疗后、膀胱结核、子宫托安放不当可导致尿瘘。

（二）分类

根据尿瘘发生的部位分为膀胱阴道瘘、膀胱宫颈瘘、尿道阴道瘘、膀胱宫颈阴道瘘及输尿管阴道瘘等（图 13-4）。临床上以膀胱阴道瘘最为常见，有时可并存两种或多种类型尿瘘。

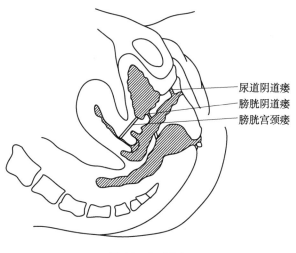

尿道阴道瘘
膀胱阴道瘘
膀胱宫颈瘘

图 13 - 4　尿瘘

【护理评估】

1. 健康史　详细询问患者既往有无肿瘤、放射治疗、结核等病史。了解患者有无难产及妇科手术史。详细了解患者漏尿的时间、体位等问题。

2. 身体状况

（1）漏尿　阴道无痛性持续性流液是最常见、最典型的临床表现。漏尿发生的时间与原因有关。坏死型尿瘘多在产后或手术后 3～7 日开始漏尿；手术损伤者术后即出现漏尿；根治性子宫切除的患者常在术后 10～21 日发生尿瘘，多为输卵管阴道瘘；放射损伤所致漏尿发生时间晚常合并粪瘘。漏尿的程度与瘘孔的部位、大小有关，较高位的膀胱瘘患者站立时无漏尿，而平卧时则漏尿不止；瘘孔极小者在某种体位可能不漏尿，膀胱充盈或体位改变时出现漏尿；单侧输尿管阴道瘘因健侧尿液仍可进入膀胱，在漏尿同时仍有自控排尿。

（2）外阴瘙痒和疼痛　由于尿液长期刺激，外阴部、臀部甚至大腿内侧常出现湿疹或皮炎，患者感到外阴瘙痒、灼痛、行走不便等。

（3）尿路感染　可出现尿频、尿急、尿痛等感染症状。

（4）闭经或月经稀少　有的患者出现长期闭经或月经减少，原因尚不清，可能与精神创伤有关。

3. 心理－社会状况　患者由于漏尿不愿意出门，与他人接触减少，家属和周围人群的不理解，患者出现自卑、失望等心理。

4. 辅助检查

（1）亚甲蓝试验　目的在于鉴别膀胱阴道瘘、膀胱宫颈瘘或输尿管阴道瘘。将稀释好的 300ml 亚甲蓝溶液经尿道注入膀胱，观察是否有蓝色尿液自阴道流出，蓝色液体经阴道壁小孔溢出者为膀胱阴道瘘，自宫颈口溢出为膀胱宫颈瘘，如阴道内流出清亮尿液，说明流出的尿液来自肾脏，疑为输尿管阴道瘘。

（2）靛胭脂试验　将靛胭脂 5ml 注入静脉，10 分钟内如看见蓝色液体流入阴道，可确诊输尿管阴道瘘。

（3）其他　膀胱镜检可看见膀胱的瘘孔；输尿管镜可明确输尿管阴道瘘；肾显像、排泄性尿路造影等也可帮助诊断。

5. 处理原则　手术修补为主要治疗方法。根据瘘孔的类型及部位选择经阴道、经腹或经阴道－经腹联合手术方式。

【常见护理诊断/问题】

1. 皮肤完整性受损 与尿液刺激导致外阴皮炎有关。

2. 社交障碍 与长期漏尿、不愿与人交往有关。

3. 体象紊乱 与长期漏尿引起精神压力有关

【护理目标】

1. 患者外阴皮肤恢复正常。

2. 患者逐渐恢复正常的社交活动。

3. 患者理解漏尿引起的身体变化，坚定治愈的信心。

【护理措施】

1. 一般护理 鼓励患者多饮水，一般每日不少于 3000ml。保持床单位清洁、干燥，勤换内衣裤，每天清洗会阴部，防止感染。

2. 病情观察 观察漏尿的时间和形式，是否为持续性漏尿；漏尿与体位的关系，漏尿同时有无自主排尿等；注意是否有外阴瘙痒、疼痛及溃疡。

3. 治疗配合

（1）术前护理配合 术前 3~5 日用 1:5000 高锰酸钾或 0.2‰聚维酮碘溶液坐浴。保持外阴部清洁、干燥。外阴部有湿疹者，坐浴后涂搽氧化锌软膏，使局部干燥，待痊愈后再行手术。

（2）术后护理配合 是尿瘘修补术成功的关键。①体位：根据患者瘘孔的位置选择体位，使瘘孔高于尿液面。如膀胱阴道瘘瘘孔在后底部应取俯卧位，瘘孔在侧面者应健侧卧位，以减少尿液对修补伤口处的浸泡。②尿管护理：术后留置导尿管 7~14 日。确保引流通畅，以避免膀胱过度膨胀而影响伤口的愈合。每日尿量不应少于 3000ml，防止尿路感染。尿管拔出前进行膀胱功能训练，拔出后协助患者每 1~2 小时排尿 1 次，并逐渐延长排尿时间。③术前使用雌激素者，遵医嘱继续给予雌激素治疗。④术后加强盆底肌肉的锻炼，同时积极预防咳嗽、便秘等使腹压增加的因素及避免增加腹压的动作。

4. 心理护理 护士应了解患者心理感受，关心体贴患者，不因异常气味疏远患者。告诉患者和家属通过手术能治愈该病，增强患者治疗的信心。

5. 健康教育 保持外阴清洁干燥。每日清洗外阴，勤换内裤；患者出院后应按医嘱继续服用药物；出院后 3 个月内禁止性生活及重体力劳动；尿瘘修补术后妊娠者应加强孕期保健，提前住院分娩。

二、粪瘘

粪瘘（fecal fistula）是指肠道与生殖道之间形成的异常通道，最常见的是直肠阴道瘘。与尿瘘相同，可因胎头在阴道内停滞过久，直肠受压坏死形成粪瘘。粗暴的难产手术操作、手术损伤等导致会阴Ⅲ度裂伤，或者行会阴切开术缝合时，缝线透过肠黏膜也可导致直肠阴道瘘。其他如感染性肠病、生殖器官恶性肿瘤晚期浸润，长期安放子宫托不取，发育畸形等都可发生粪瘘。

【护理评估】

1. 健康史 详细询问患者既往史，了解患者有无难产、盆腔手术史、感染性肠疾病等，找出粪瘘的原因。

2. 身体状况 阴道内排出粪便是主要症状。瘘孔较大者，形成粪便可经阴道排出，稀便时呈持续外流。瘘孔小者，阴道内可无粪便污染，但肠道气体可自瘘孔经阴道排出，稀便则从阴道流出。

3. 心理-社会状况 由于漏粪及身体异味，给患者生活带来诸多不便，患者不愿出门，与他人交往减少，出现意志消沉、孤僻、自卑等心理。

4. 辅助检查 阴道检查时，将阴道内注水，同时向直肠内注入气体，当有瘘孔存在时阴道内会有气泡产生。阴道穹窿处小瘘孔、小肠、结肠阴道瘘需经钡剂灌肠方能确诊。肛门内超声波检查对证实括约肌损伤有帮助。

5. 治疗要点 手术修补为主要治疗方法。

【常见护理诊断/问题】

1. 皮肤完整性受损 与排泄物刺激外阴部皮肤有关。

2. 社交孤立 与长期漏粪，身体有粪臭味，不愿与人交往有关。

3. 身体形象紊乱 与长期漏粪引起精神压力有关。

【护理目标】

1. 患者外阴皮肤恢复正常。

2. 患者逐渐恢复正常的社交活动。

3. 患者能接受疾病所致的身体问题，坚定治疗信心。

【护理措施】

1. 皮肤护理 粪瘘患者的床可垫塑料布及面单，保持局部清洁干燥。最好是掌握排便规律，按时接便盆排便。

2. 治疗配合 术前3日严格肠道准备：术前第3日半流质饮食；术前第2日流质饮食；术前第一日禁食，并口服庆大霉素8万U，每日2次，从流食起每日补液2000ml，术前一日清洁灌肠。术后护理基本同"尿瘘"，还需要注意术后3日给予无渣半流质饮食，控制排便3~5天。术后第4日口服缓泻剂或肥皂水灌肠，保持会阴清洁。

3. 心理护理 护士应经常与患者沟通，耐心解释，消除顾虑，使其主动配合治疗和护理。鼓励患者多与人接触交流，增强对生活的信心。

4. 预防 提高产科质量是预防产科因素所致粪瘘的关键，避免会阴Ⅲ度撕裂，会阴缝合后常规肛查，发现有缝线穿透直肠黏膜，应立即拆除重缝。避免长期放置子宫托不取。生殖道癌放射治疗时，应掌握放射剂量和操作技术。

目标检测

答案解析

选择题

【A1/A2型题】

1. 子宫脱垂最主要的发病因素是（　　）

    A. 盆底组织松弛　　　　　B. 慢性咳嗽　　　　　C. 便秘

    D. 产后过早重体力劳动　　E. 分娩损伤

2. 子宫脱垂患者手术后应采取的体位是（　　）

    A. 头高脚低位　　　　　　B. 平卧位　　　　　　C. 自由体位

    D. 侧卧位　　　　　　　　E. 半卧位

3. 尿瘘中最多见的类型是（　　）

    A. 膀胱子宫颈瘘　　　　　B. 尿道阴道瘘　　　　C. 膀胱阴道瘘

    D. 膀胱子宫颈阴道瘘　　　E. 输尿管阴道瘘

4. 李某，女，12 岁，骑自行车时与另一骑车人相撞，外阴部受到撞击形成血肿，血肿部位最可能在（　　）

 A. 阴阜   B. 大阴唇   C. 小阴唇

 D. 会阴部   E. 阴道壁

5. 张女士，27 岁，孕 2 产 1，由于滞产压迫导致尿瘘，漏尿开始出现的时间多在（　　）

 A. 分娩后立即出现 B. 产后 3～7 天   C. 产后 10～14 天

 D. 产后 1 个月   E. 产后 2 个月

6. 王某，女，40 岁，孕 2 产 1，2 年前产钳分娩，长时间站立、下蹲后腰背酸痛有下坠感，清洗外阴可及一肿物。妇科检查：见宫颈已脱出阴道口，部分宫体仍在阴道内。诊断为（　　）

 A. 子宫脱垂Ⅰ度轻型 B. 子宫脱垂Ⅰ度重型 C. 子宫脱垂Ⅱ度轻型

 D. 子宫脱垂Ⅱ度重型 E. 子宫脱垂Ⅲ度

（王琳云）

书网融合……

本章小结

微课

题库

第十四章　女性生殖器发育异常患者的护理

PPT

◎- 学习目标

　　1. 掌握常见女性生殖器官发育异常和两性畸形患者护理评估和护理措施。

　　2. 学会配合医师对患者进行诊治，加强心理护理。

◎- 学习目标

　　情境描述　患者，女，15 岁，在母亲陪同下就诊。自述月经一直没有来潮，近 4 个月出现下腹疼痛。患者第二性征发育正常，生命体征无异常。妇科检查：外阴发育无异常，未见阴道开口，局部未见组织膨隆。直肠指诊扣及向直肠凸出的包块。

　　讨论　1. 该患者存在的主要护理问题有哪些？

　　　　　2. 如何与该患者母女进行沟通，以便顺利实施护理措施？

第一节　常见女性生殖器发育异常

　　女性生殖器异常主要因染色体、性腺或生殖器发育过程异常所致。染色体和性腺异常最常见的临床表现是外生殖器性别模糊和青春期后性征发育异常，而生殖器发育过程异常主要表现为解剖结构异常。

　　（一）分类

　　1. 处女膜闭锁　又称无孔处女膜，临床上较常见。系发育过程中，阴道末端的泌尿生殖窦组织未腔化所致。由于青春期前无症状，因此不易发现。初潮后因处女膜闭锁使经血无法排出，最初经血积在阴道内，多次月经来潮后，经血逐渐积聚，造成子宫、输卵管积血，甚至腹腔内积血。

　　2. 阴道发育异常

　　（1）先天性无阴道　大部分患者合并先天性无子宫或仅有始基子宫，极少数患者有发育正常的子宫，但卵巢一般均正常。月经来潮前无明显症状，在青春期后无月经来潮，或因出现性交困难而就诊。妇科检查未见阴道口或仅在阴道外口处有一浅凹陷，有时可见短浅阴道盲端。

　　（2）阴道闭锁　为泌尿生殖窦未参与形成阴道下段所致。根据阴道闭锁的解剖学特点将其分为：①Ⅰ型阴道闭锁，又称阴道下段闭锁，阴道上段及宫颈、子宫体均正常。②Ⅱ阴道闭锁，又称阴道完全闭锁，多合并宫颈发育不良、子宫体发育不良或子宫畸形。一旦确诊应尽早手术治疗。

　　（3）阴道横隔　横隔可位于阴道内任何一个部位，但以上、中段交界处最为多见。阴道横隔无孔称完全性横隔，隔上有小孔称不全性横隔，月经血可从小孔排出。完全性横隔较少，多数为不全性横隔。

　　（4）阴道纵隔　为双侧副中肾管会合后，其中隔未消失或未完全消失所致。可分为完全纵隔和不全纵隔，前者下端达阴道口，后者未达阴道口。

　　3. 宫颈发育异常　先天性宫颈闭锁在临床上较为罕见。若患者子宫内膜有功能，则青春期后可因宫腔积血而出现周期性腹痛,若经血经输卵管逆流入腹腔,引起子宫内膜异位症。

4. 子宫发育异常

(1) 子宫未发育或发育不良 包括先天性无子宫、始基子宫和幼稚子宫。①先天性无子宫:常伴有无阴道,但由于卵巢一般发育正常,因此第二性征的发育不受影响。②始基子宫:又称为痕迹子宫,常合并无阴道。子宫极小,无宫腔。③幼稚子宫:子宫较正常小,有时极度前屈或后屈。宫颈呈圆锥形,相对较长。患者月经稀少或初潮延迟,婚后不生育,常伴痛经。

(2) 单角子宫与残角子宫 单角子宫为一侧副中肾管发育,同侧卵巢功能正常;另一侧副中肾管未发育或未形成管道所致,未发育侧的卵巢、输卵管、肾脏往往同时缺如。残角子宫系一侧正常,另一侧副中肾管中下端发育缺陷,形成残角子宫。有正常输卵管和卵巢,但常伴有同侧泌尿系统器官的发育异常。

(3) 双子宫 为两侧副中肾管完全未融合所致,可有两个子宫和两个宫颈,阴道也完全分开,两个子宫各有单独的输卵管和卵巢(图14-1)。

(4) 双角子宫和弓形子宫 因子宫底部融合不全呈双角者,称为双角子宫;子宫底部稍下陷呈鞍状,称为鞍状子宫(图14-2)。

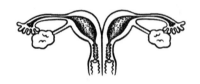

图14-1 双子宫双阴道

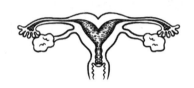

图14-2 鞍状子宫

(5) 纵隔子宫 为两侧副中肾管融合不全所致,在宫腔内形成纵隔,是最常见的子宫畸形。分为2类:①完全纵隔子宫:纵隔末端到达或超过宫颈内口,外观似双宫颈。②不全纵隔:纵隔末端终止在内口以上水平。

5. 输卵管发育异常 包括:①单侧输卵管缺失。②双侧输卵管缺失。③单侧(偶尔双侧)副输卵管:为输卵管分支,具有伞部,内腔与输卵管相通或不通。④输卵管发育不全、闭塞或中段缺失。

6. 卵巢发育异常 包括卵巢未发育或发育不良、异位卵巢、副卵巢。

【护理评估】

1. 健康史 询问患者的年龄、婚育史、月经史、有无月经紊乱、闭经、不孕、周期性下腹疼痛等情况。

2. 身体状况 女性生殖器官发育异常可能会导致闭经、月经失调、不孕、周期性腹痛等,应评估患者腹痛出现的时间、疼痛程度、性生活及月经情况。

3. 心理-社会状况 患者因生殖器发育异常可能会出现自卑、焦虑、恐惧的心理,护士应评估患者的心理反应及家庭支持情况等。

4. 辅助检查 B超可了解内生殖器官情况,包括有无卵巢、子宫和阴道及其发育情况等。

5. 处理原则 根据患者的年龄、症状和生育要求选择治疗方案,确诊后可进行手术纠正。

【常见护理诊断/问题】

1. 焦虑 与疾病影响生育及担心预后有关。

2. 长期性低自尊 与身体发育异常、不能生育有关。

【护理目标】

1. 患者情绪稳定，能够积极配合治疗。
2. 患者能正视身体疾病，积极应对治疗。

【护理措施】

1. 心理护理　患者心情复杂，自卑敏感。护士应理解同情患者，鼓励患者表达自身感受，减轻心理压力。多与患者及家属交流沟通，介绍疾病的原因、治疗方法及预后，增强患者治疗的信心，鼓励其参与治疗方案的制订等。

2. 手术配合

（1）术前特殊护理　需作阴道成形术的患者，应根据患者年龄准备适当型号的阴道模型和丁字带；乙状结肠阴道成形术者作好肠道准备。

（2）术后护理　严密观察伤口有无渗血、红肿，有无异常分泌物。处女膜切开术后采取头高脚低位或半卧位，利于积血排出；阴道引流应通畅防止创缘粘连。阴道模型每天消毒更换，第一次更换前半小时患者可口服镇痛药减轻疼痛，更换时模型表面涂润滑剂。乙状结肠阴道成形术后的患者，应观察人工阴道的分泌物量、性状、血运，有无感染。尽量推迟第一次排便时间。

3. 健康指导　术后1个月复诊。嘱患者及家属注意下次月经周期的时间，月经流出是否通畅，若有下腹痛或肛门坠胀感及时就诊。鼓励患者坚持使用阴道模型，教会患者更换消毒阴道模型的方法。术后去医院复诊，待阴道伤口完全愈合后可以有性生活。

 素质提升

我国首例子宫移植

2015年11月，第四军医大学西京医院宣布中国首例人子宫移植手术获得成功。西京医院11个学科协作、38位专家教授联手，成功将一位母亲的子宫移入女儿体内。接受母亲子宫移植的是一名22岁女大学生，从未来过月经。B超结果显示，她先天性无子宫无阴道。她的母亲四处寻医，最终毅然决定将自己的子宫捐给女儿。目前患者恢复良好，新移植子宫已经成活。2019年该移植子宫内孕育的宝宝出生，标志着我国在生殖医学子宫因素不孕治疗领域取得突破性成就，在子宫移植领域走在国际前列，为众多先天性无子宫，或后天因肿瘤、产后出血等被迫切除子宫者带来福音。

第二节　两性畸形

男女生物学性别可根据性染色体、生殖腺结构、外生殖器形态以及第二性征加以区分。两性畸形是先天性生殖器官发育畸形的一种特殊类型，生殖器官同时具有某些男女两性特征。两性畸形对患者的心理、生活、工作和婚姻带来诸多困扰，须及早诊断和处理。根据其发病原因，两性畸形分为女性假两性畸形、男性假两性畸形和生殖腺发育异常3类。

1. 女性假两性畸形　又称外生殖器男性化，患者染色体核型为46,XX，性腺为卵巢，女性内生殖器官子宫、卵巢和阴道均存在，但外生殖器有不同程度的男性化表现，如阴蒂增大、尿道下裂、大阴唇闭合。其男性化程度取决于胚胎和胎儿暴露于高雄激素的时期和雄激素剂量。雄激素过高常见的原因为先天性肾上腺皮质增生症或其他来源雄激素。

2. 男性假两性畸形　染色体核型为 46,XY。性腺为睾丸，但由于各种原因，男性胚胎或胎儿在母体缺乏雄激素的刺激作用，不能正常发育，阴茎极小及生精功能异常，一般无生育能力。呈现不同程度的女性化，并在青春期出现完全或不完全的女性第二性征，外阴呈女性型，无子宫及阴道。

3. 生殖腺发育异常

（1）真两性畸形　患者体内同时具有睾丸和卵巢两种性腺组织的性分化异常性疾病，是两性畸形最罕见的一种。

（2）混合型生殖腺发育不全　染色体核型是 45,X 与另含有一个 Y 的嵌合型，以 45,X 或 46,XY 多见。表现为一侧为异常睾丸，另一侧为未分化生殖腺、生殖腺呈索状痕迹或生殖腺缺如。

（3）单纯型生殖腺发育不全　患者染色体核型为 46,XY，出生时外阴均表现为女性，是两性畸形生殖腺发育异常中比较少见的一种。患者表型为女性，身材比较高大，子宫发育不良，青春期乳房及毛发发育差，无月经来潮。

【护理评估】

1. 健康史　询问患者的年龄、月经情况，家族遗传病史，有无类似畸形史。了解患者的生活习惯和穿衣爱好，患者母亲在孕期是否服用过雄激素类药物。

2. 身体状况　评估患者第二性征的发育情况；观察外生殖器发育是否正常，注意外阴形态、阴蒂大小、尿道口位置；观察患者阴道是否通畅、阴道口处有无紫蓝色黏膜膨出，阴道内有无横隔或纵隔、是否存在双阴道。注意腹股沟部、大阴唇或阴囊内能否扪及生殖腺。

3. 心理社会评估　患者因身体发育的异常，害怕家人和朋友知晓，担心异性或周围人的歧视，可能存在较大的心理压力。评估时应注意患者的心理反应、丈夫的态度和家人的支持情况等。

4. 辅助检查

（1）B 超　可了解内生殖器官情况，包括有无卵巢、子宫发育情况等。

（2）染色体核型和性激素检测。

（3）生殖腺活检　通过腹腔镜或剖腹探查取生殖腺做病理检查。

5. 处理原则　确诊后应根据患者意愿及畸形程度制定矫治方案。

【常见护理诊断/问题】

1. 长期性低自尊　身体异常和不能生育有关。

2. 疼痛　与宫腔积血、手术创伤有关。

【护理目标】

1. 患者身体异常得到改善或恢复，可以接受不能生育的现实。

2. 手术后患者疼痛逐渐消失。

【护理措施】

1. 心理护理　护士应尊重、理解患者，建立良好的护患关系。保护患者的隐私，使患者具有安全感。及时了解患者存在的心理问题，协助患者适应新的角色，鼓励患者树立正确的生活观及感情观。

2. 治疗配合　遵医嘱进行药物治疗护理、会阴部手术护理措施。两性畸形确认后，根据患者原社会性别、本人意愿及畸形程度予以矫正，原则上取决于外生殖器功能及状态，将不需要的生殖腺切除，保留与其性别相适应的生殖腺。

答案解析

目标检测

选择题

【A1/A2 型题】

1. 处女膜闭锁患者青春期典型的症状为（　）
　A. 原发性闭经，周期性下腹痛而无月经来潮
　B. 处女膜向外膨出，表面呈紫蓝色，无阴道开口
　C. 便秘
　D. 肛门坠胀
　E. 尿频、尿潴留

2. 下列关于先天性无阴道患者的描述，正确的是（　）
　A. 第二性征发育正常　　　　　　B. 多伴有外阴发育异常
　C. 外阴检查均可见短浅阴道盲端　D. 多数患者子宫发育正常
　E. 45% 的患者伴有脊椎发育正常

3. 真两性畸形应如何确诊（　）
　A. 染色体检查　　B. 内分泌检查　　C. 生殖腺活检
　D. 超声检查　　　E. 泌尿系统检查

4. 患者，16 岁，社会性别女性，染色体核型为 46,XX，阴蒂粗大，最可能的诊断是（　）
　A. 女性假两性畸形　　B. 男性假两性畸形　　C. 生殖腺发育异常
　D. 睾丸女性化综合征　E. 真两性畸形

5. 患者，女，17 岁，无月经来潮伴有周期性下腹痛，检查未见阴道开口，未见黏膜膨出。肛查扪及向直肠突出的包块，直肠腹部诊可在下腹部扪及腹腔内一较小包块，压痛明显。可能的诊断是（　）
　A. 先天性宫颈闭锁　　B. 先天性阴道闭锁　　C. 处女膜闭锁
　D. 阴道纵隔　　　　　E. 先天性无子宫

（王琳云）

书网融合……

本章小结

题库

第十五章　不孕症与辅助生殖技术

PPT

◎ 学习目标

1. 通过本章学习，重点掌握不孕症的病因，熟悉女性不孕常用辅助检查方法及注意事项，可能存在的护理问题和护理措施。

2. 学会运用所学知识对不孕症夫妇进行护理及健康教育，为患者提供心理支持，保护患者的隐私。

>> 情境导入

情境描述　李女士，32 岁，结婚 6 年。至今未育，3 年前曾流产 1 次，目前李女士月经规律，夫妻同居，性生活正常，未避孕 2 年，没有再怀孕。希望尽快怀孕，夫妻俩很焦虑。

讨论　1. 请分析李女士未孕的可能原因。

2. 向李女士夫妇介绍需要完善的检查项目，并给予相应的指导。

第一节　不孕症

不孕症（infertility）是指女性未避孕，有正常性生活，至少 12 个月而未受孕者。在男性则称为不育症。不同国家、民族和地区发病率存在差异，我国不孕症的发病率约为 7%～10%。

（一）分类

不孕症可分为原发性不孕和继发性不孕。

1. 原发性不孕　指正常性生活、未避孕，既往未避孕而从未妊娠者。

2. 继发性不孕　指曾有过妊娠，而后未避孕连续 12 个月不孕者。

（二）病因

流行病调查显示不孕症的病因中女性因素占 40%～55%，男性因素占 25%～40%，男女共同因素占 20%～30%，不明原因的约占 10%。

1. 女性不孕因素

（1）输卵管因素　是最常见原因。任何影响输卵管功能的因素都可导致不孕，如输卵管发育异常，输卵管炎症引起输卵管伞端闭锁或输卵管黏膜破坏使输卵管完全堵塞，均可导致不孕。此外，阑尾炎、产后、术后所引起的继发感染，也可以导致输卵管堵塞而引起不孕。

（2）卵巢因素　包括排卵障碍和内分泌因素。主要原因包括：①卵巢病变，如先天性卵巢发育不全、多囊卵巢综合征、卵巢功能减退和卵巢功能早衰等。②性腺轴功能紊乱，引起无排卵性月经、闭经等。③全身性因素（重度营养不良、压力、甲状腺功能亢进等）影响卵巢功能导致不排卵。

（3）子宫因素　先天性子宫畸形和子宫黏膜下肌瘤均可引起不孕或流产；子宫内膜炎、内膜结核、内膜息肉、内膜异位症、宫腔粘连或子宫内膜分泌反应不良等影响受精卵着床，引起不孕。

（4）宫颈因素　当雌激素不足或宫颈管感染时，会改变宫颈黏液的性质和量，影响精子活力和进入；宫颈息肉、宫颈肌瘤、宫颈口狭窄也可能会导致不孕。

（5）阴道因素　先天发育异常，如无阴道、阴道横隔等。严重阴道炎也可影响受孕。

2. 男性不育因素　男性不育的因素主要是生精障碍与输精障碍。

（1）精液异常　先天或后天原因所致精液异常，表现为少，弱精子症、无精子症、精子发育停滞、畸形精子症和单纯性精浆异常等。

（2）男性性功能障碍　指器质性或心理性原因引起的勃起功能障碍、不射精或逆行射精，或性唤起障碍所致的性交频率不足等。

3. 男女双方因素　包括夫妻双方缺乏基本的性生活知识；男女双方盼孕心切、精神过度紧张、生活工作压力大等；或女性产生相关抗体等免疫因素。

4. 不明原因不孕　指经过不孕症的详细检查，依据目前的检查手段尚未发现明确病因的不孕症，占不孕症人群的 10%～20%。

【护理评估】

1. 健康史　询问男方既往有无性交及射精障碍等；询问女方结婚年龄、性生活情况、有无避孕措施，月经史、既往史（有无结核病、内分泌疾病、生殖器官疾病等），家族史（有无精神性疾病、遗传性疾病）等。对继发性不孕，还应了解既往流产或分娩经过，有无感染情况等。

2. 身体状况

（1）症状　不孕是患者就诊的主要原因。不同病因导致的不孕症可伴有相应疾病的临床症状。

（2）体征　夫妇双方均应进行全身检查，男方应重点检查外生殖器有无畸形或病变。女方重点应检查第二性征发育情况、内外生殖器和乳房的发育情况，有无畸形、炎症、包块及泌乳等。

3. 心理-社会状况　不孕症妇女往往受到各方面压力，影响到生活的各方面，由此引发焦虑、抑郁等负性情绪。

4. 辅助检查　通过男女双方全面检查明确不孕原因，是诊断不孕症的关键。

（1）男方检查　精液常规检查是不孕症首选的检查项目。正常情况下：精液量 $\geq 1.5ml$，pH 为 $7.0\sim7.8$，精子总数 $\geq 39\times10^6$/次射精，精子浓度 $\geq 15\times10^6/ml$，精子存活率 $\geq 58\%$，前向运动精子 $\geq 32\%$。初诊时一般要进行 2～3 次精液常规检查，以明确精液质量。

（2）女方检查

1）卵巢功能检查　了解卵巢有无排卵及黄体功能状态。包括基础体温测定、B 型超声监测卵泡发育及排卵、阴道脱落细胞涂片检查、宫颈黏液检查及雌孕激素水平测定等。

2）输卵管功能检查　常用方法有子宫输卵管碘油造影、输卵管通液术等。子宫输卵管造影可显示阻塞部位、了解有无子宫畸形及黏膜下肌瘤等病变。

3）宫腔镜　检查宫腔内膜情况，可发现宫腔黏液、黏膜下子宫肌瘤、子宫内膜息肉、子宫畸形等。

4）腹腔镜　可进一步了解盆腔情况，直接观察子宫、输卵管、卵巢和盆腔有无粘连、畸形或异常病变，并可结合输卵管通液术，直视下确定输卵管是否通畅，必要时可在病变处取活检。

5）其他　性交后精子穿透力试验、免疫检查等。

5. 处理原则　针对不孕症的病因采取安全、合理的方案进行治疗，必要时根据具体情况选择辅助生殖技术。对于不明原因性不孕症，对于年轻、卵巢功能良好女性可期待治疗，但一般试孕不超过 3 年；年龄超过 30 岁、卵巢储备开始减退的患者则建议试行 3～6 个周期宫腔内夫精人工授精作为诊断性治疗，若仍未受孕则可考虑体外受精-胚胎移植。

【护理问题】

1. 知识缺乏 缺乏生育与不孕的相关知识。

2. 焦虑 与反复治疗或行各种辅助生殖技术失败及高额费用有关。

3. 社交孤立 与缺乏家庭支持，不愿与他人沟通有关。

【护理目标】

1. 妇女能正确认识不孕的相关知识，并积极配合检查和治疗。

2. 妇女能以乐观的态度应对不孕症。

3. 妇女能正确评价自我能力。

【护理措施】

1. 一般护理 合理的安排工作和生活，劳逸结合；加强营养，纠正营养不良和肥胖；适当地进行锻炼，增强体质；夫妇双方戒烟、戒酒。

2. 检查配合 向妇女解释诊断性检查可能引起的不适，如子宫输卵管碘油造影可引起腹部痉挛感，在术后持续 1~2 个小时。子宫内膜活检后可能引起下腹部的不适感，如痉挛、阴道流血。

3. 用药护理 指导患者按时、按量用药，严格遵医嘱用药，避免随意停药或漏服。如果妇女服用氯米芬类促排卵药物，可能会导致经间期下腹一侧疼痛、潮热、恶心、呕吐、头痛、卵巢囊肿、体重增加、乳房不适及可逆性的脱发等。提醒患者及时报告药物的不良反应。指导其在妊娠后立即停药。

4. 协助选择人工辅助生殖技术 医护人员要解释各种辅助生殖技术的优缺点及其适应证，应及时告知风险，以便不孕夫妇知情选择，合理决策。

5. 心理护理 了解夫妇双方的心理状况，帮助妇女表达自己的心理感受，给予正确的心理疏导和支持，促使患者建立乐观的态度并积极进行治疗。

6. 健康教育 指导不孕症妇女掌握性知识，了解自己的排卵规律，学会预测排卵日期，选择适当日期性交，在排卵期可增加性交次数。在性交前、中、后勿使用阴道润滑剂或进行阴道灌洗。性交后不立即如厕，女方卧床并抬高臀部，持续 20~30 分钟，使精子进入宫颈，以增加受孕概率。

第二节 辅助生殖技术

辅助生殖技术（assisted reproductive technology，ART）也称医学助孕，是指在体外配子和胚胎采用显微操作等技术，帮助不孕夫妇受孕的一组方法。

（一）分类

辅助生殖技术包括人工授精、体外受精－胚胎移植及其衍生技术。

1. 人工授精（artificial insemination，AI） 是指将精子通过非性交方式注入女性生殖道，使其受孕的一种技术。按精液来源分为夫精人工授精（AIH）和供精人工授精（AID）两类。按国家法规，目前 AID 精子来源一律由国家卫生健康委员会认定的人类精子库提供和管理。

具备正常发育的卵泡、正常范围的活动精子数目、健全的女性生殖道结构、至少一条通畅的输卵管的不孕症夫妇，可以实施人工授精治疗。目前临床上较常用的方法是宫腔内人工授精。将精液洗涤处理后，去除精浆，吸取精液 0.3~0.5ml，在女方排卵期间通过导管经宫颈注入宫腔。授精的时间安排在排卵前 48 小时至排卵后 12 小时内容易成功。

2. 体外受精－胚胎移植（in vitro fertilization and embryo transfer，IVF－ET） 又称试管婴儿技术，是将卵子从母体取出置于培养皿内，加入经优选诱导获能处理后的精子，使精子和卵子在体外受精并培养 3~5 天，然后将卵裂期或囊胚期阶段的胚胎移植回母体子宫腔内，使其着床并发育成胎儿的全过程。

（1）适应证　临床上对输卵管性不孕症、原因不明的不孕症、子宫内膜异位症、男性因素不孕症、排卵异常及宫颈因素等不孕症患者，在通过其他常规治疗无法妊娠均为 IVF - ET 适应证。

（2）主要步骤　①使用药物刺激和监测卵泡发育。②取卵：当卵泡发育成熟未破裂时，经阴道超声介导下取出卵子。③体外受精：将卵母细胞和精子放入培养液中培养。④胚胎移植：体外培养 3~5 天形成卵裂球期或囊胚期胚胎后送入母体宫腔。⑤移植后处理：卧床休息 24 小时，使用黄体酮行黄体支持。2 周后测尿液或血液的 hCG 确定是否妊娠。

3. 卵细胞浆内单精子注射（ICSI）　是在显微镜操作系统帮助下，在体外直接将精子注入卵母细胞质内使其受精的技术，又称第二代试管婴儿技术。卵细胞浆内单精子注射技术的成功是男性不育症治疗的一项突破，主要适用于重度少、弱、畸形精子少的男性不育患者，也适用于阻塞性或部分性阻塞性无精症患者。

4. 胚胎植入前遗传学诊断（PGD）　是利用现代分子生物技术与显微操作技术，是从体外受精第 3 日的胚胎或第 5 日的囊胚取 1~2 卵裂球或部分滋养细胞，进行细胞分子遗传学检测，然后选择合适的囊胚进行移植的技术，又称第三代试管婴儿技术。适用于有可能分娩遗传性疾病后代的高危夫妇。该技术以辅助生殖技术为基础，有效地防止遗传病患儿的妊娠及出生，以达到优生的目的。

5. 配子移植技术　是将男女生殖细胞取出，经适当的体外处理后移植入女性体内的一类助孕技术，包括经腹部和经阴道两种途径，将配子移入腹腔（腹腔内配子移植）、输卵管（输卵管内配子移植）及子宫腔（宫腔内配子移植）等部位。其特点是技术简便，主要适于双侧输卵管梗阻、缺失或功能丧失者。

 素质提升

规范人类辅助生殖技术应用

2021 年 7 月 20 日，《中共中央国务院关于优化生育政策促进人口长期均衡发展的决定》正式公布，决定中提到，规范人类辅助生殖技术应用。强化规划引领，严格技术审批，建设供需平衡、布局合理的人类辅助生殖技术服务体系。加强人类辅助生殖技术服务监管，严格规范相关技术应用。开展孕育能力提升专项攻关，规范不孕不育诊治服务。作为一名医务工作者，在临床工作中，要严格遵循人类辅助生殖技术的伦理原则，安全、有效、合理、规范地实施人类辅助生殖技术。

（二）常见的并发症

1. 卵巢过度刺激综合征（OHSS）　应用促排卵药物后，导致双侧卵巢多个卵泡发育、卵巢增大、雌激素水平过高及颗粒细胞的黄素化，引起全身血流动力学改变的医源性并发症。在接受促排卵药物的妇女中，约 20% 发生不同程度的卵巢过度刺激综合征，其发生与促排卵药物的种类和剂量、治疗方案、不孕症妇女的内分泌状态、体质以及妊娠等诸多因素有关。主要表现为全身血管通透性增加，血液中水分进入体腔，引起血液浓缩，严重者可出现胸腹水、肝肾功能损坏、血栓形成、成人呼吸窘迫综合征，甚至死亡。根据临床表现及实验室检查，可将 OHSS 分为轻、中、重度。如未妊娠，月经来潮前临床症状可停止发展或减轻，此后上述表现迅速缓解并逐渐消失。

2. 卵巢反应不足　与 OHSS 相反，卵巢反应不足表现为卵巢在诱发超排卵下卵泡发育不良，卵泡数量、大小或生长速率不能达到药物的要求。

3. 多胎妊娠　诱导排卵后导致多个卵泡发育、多个胚胎移植使多胎妊娠发生率升高。多胎妊娠并发妊娠期高血压疾病、流产、早产、胎膜早破等并发症的发病率升高，增加了母儿的风险。目前我国限制移植的胚胎数目在 2~3 个以内，对于多胎妊娠可以在妊娠早期行选择性胚胎减灭术。

4. 自然流产 IVF-ET 导致流产的因素包括：年龄偏大的女方（≥35 岁），其卵细胞的染色体畸变的机率较高；多胎妊娠增加了流产的可能；诱发排卵后的内分泌激素环境对胚胎发育造成影响；黄体功能不全或胚胎自身发育畸形等。

5. 卵巢或乳腺肿瘤 大剂量的使用促性腺激素使不孕症妇女反复大量排卵，长时间处于高雌激素和孕激素的环境中，导致卵巢和乳腺肿瘤的机会增多。

【护理要点】

1. 详细询问健康史 包括年龄、既往不孕症治疗时的并发症病史、促性腺激素的剂量、卵泡数量、一次助孕治疗中卵子数量、血清雌二醇峰值、使用 hCG 的日期、取卵的日期、胚胎移植中胚胎的数量、症状的发生、发展以及严重程度。

2. 病情观察 轻度 OHSS 具有自限性，可严密随访。中重度 OHSS 住院患者每 4 小时监测一次生命体征，每日记录出入量、测量体重和腹围、血电解质、肾功能等；不能平卧者取半卧位，减少活动；及时发现继发于 OHSS 的严重并发症如卵巢破裂或蒂扭转，保持大便通畅，以免腹压增高导致卵巢破裂。

3. 配合做好辅助检查 包括血常规、凝血酶原时间、阴道超声检查、子宫输卵管造影、基础体温测定、女性内分泌激素测定、自身抗体及抗精子抗体检查、男方精液检查、染色体检查、肝脏功能检查、血尿常规检查等。

4. 治疗配合 ①促排卵药物：遵医嘱执行个体化原则，严密监测卵泡的发育。遵医嘱对卵巢反应不足的患者使用尿促性腺激素（hMG）。有 OHSS 倾向者，遵医嘱对中重度患者静脉滴注白蛋白、低分子右旋糖酐、前列腺素拮抗剂。出现卵巢破裂、内出血严重时，应手术治疗。②胚胎移植后：嘱患者卧床休息 6~24 小时，按医嘱给予黄体酮或 hCG；移植后 14 天，留取晨尿或血标本检测 hCG。如经 B 超确诊为宫内妊娠者，按高危妊娠监护。诊断为多胎妊娠时，应告知患者做减胎术的意义，配合实施减胎术。③必要时可放弃该周期，将胚胎进行冷冻保存，待自然周期再行胚胎移植。

5. 心理护理 因为长期不孕和昂贵的治疗费用，使患者焦虑不安，护士应给予精神鼓励，树立克服困难的信心。

6. 健康教育 向患者介绍该技术的适应证、治疗的基本流程，可能出现的并发症及处理措施。受孕成功后指导妇女做好孕期监护，双胎妊娠者应加强产前检查，提前住院待产。

目标检测

答案解析

选择题

【A1/A2 型题】

1. 女方不孕最常见因素的是（ ）

    A. 输卵管因素   B. 子宫因素   C. 宫颈因素

    D. 阴道因素   E. 卵巢因素

2. 辅助生育技术最严重的并发症为（ ）

    A. 卵巢过度刺激综合征   B. 自然流产   C. 异位妊娠

    D. 多胎妊娠   E. 卵巢或乳腺肿瘤

3. 实施输卵管通液术检查的适宜时间为 (　　)

    A. 排卵前 24 小时　　　　　　　B. 排卵后 48 小时　　　　　　　C. 月经来潮前 10 天

    D. 月经干净后 10 天　　　　　　E. 月经干净后 3~7 天

4. 王女士,32 岁,原发不孕 3 年,曾患盆腔炎。月经正常,量中等,无痛经,妇科检查未发现异常。进一步检查首选 (　　)

    A. 输卵管通液术　　　　　　　B. B 超检查　　　　　　　C. 性交后试验

    D. 腹部平片　　　　　　　　　E. 诊断性刮宫

5. 李女士,30 岁,孕 2 产 1,月经尚规律,双侧输卵管通液术显示双侧输卵管梗阻,中西医结合治疗无效,应选择辅助生育技术是 (　　)

    A. 卵细胞浆内单精子注射　　　B. 人工授精　　　　　　　C. 体外受精与胚胎移植

    D. 植入前遗传学诊断　　　　　E. 配子输卵管移植

6. 患者,女,32 岁,婚后 2 年一直未孕,月经周期欠规律,25~35 日。下列对判断有无排卵无帮助的是 (　　)

    A. B 超动态监测卵泡　　　　　B. 基础体温测定　　　　　　C. 诊断性刮宫 (月经前)

    D. 生殖内分泌激素测定　　　　E. 宫颈细胞学检查 (TCT)

(王琳云)

书网融合……

本章小结　　　　　　　　题库

第十六章 计划生育妇女的护理

PPT

2021 年我国修订的《中华人民共和国人口与计划生育法》提倡适龄婚育、优生优育，一对夫妻可以生育三个子女。计划生育是妇女生殖健康的重要内容，应为育龄期女性倡导适宜的生育时间、生育间隔、生育次数及生育质量，促进积极生育和优生优育。避孕是计划生育的重要组成部分，本章主要介绍常用避孕方法、计划生育相关的输卵管手术及终止妊娠的方法。

》》 情境导入

情境描述 患者，女，38 岁，已婚，孕 3 产 2，现育有一儿一女，近几年不打算再生育，来医院咨询如何避孕。

讨论 1. 根据刘女士的实际情况，应如何向其介绍合适的避孕方法？

2. 应该如何对其进行避孕的健康指导？

第一节 避 孕

避孕（contraception）是指用科学的方法在不影响正常性生活和身心健康的前提下，通过药物、器具及利用妇女的生殖生理自然规律，使妇女暂时不受孕。目前常用的避孕方法有宫内节育器、药物避孕和其他避孕方法。

一、宫内节育器

宫内节育器（intrauterine device，IUD）是一种安全、简便、有效、经济、可逆的避孕方法，是目前我国育龄妇女的主要避孕措施。

（一）种类

一般将宫内节育器分为惰性和活性两大类（图 16 – 1）。

1. **惰性 IUD** 为第一代 IUD，由金属、硅胶、塑料或尼龙等惰性材料制成。由于带器妊娠率和脱落率较高，已停止生产使用。

2. **活性 IUD** 为第二代 IUD，内含活性物质，可以提高避孕效果，减少副作用。我国主要有：①含铜 IUD：临床常用，有 T 形、V 形、宫形等多种形态，放置时间可达 10 ~ 15 年。②药物缓释 IUD：如含左炔诺孕酮 IUD（曼月乐），含锌、前列腺素合成酶抑制剂及抗纤溶药物等节育器，有效期可维持 5 年左右。

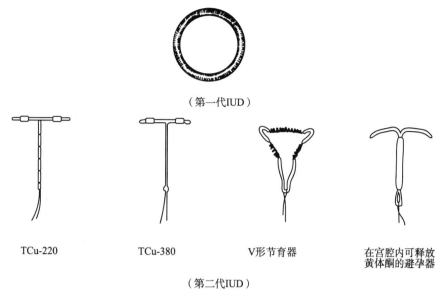

（第一代IUD）

TCu-220　　　　TCu-380　　　　V形节育器　　　　在宫腔内可释放
　　　　　　　　　　　　　　　　　　　　　　　　黄体酮的避孕器

（第二代IUD）

图 16-1　常用的宫内节育器

（二）避孕原理

1. 对精子和胚胎的毒性作用　IUD放置后引起宫腔内局部炎性反应，使宫腔液具有细胞毒性作用；带铜IUD释放的铜离子对精子和胚泡具有毒性作用。

2. 干扰受精卵着床　IUD改变宫腔内生化环境，使子宫内膜与胚泡成熟不同步，受精卵着床受阻；释放孕酮的IUD，使子宫内膜萎缩，间质蜕膜化，不利于受精卵着床；孕激素还可改变宫颈黏液性状使宫颈黏液变稠，不利于精子穿透。

（三）宫内节育器放置术

1. 适应证　已婚育龄妇女自愿要求放置且无禁忌证者。

2. 禁忌证　①妊娠或可疑妊娠。②生殖道急性炎症。③生殖器官畸形。④生殖器官肿瘤。⑤宫颈过松、重度宫颈裂、子宫脱垂。⑥月经过多过频或不规则阴道流血。⑦严重的全身性疾病。⑧宫腔 <5.5cm 或 >9.0cm。⑨人工流产、分娩或剖宫产后疑有妊娠组织残留或感染。⑩有铜过敏史。

3. 放置时间　①月经干净后3~7日且无性交。②正常分娩42日后且子宫恢复正常。③剖宫产术后6个月。④人工流产术后，宫腔深度 <10cm。⑤哺乳期排除早期妊娠。⑥自然流产转经后，药物流产2次月经正常后放置。⑦含孕激素IUD在月经第3日放置。⑧性交后5日内放置为紧急避孕方法之一。

4. 放置方法　受术者排尿后取膀胱截石位；双合诊检查子宫大小、位置及附件情况；常规消毒外阴，铺无菌洞巾，充分暴露宫颈后消毒阴道、宫颈及宫颈管；宫颈钳夹宫颈前唇，将子宫探针按子宫屈向探测宫底深度；用放环器将节育器推送至宫腔底部，若放置带有尾丝的节育器则在距宫颈外口2cm处剪断尾丝。

5. 护理要点

（1）术前准备　①物品准备：阴道窥器、宫内节育器1个，宫颈钳1把，消毒钳2把，纱布钳1把，弯盘1个，子宫探针1个，放环器1个，剪刀1把，方巾1块，洞巾1块，无菌手套1副。②受术者准备：排空膀胱，膀胱截石位。

（2）术后护理　①术后休息3日，1周内避免重体力劳动，2周内禁止性生活和盆浴，保持外阴清洁。②不规则阴道流血是常见的副作用，主要表现为经量增多、经期延长或少量点滴出血，一般不需处理，3~6个月后逐渐恢复。少数妇女放置节育器后可出现白带增多或伴有下腹胀痛，应报告医生根据具体情况明确诊断后对症处理。③术后第 1、3、6、12 个月进行随访，以后每年复查 1 次。④术后 3 个月内每次行经或排便时注意有无 IUD 脱落。

（四）放置宫内节育器的并发症及防治

1. 感染　放置 IUD 时无菌操作不严格、IUD 尾丝过长导致上行感染，明确感染者，在抗感染治疗的同时取出 IUD。

2. IUD 异位　多是由于术中操作不当造成子宫穿孔，将宫内节育器放到宫腔外；节育器过大、过硬或子宫壁薄而软，子宫收缩导致节育器逐渐移位至宫腔外。术中穿孔时受术者感觉腹痛，应停止操作，损伤小者，住院观察，损伤较大，立即剖腹探查。在复查或取环时发现异位者，应从阴道取出或剖腹探查取出。

3. IUD 下移或脱落　多是由于 IUD 与宫腔形大小不符、未将节育器放置宫底、宫颈内口松弛、经量过多等原因造成。脱落多发生于放置 IUD 后第 1 年内。

4. IUD 嵌顿或断裂　多是由于放置 IUD 时损伤子宫壁，放置时间过长，绝经后取出 IUD 过晚，导致部分器体嵌入子宫肌壁或发生断裂。一经确诊，需尽早取出。取出困难者，应在 B 型超声或借助宫腔镜取出。

5. 带器妊娠　多见于 IUD 嵌顿、异位、下移者。一旦确诊，行人工流产术的同时取出宫内节育器。

（五）宫内节育器取出术

1. 适应证　①放置期限已满需更换者。②计划再生育者或不再需避孕者。③副反应严重或出现并发症治疗无效者。④带器妊娠者。⑤改用其他避孕措施或绝育者。⑥绝经过渡期停经 1 年内者。

2. 禁忌证　有生殖器官急慢性炎症或严重的全身性疾病。

3. 取器时间　①月经干净后 3~7 日。②子宫不规则出血者随时取出。③带器妊娠者行人工流产同时取出。

4. 取器方法　取出前查看有无尾丝，确定宫内节育器的位置和类型。无尾丝者，需在手术室进行，用取环钩钩住节育器的下缘缓慢拉出。有尾丝者用血管钳夹住尾丝后轻轻牵出。

5. 护理要点　术前准备同放置术，准备取环包等物品。术后休息 1 日，2 周内禁止性生活和盆浴，保持外阴清洁，预防感染。

二、药物避孕

药物避孕也称激素避孕，是指应用甾体激素达到避孕目的，是一种高效避孕方法，大多为由人工合成的雌、孕激素配伍组成。

（一）避孕原理

1. 抑制排卵　通过干扰下丘脑 - 垂体 - 卵巢轴的正常功能，抑制下丘脑释放 GnRH，使垂体分泌的 LH 和 FSH 减少，不出现 LH 高峰，因此不能排卵。

2. 改变宫颈黏液的性状　孕激素使宫颈黏液量少，黏稠度增加，拉丝度降低，不利于精子穿透。单孕激素制剂改变宫颈黏液作用可能为主要的避孕机制。

3. 改变子宫内膜的形态及功能　避孕药抑制子宫内膜增殖变化，使子宫内膜与胚胎发育不同步，不利于受精卵着床。

4. 改变输卵管的功能　在雌、孕激素作用下，影响输卵管的正常分泌和蠕动功能，干扰受精卵着床。

（二）适应证与禁忌证

1. 适应证　健康育龄妇女而无避孕药禁忌证者。

2. 禁忌证　①严重心血管疾病、血栓性疾病不宜应用，如高血压、冠心病、静脉栓塞等。②急、慢性肝炎或肾炎。③部分恶性肿瘤、癌前病变。④哺乳期妇女。⑤血液病或血栓性疾病。⑥内分泌疾病，如糖尿病、甲亢。⑦月经稀少或年龄大于45岁者。⑧精神病患者生活不能自理者。

（三）种类与用法

表16-1　常用甾体激素短效口服避孕药

名称	雌激素含量（mg）	孕激素含量（mg）	剂型	给药途径
复方炔诺酮片（避孕片1号）	炔雌醇0.035	炔诺酮0.6	22片/板	口服
复方甲地孕酮片（避孕片2号）	炔雌醇0.035	甲地孕酮1.0	22片/板	口服
复方左炔诺孕酮片	炔雌醇0.03	左炔诺孕酮0.15	22片/板	口服
复方去氧孕烯片（妈富隆）	炔雌醇0.03	去氧孕烯0.15	21片/板	口服
复方孕二稀酮片	炔雌醇0.03	孕二烯酮0.075	21片/板	口服
炔雌醇环丙孕酮片	炔雌醇0.035	环丙孕酮2.0	21片/板	口服
屈螺酮炔雌醇片（优思明）	炔雌醇0.03	屈螺酮3.0	21片/板	口服
左炔诺孕酮/炔雌醇三相片				
第一相（第1~6片）	炔雌醇0.03	左炔诺孕酮0.05	21片/板	口服
第二相（第7~11片）	炔雌醇0.04	左炔诺孕酮0.075		
第三相（第12~21片）	炔雌醇0.03	左炔诺孕酮0.0125		

常用的甾体激素避孕药包括口服避孕药、长效避孕针、缓释系统避孕药和避孕贴剂。常用药物种类及用法用量见表16-1，表16-2。

表16-2　其他甾体激素避孕药

类别	名称	雌激素含量（mg）	孕激素含量（mg）	剂型	给药途径
探亲避孕药	炔诺酮探亲避孕片		炔诺酮5.0	片	口服
甲地孕酮探亲避孕片1号		甲地孕酮2.0	片	口服	
炔诺孕酮探亲避孕片		炔诺孕酮3.0	片	口服	
53号避孕药		双炔失碳酯7.5	片	口服	
长效避孕针	醋酸甲羟孕酮避孕针		甲羟孕酮150.0	针	肌内注射
	庚炔诺酮注射液		庚炔诺酮200.0	针	肌内注射
	复方庚炔诺酮避孕针	戊酸雌二醇5.0	庚炔诺酮50.0	针	肌内注射
皮下埋置剂	左炔诺孕酮硅胶棒Ⅰ		左炔诺孕酮36/根	6根	皮下埋植
	左炔诺孕酮硅胶棒Ⅱ		左炔诺孕酮75/根	2根	皮下埋植
阴道避孕环	甲地孕酮硅胶环		甲地孕酮200或250	只	阴道放置
	左炔诺孕酮阴道避孕环		左炔诺孕酮5	只	阴道放置

1. 复方短效口服避孕药　是雌、孕激素复合制剂，应用最广。主要作用为抑制排卵，正确使用有效率接近100%。

（1）药物类型　根据在整个周期中雌、孕激素的剂量和比例变化分为单相片、双相片和三相片3种，我国常用的是单相片和三相片。①单相片：整个周期中雌、孕激素剂量固定。自月经周期第5日起，每晚服用1片，连服21天或22天不间断。②三相片：三相片中每一相雌、孕激素含量是根据妇女生理周期而制定不同剂量，药盒内的每一相药物颜色不同，每片药旁标有星期几，提醒服药者按箭头所示顺序服药。三相片的服药方法是每日1片，连服21天。

（2）注意事项　若漏服应在12小时内补服1片，以免引起突破性出血或避孕失败。一般停药后2~

3 日出现撤药性出血，类似月经来潮，于月经第 5 日开始下一个周期用药。若停药 7 日尚无阴道出血，则当晚开始第 2 周期服药。若服用两个周期仍无月经来潮，则应该考虑更换避孕药的种类或就医诊治。

2. 复方长效口服避孕药 主要由长效雌激素和人工合成的孕激素配伍制成。首次最好在月经周期第 5 日服 1 片，月经周期第 10 日服用第二片，以后按第一次服药日每月 1 片。此类药由于激素含量较大，副反应多，应用较少。

3. 长效避孕针 目前有单孕激素制剂和雌、孕激素复合制剂两种。避孕有效率达 98% 以上。尤其适用于对口服避孕药有明显胃肠道反应者。长效避孕针有月经紊乱、点滴出血或闭经等副作用。①单纯孕激素制剂：如醋酸甲羟孕酮避孕针，每隔 3 个月肌内注射 1 支。因不含雌激素，适用于哺乳期妇女避孕。②雌孕激素复合制剂：每月肌内注射 1 次避孕 1 个月。首次使用于月经周期第 5 日和第 12 日各肌内注射 1 支，第 2 个月起于每次月经周期第 10～12 日肌内注射 1 支，一般在注射后 12～16 天月经来潮。由于激素剂量大、副作用大，很少用。

4. 探亲避孕药 又称速效避孕药或事后避孕药，有孕激素制剂、雌孕激素复合制剂和非孕激素制剂。服药不受月经周期时间的限制，适用于夫妻两地分居，短期探亲夫妇。探亲前 1 日或当日中午服用 1 片，以后每晚服用 1 片，连续服用 10～14 天。若已服 14 日而探亲期未结束，可改服短效口服避孕药直至探亲结束。由于剂量大，现已很少使用。

5. 缓释避孕药 是将避孕药（主要是孕激素）与具有缓释性能的化合物相结合制成各种剂型，即一次给药在体内持续、缓慢释放微量甾体激素，达到长效避孕效果。目前常用的有皮下埋植剂、阴道药环、避孕贴片及含药的宫内节育器。

（1）**皮下埋植剂** 是将左炔诺酮制成硅胶棒，埋于育龄妇女的上臂皮下，恒定缓慢地向血液循环中释放左炔诺酮，产生避孕效果。药物不含雌激素，不影响乳汁质量，可用于哺乳期妇女。注意事项：皮下埋植时间应在月经来潮 7 天内，局麻后在上臂内侧作皮下扇形插入，放置 24 小时后即可发挥避孕作用，一组埋植剂有效期为 5 年。副作用主要有不规则少量阴道流血或点滴出血，少数患者出现闭经，一般 3～6 个月后逐渐减轻或消失。

（2）**缓释阴道避孕环** 是以硅胶为载体携带甾体激素避孕药，制成环状放于阴道，阴道黏膜上皮直接吸收药物，产生避孕作用，一次放置避孕 1 年。

（3）**微球和微囊避孕针** 采用具有生物降解作用的高分子聚合物与甾体激素避孕药混合或包裹制成。将其注入皮下，缓慢释放避孕药。高分子化合物自然在体内降解、吸收，不必取出。每 3 个月皮下注射一次，可避孕 3 个月。

（4）**避孕贴剂** 是一种外用的缓释系统避孕药。避孕药储存在贴剂中，贴于皮肤后，按一定的药物浓度和比例释放，通过皮肤吸收发挥避孕作用。使用方法为每周 1 贴，连用 3 周，停药 1 周，每月共用 3 片。

（四）避孕药物副反应及处理

1. 类早孕反应 避孕药中含有的雌激素可刺激胃黏膜，服药初期可出现食欲减退、恶心、呕吐、困倦、头晕、乳房胀痛等类似早孕反应。坚持服药数个周期后副作用自然消失。症状严重需考虑更换制剂或停药改用其他措施。

2. 不规则阴道流血 服药期间阴道不规则流血又称突破性出血，多因漏服或不定时服药所致，少数未漏服也会发生。若点滴出血，则不需处理；若出血量稍多，可每晚加服炔雌醇 1 片，与避孕药同时服用直至停药；若流血似月经量或流血时间已近月经期，应停止服药，作为一次月经来潮。于出血第 5 日再开始服用下一周期的药物，或更换避孕药。

3. 闭经 常发生于月经不规则妇女。对原有月经不规则妇女，使用避孕药应谨慎。停药后月经不来潮，需除外妊娠，停药 7 天后可继续服药，若连续停经 3 个月，需停药观察。

4. 体重增加及色素沉着　部分妇女较长时间服用避孕药出现体重增加，一般不需特殊处理，症状严重者改用其他避孕措施。少数妇女颜面部出现蝶形淡褐色色素沉着，停药后多数可自行消退或减轻。

5. 其他　个别妇女可能出现头痛、乳房胀痛、复视、皮疹、皮肤瘙痒等，对症处理，严重者应停药。

三、其他避孕方法

（一）外用避孕

1. 阴茎套　也称避孕套，为男性避孕工具，作为屏障阻止精子进入阴道而达到避孕目的。其为筒状优质薄型乳胶制品，顶端呈小囊状，排精时精液储留在囊内，容量为 1.8ml。阴茎套分为 29mm、31mm、33 mm、35mm 四种规格。使用前选择合适的型号并吹气检查无漏孔，排去小囊内空气后方可应用，将其套在阴茎上，射精后在阴茎尚未软缩时，即捏住套口和阴茎一起取出。每次性生活均应全程使用，不能反复使用。如发现阴茎套滑脱、破裂、破口时，应采取其他避孕方法。如正确使用，有效避孕率可达 93% ~95%，避孕效果好；此外，阴茎套还具有防止性传播疾病的作用，故应用广泛。

2. 女用避孕套　又称阴道套，是一种由聚氨酯（或乳胶）制成的宽松、柔软袋装物（图 16 - 2）。女用避孕套既能避孕，也能防止性疾病传播。阴道过紧、生殖道畸形、子宫 Ⅱ 度脱垂、生殖道急性炎症、对女用避孕套过敏者，不宜使用。

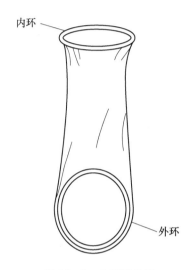

内环

外环

图 16 - 2　女用避孕套

3. 外用杀精剂　外用杀精剂是性交前置入阴道，具有灭活精子作用的一类化学避孕制剂。目前临床常用有避孕栓剂、片剂、凝胶剂及避孕薄膜等，主要成分是壬苯醇醚性。置入阴道后需等待 5 ~10 分钟，溶解后才能起效而后性交。若置入 30 分钟尚未性交必须再次放置。正确使用外用杀精剂，有效率达 95% 以上。使用失误，失败率达 20% 以上，不作为避孕首选药。

（二）紧急避孕

紧急避孕是指在无保护性生活或避孕失败后的几小时或 3 ~5 天内，妇女为防止非意愿妊娠而采取的避孕方法。适用于遭遇性强暴者和避孕失败者（如阴茎套滑脱、破裂、过早取出；IUD 脱落；漏服避孕药等）。紧急避孕仅对一次无保护性生活有效，避孕有效率明显低于常规避孕方法，且紧急避孕药激素剂量大，副作用亦大，不能替代常规避孕。

紧急避孕常用方法包括口服紧急避孕药和放置宫内节育器。①紧急避孕药：主要有雌孕激素复方制剂（复方左炔诺孕酮片），单孕激素制剂（左炔诺孕酮片）及抗孕激素制剂（米非司酮）3 大类。前 2 类均在无保护性生活后 72 小时内服用首剂，12 小时再服 1 次。米非司酮，在无保护性生活 120 小时内服用 10mg，副反应相对较轻。②宫内节育器：适合于希望长期避孕，无放置宫内节育器禁忌证的妇女。在无防护性生活 5 天（120 小时）内放置带铜宫内节育器。

（二）安全期避孕

安全期避孕也称自然避孕法，是指根据妇女的自然生理规律，不用任何避孕药物或器具，在月经周期中的不易受孕期（安全期）进行性交来达到避孕的目的。月经周期规则的育龄女性，排卵多在下次月经前 14 天左右，排卵前后 4~5 天内是易受孕期，其余时间不易受孕则为安全期。此方法受多种因素影响，安全期避孕失败率高，不宜采用。

其他如黄体生成激素释放激素类似物避孕、免疫避孕法的导向药物避孕和抗生育疫苗、基因免疫避孕法等，目前正在研究中。

四、避孕方法的选择

选择合适的避孕方法，有利于性伴侣双方的身心健康。人生的不同阶段、不同时期，对避孕的需求也不相同。护士可根据其具体情况，协助其选择最适宜、安全及有效的避孕措施。

1. 新婚夫妇　因尚未生育，如暂时不想生育，需选用简便、短效的避孕方法。可采用男用避孕套；也可采用短效口服避孕药或外用避孕栓、薄膜等，一般暂不选用宫内节育器。

2. 已生育过的夫妇　应选择长效、安全、可靠的避孕方法。可采用宫内节育器、男用避孕套、口服避孕药物、长期避孕针或缓释避孕药等各种方法。若对某种避孕方法有禁忌证，则不宜使用该方法。

3. 哺乳期妇女　选择不影响乳汁质量和婴儿健康的避孕方法。宜选用男用避孕套、宫内节育器，不宜选用甾体激素避孕药。哺乳期放置宫内节育器，应先排除妊娠，操作注意要轻柔，防止子宫损伤。

4. 绝经过渡期妇女　仍有排卵可能，应坚持避孕。首选男用避孕套。原来采用宫内节育器无不良反应者可继续使用，至绝经后半年至 1 年内取出。年龄超过 45 岁的妇女一般不用口服避孕药或注射避孕针。

第二节　计划生育相关的输卵管手术

计划生育相关的手术包括输卵管绝育术和输卵管吻合术。

一、输卵管绝育术

输卵管绝育术是通过输卵管结扎手术阻断精子与卵子相遇而达到绝育目的的手术方式。主要有经腹输卵管结扎术和经腹腔镜输卵管绝育术。

（一）经腹输卵管结扎术

经腹输卵管结扎术是国内应用最广的绝育方法，具有安全方便、切口小、组织损伤小等优点。

1. 适应证　自愿接受绝育手术且无禁忌证者；患有严重心脏病、肝脏疾病等全身疾病不宜生育者；患遗传性疾病不宜生育者。

2. 禁忌证　各种疾病急性期；生殖道炎症，腹部皮肤感染者；全身状况差不能耐受手术者，如心力衰竭、严重贫血等；严重的神经官能症；24 小时内两次体温≥37.5℃。

3. 手术时间　非孕妇女月经干净后 3~7 日为宜；人工流产或分娩后宜在 48 小时内手术；剖宫产实施同时即可作绝育术；哺乳期或闭经妇女绝育须先排除妊娠。

4. 手术方法

（1）受术者准备　排空膀胱，取仰卧位，常规消毒，铺巾。

（2）选择腹部切口　取下腹正中耻骨联合上两横指处做 2cm 纵切口，产后结扎者则在宫底下 2~3cm 处做纵切口。

（3）寻找提取输卵管，同时检查卵巢有无异常。

（4）结扎输卵管　抽芯近端包埋法是目前我国常用的方法，具有血管损伤少、并发症少、成功率高等优点。在输卵管峡部将浆膜层纵向切开，游离出该段输卵管约 2cm，切除其间的输卵管约 1cm，分别结扎两断端，然后缝合浆膜，将近端包埋于输卵管系膜内，远端留在系膜外。同法处理对侧输卵管。

（5）手术结束　清点器械、纱布无误后逐层关闭腹腔，术毕。

5. 术后并发症及处理　一般不发生术后并发症，偶见以下情况。

（1）出血或血肿　多因过度牵拉、钳夹而损伤输卵管或其系膜，也可因结扎线松弛造成。一旦发生立即止血后再缝合。

（2）感染　多因手术指征掌握不严，手术中未严格执行无菌操作所致。要严格掌握手术适应证和禁忌证，加强无菌观念。一旦发生感染，立即对症处理。

（3）脏器损伤　多因操作不熟练或解剖关系辨认不清导致膀胱、肠管损伤。一旦损伤，应立即修补，并加强术后观察。

（4）绝育失败　即绝育术后再孕，偶有发生。主要由于绝育方法本身缺陷、手术操作技术误差引起。应注意异位妊娠的可能。

6. 术后护理要点

（1）一般护理　局部浸润麻醉，不需禁食，及早下床活动。

（2）病情观察　观察患者生命体征、腹痛及腹部切口等表现。如有感染征象，应及时联系医师并按医嘱给予处理。注意有无内出血、脏器损伤等征象。

（3）出院指导　嘱术后休息 3~4 周，禁止性生活 1 个月，1 个月复查。

（二）经腹腔镜输卵管绝育术

经腹腔镜行输卵管结扎术手术时间短、恢复快、效果好，已逐渐推广使用。

1. 适应证　同经腹输卵管结扎术。

2. 禁忌证　腹腔粘连、心肺功能不全、膈疝等，其他同经腹输卵管结扎术。

3. 术前方法　采用局麻、连续硬膜外麻醉或全身静脉麻醉。手术时取头低仰卧位。常规消毒腹部皮肤，于脐孔下缘做 1~1.5cm 横弧形切口，将气腹针刺入腹腔，充气（CO_2）2~3L，形成气腹后，插入套管放置腹腔镜。在腹腔镜直视下用弹簧夹钳夹或硅胶环套于输卵管峡部，中断输卵管通道。也可采用双极电凝法烧灼输卵管峡部 1~2cm。排出腹腔内气体，取出套管，缝合腹壁切口。

4. 术后护理　术后需静卧数小时后下床活动，严密观察受术者的生命体征，有无腹腔内出血或脏器损伤的征象。

二、输卵管吻合术

输卵管吻合术又称输卵管复通术，指输卵管绝育术后，由于各种原因要求恢复生育功能而行的输卵管手术。适应于夫妇双方身体健康且具有生育功能的女性。为了提高手术的精确度和成功率，减少损伤形成的粘连，输卵管复通术可在放大镜和手术显微镜下进行。手术将结扎或堵塞部位的输卵管切除，再将两断端修整后重新接通。近几年来，随着腹腔镜微创手术技术的不断成熟，腹腔镜下输卵管吻合术成功率逐渐增加，替代了显微镜下输卵管吻合术。

第三节　终止妊娠

因意外妊娠、疾病等原因不宜继续妊娠者，需采取人工方法终止妊娠，是避孕失败后的补救措施。但人工终止妊娠对妇女生殖健康有一定的影响，应重点指导做好避孕工作。终止妊娠的方法有手术流产、药物流产、中期妊娠引产术。

一、手术流产

手术流产是指采用手术终止妊娠的方法，包括负压吸引术和钳刮术。

（一）负压吸引吸引术

1. 适应证 妊娠10周内要求终止妊娠而无禁忌证，患有某种严重疾病不宜继续妊娠。

2. 禁忌证 生殖器官急性炎症；各种慢性疾病急性发作期和各种急性传染病；全身状况不良不能耐受手术；术前当日两次体温均在37.5℃以上。

3. 物品准备 阴道窥器1个，宫颈钳1把，子宫探针1个，宫颈扩张器1套，不同号吸管各1个，有齿卵圆钳2把，刮匙1把，长镊子2个，弯盘1个，洞巾1块，无菌手套1副，纱布2块，棉球若干，0.5%聚维酮碘液，人工流产负压电吸引器。

4. 手术步骤 ①体位及消毒：受术者排空膀胱后取膀胱截石位，常规消毒、铺巾。行双合诊复查子宫位置、大小及附件情况。用阴道窥器扩张阴道、暴露宫颈并消毒。②探测宫腔、扩张宫颈：宫颈钳夹持宫颈前唇或后唇，用子宫探针探测子宫屈向和深度。用宫颈扩张器扩张宫颈管，由小到大依次扩张至比选用的吸管大半号或1号。③负压吸引：连接好吸管试吸无误后，将吸管插入宫腔，按顺时针方向吸宫腔1~2周，负压一般控制在400~500mmHg。当感觉子宫缩小、宫壁有粗糙感、吸管头部移动受阻时，表示已吸干净。再用小刮匙轻刮宫腔1周，尤其是宫底及两侧宫角。仔细检查有无绒毛及胚胎组织，肉眼观有异常者送检。

5. 注意事项 ①正确判别子宫大小及位置，动作轻柔。②扩宫颈管时用力均匀，以防宫颈内口撕裂。③探针进入宫腔遇有阻力，勿用暴力，以免子宫穿孔。④严格遵守无菌操作常规。⑤吸净的标志：吸管头紧贴宫腔壁有紧涩感；宫腔缩小1.5~2.0cm；宫颈口有血性泡沫出现。

（二）钳刮术

适用于孕10~14周者。适应证、禁忌证同负压吸引术。

由于胎儿较大，为保证钳刮术顺利进行，必须要充分扩张宫颈管。术前24小时常规消毒后用橡胶导尿管扩张宫颈管，也可于手术前3~4小时在阴道后穹隆部放置前列腺素制剂使宫颈软化扩张。术中将子宫颈充分扩张后，用卵圆钳顺子宫屈向进入宫腔，夹破胎膜使羊水流尽，再酌情应用缩宫素。钳夹胎儿及胎盘，必要时刮宫腔1周，检查钳出物是否完整，必要时送病理检查；检查是否出血。

现常用药物流产让胎儿娩出，胎盘用卵圆钳钳夹，减少因胎儿较大造成的损伤和出血。

（三）手术流产术并发症及处理

1. 人工流产综合反应 也称人工流产综合征，受术者在术中或手术刚结束时出现恶心呕吐、心率过缓、心律失常、血压下降、面色苍白、头晕，甚至出现昏厥和抽搐等迷走神经兴奋表现。发现症状应立即停止手术，给予氧气吸入，一般能自行恢复。严重者可静脉注射0.5~1mg阿托品。人工流产综合征发生的原因与受术者精神紧张、不能耐受子宫颈过度扩张、牵拉和过高的负压有关。因此，术前需做好受术者的心理护理，帮助其缓解紧张焦虑的情绪，扩张宫颈时操作要轻柔，吸宫时注意掌握适当负压，减少不必要的反复吸刮。

2. 子宫穿孔 是手术流产的严重并发症。多见于哺乳期子宫、瘢痕子宫、子宫过度倾屈或畸形者、操作技术不熟练等。手术时突然感到无宫底感觉，或手术器械进入深度超过原来所测的深度，提示子宫穿孔。一旦发生应立即停止手术，使用缩宫素和抗生素，密切观察受术者的生命体征，腹痛情况及有无内出血等征象。若发现内出血增多或怀疑腹内脏器损伤，应剖腹探查或腹腔镜检查，根据情况做相应的处理。

3. 吸宫不全 指术后仍有部分胚胎组织残留在宫腔内，是人工流产术常见的并发症，与操作者技术不熟练或子宫位置异常有关。术后阴道流血超过 10 天、量较多或者流血停止后再出现多量出血，应考虑吸宫不全。确诊后应立即清宫，术后使用抗生素预防感染。

4. 漏吸 指未能吸出胚胎或胎盘绒毛组织，主要与子宫畸形、子宫过度屈曲以及操作技术不熟练等有关。一旦发生漏吸应重新探查宫腔，再行吸宫术。

5. 术中出血 多由于妊娠月份较大、子宫收缩欠佳等原因所致。在扩张宫颈管后注射缩宫素，及时清除宫腔内残余组织。

6. 术后感染 多由于吸宫不全或流产后过早性交、器械消毒不严格及术中无菌操作不规范所致。主要表现为发热、腹痛、白带增多异味、阴道不规则出血等。给予半卧位休息，全身支持疗法，应用广谱抗生素。

7. 羊水栓塞 少见，往往由于宫颈损伤和胎盘剥离使血窦开放所致，即使发生羊水栓塞，其症状和严重性也不如晚期妊娠发生凶险。

8. 远期并发症 宫颈粘连、宫腔粘连、月经不调、慢性盆腔炎、继发性不孕等。

 素质提升

呵护我们的子宫

人工流产是避孕失败后的补救，无论是手术流产还是药物流产，都可能会对女性的身体造成损害，引发输卵管阻塞、子宫穿孔、宫腔粘连、子宫内膜异位症等并发症，还可能导致女性继发不孕，多次重复人工流产导致并发症及继发不孕的风险更高。有人工流产史特别是多次人工流产的妇女即使怀孕，也会增加自然流产、早产、胎盘异常等不良妊娠结局的发生风险，危害母婴安全。女性应该学会保护自己，呵护子宫，如果不想怀孕需要做好避孕措施，不要等到意外怀孕再选择人工流产方式来进行补救。

（四）护理要点

1. 术前护士应该热情接待、和蔼可亲，关心受术者，消除其紧张不安的心理。

2. 主动介绍手术过程，了解有无手术禁忌证，交代注意事项等；术中陪伴鼓励，使产生信任感和安全感。术后留观休息 1 小时，观察宫缩及阴道流血等。

3. 指导保持外阴清洁，术后禁止性生活、盆浴 1 个月。有发热、腹痛、阴道流血持续不净或增多者，应及时就诊。

4. 指导夫妻双方选择合适的避孕措施。需再孕者，下一次妊娠宜在月经复潮 6 个月后。

二、药物流产

药物流产是指用药物终止早期妊娠的方法。常用的药物是米非司酮片和米索前列醇。米非司酮是孕激素拮抗剂，能和孕酮竞争受体，阻断孕酮活性使妊娠终止。米索前列醇是前列腺素衍化物，具有兴奋子宫、诱发子宫收缩和软化宫颈作用。此两种药物配伍使用，终止早孕完全流产率可达 90% 以上。

（一）适应证

1. 早期妊娠≤49 日，确诊为宫内妊娠者，本人自愿要求使用药物终止妊娠者，可于门诊行药物流产。超过 49 日者应酌情考虑，必要时住院流产。

2. 手术流产的高危对象，如瘢痕子宫、多次流产手术及严重骨盆畸形等。

3. 对手术流产有恐惧心理者。

（二）禁忌证

1. 使用米非司酮的禁忌证 内分泌疾病、肝或肾功能异常、血液病、血栓性疾病等。

2. 使用前列腺素药物禁忌证 心血管疾病、青光眼、哮喘、癫痫等。

3. 其他 过敏体质、异位妊娠、带器妊娠、妊娠剧吐等。

（三）用药方法

米非司酮分顿服法和分服法。顿服法为 200mg 一次口服；分服法总量 150mg 米非司酮分 3 日口服。两种方法均于服药第 3 日早上口服米索前列醇 0.6mg，前后空腹 1 小时。

（四）护理要点

1. 详细评估孕妇健康史及身心状况，排除禁忌证。向孕妇详细讲解药物的原理、可能的不良反应，使其有充分的思想准备。服药前需确诊为宫内妊娠。

2. 指导孕妇掌握用药的方法，说明用药注意事项及不良反应。服药后少数孕妇会出现恶心、呕吐或腹泻等症状，大多会自行消失。服药后注意观察流血量及有无排出物，如见有组织排出应及时送医院就诊。

3. 一般服用米索前列醇后应留院观察 6 小时，2～4 小时排出胚胎，注意观察有无用药副反应及胚囊是否排出。医护人员认真检查排出的绒毛情况，判断流产是否完全。若药物流产失败、阴道流血过多或不全流产者，需行清宫术。

4. 指导正确避孕，再次妊娠应在月经复潮 6 个月后。

三、中期妊娠引产

中期妊娠引产可采用依沙吖啶引产和水囊引产。依沙吖啶是一种强力的杀菌剂，注入羊膜腔内或羊膜外宫腔内，能刺激子宫收缩，也能使胎儿中毒死亡，是目前常用的引产方法。水囊引产是将水囊置于子宫壁与胎膜之间，水囊内注入生理盐水，膨胀水囊增加宫内压力，刺激子宫引起宫缩，促使胎儿及附属物排出。以下内容主要介绍依沙吖啶引产。

（一）适应证

1. 妊娠满 13 周但不足 28 周，要求终止妊娠而无禁忌证者。

2. 孕妇因某种疾病不宜继续妊娠者。

3. 孕期检查发现胎儿畸形者。

（二）禁忌证

1. 急、慢性肝肾疾病和肝肾功能不良者；各种疾病的急性阶段。

2. 生殖器官急性炎症，如阴道炎、盆腔炎、穿刺部位皮肤感染等。

3. 剖宫产术或肌瘤挖出术 2 年内，瘢痕子宫，宫颈陈旧性裂伤等。

4. 术前 24 小时内两次体温≥37.5℃。

（三）物品准备

1. 溶液的配制 依沙吖啶安全用药量 100mg/次。

2. 羊膜腔内注入法 卵圆钳 2 把，腰椎穿刺针 1 个，弯盘 1 个，5ml 及 50ml 注射器各 1 个，洞巾 1 块，纱布 4 块，棉球若干，0.5% 聚维酮碘液等。

3. 宫腔内羊膜腔外注入法　长镊子2把，阴道窥器1个，宫颈钳1把，敷料镊2把，5ml及50ml注射器各1个，洞巾1块，纱布、棉球若干，0.5%聚维酮碘液，无菌手套1副，药杯，10号丝线等。

（四）操作方法

1. 经腹羊膜腔内注射法　①体位：孕妇取平卧位。②选取穿刺点：取宫底下2~3横指，中线旁开2~3cm，囊性感明显部位处为穿刺点。有条件者可在B超引导下进行。③消毒铺巾：以穿刺点为中心，常规消毒铺巾。④穿刺注药：将腰穿针刺入羊膜腔后，拔出针芯，见羊水溢出后，接注射器注入依沙吖啶。⑤退出穿刺针：拔出穿刺针，局部消毒，纱布压迫数分钟后，胶布固定。

2. 经阴道羊膜腔外宫腔内注入法　①体位：孕妇排空膀胱后取膀胱截石位。②常规消毒铺巾。③暴露宫颈：用阴道窥阴器暴露宫颈及阴道，再次消毒阴道及宫颈，用宫颈钳钳夹宫颈前唇。④插入导尿管：将无菌导尿管送入宫腔侧壁内宫壁与胎膜之间。插管深度应达宫腔深度的2/3，一般长20~30cm。⑤注入药液：将0.2%依沙吖啶液50ml的注射器接于导尿管外口上，缓慢推入药液，折叠并结扎外露的导尿管，置入阴道穹窿处并填塞纱布，24小时后取出纱布及导尿管

（五）术后并发症及处理

1. 全身反应　偶有在24~48小时内体温升高，一般不超过38℃。

2. 阴道流血　80%受术者出现阴道流血，量少于100ml。

3. 胎盘胎膜残留　疑有胎盘胎膜残留，可行清宫术。

4. 感染　发生率低，一旦发生感染征象，应立即处理。

（六）护理要点

1. 心理护理　护士应建立良好的护患关系，关心和尊重患者，耐心地解答其提出的任何问题。努力消除其紧张不安的心理。将引产方法的作用机制、特点、效果、适应证和禁忌证、注意事项、并发症等交代清楚，以得到患者的知情同意。

2. 术后护理　用药后患者不可擅自离开病房，尽量卧床休息，防止突然破水。应定时测量生命体征。严密观察宫缩，注意有无阴道流血或发热等情况。如有寒战、发热，应立即报告医生，遵医嘱处理。依沙吖啶引产一般注药后12~24小时开始出现宫缩，大约48小时娩出；若用药5天后仍未临产者即为引产失败，通报医生和家属，协商再次给药或改用其他方法。

3. 避免并发症　严格无菌操作，仔细检查胎儿、胎盘胎膜完整性，预防性使用抗生素，产后及时观察宫缩及阴道流血情况。

4. 健康教育　产后6周内禁止性生活及盆浴；产后立即采取回奶措施；指导休息，加强营养；为产妇提供避孕措施的指导。

目标检测

答案解析

选择题

【A1/A2 型题】

1. 我国妇女采用的主要避孕措施是（　　）

　　A. 安全期避孕　　　　　　B. 按规定口服避孕药　　　　　　C. 外用避孕套

　　D. 外用杀精剂　　　　　　E. 放置宫内节育器

2. 关于宫内节育器的取出时间，下列说法正确的（　　）

    A. 月经干净后半月

    B. 阴道出血多者，应止血后才能取出

    C. 带器妊娠者在人工流产时取出

    D. 月经干净后 3～7 天

    E. 以上都不正确

3. 药物流产适用于（　　）

    A. 妊娠 7 周内　　　　　　B. 妊娠 10 周内　　　　　　C. 妊娠 11～14 周内

    D. 妊娠 28 周内　　　　　　E. 妊娠 13 周内

4. 患者，女，30 岁，有滴虫性阴道炎。近 3 个月来月经周期紊乱，前来咨询避孕措施。最佳的选择是（　　）

    A. 口服避孕药　　　　　　B. 长效避孕药　　　　　　C. 自然避孕法

    D. 阴茎套　　　　　　　　E. 紧急避孕药

5. 张某，女，26 岁，近年来工作压力较大，不想要孩子，来院咨询避孕方法。作为护士，你认为最不恰当的避孕方法是（　　）

    A. 宫内节育器　　　　　　B. 口服避孕药　　　　　　C. 避孕套

    D. 输卵管结扎　　　　　　E. 安全期避孕

6. 蒋某，女，28 岁，产后 2 个月，母乳喂养，产妇要求对避孕方式进行指导，最适宜的避孕方法是（　　）

    A. 长效口服避孕药　　　　B. 短效口服避孕药　　　　C. 安全期避孕

    D. 避孕套　　　　　　　　E. 探亲避孕药

7. 张某，女，28 岁，已婚，G_3P_1，半年前足月顺产一女婴。停止哺乳后，因月经量过多，口服短效避孕药药物。关于此类药的副作用，正确的宣教内容是（　　）

    A. 长期用药体重会减轻

    B. 早孕反应轻则不需处理

    C. 漏服药引起阴道流血时需立即停药

    D. 一般服药后月经周期不规则，经量减少

    E. 紧急避孕药属于短效避孕药，副作用很小

8. 王某，女，40 岁，入院行经腹腔镜输卵管绝育术，术前护士发现以下哪种情况时，应及时通知医生考虑延期手术的是（　　）

    A. 体温 38℃　　　　　　　B. 心率 85 次/分　　　　　C. 血压 130/90mmHg

    D. 呼吸 30 次/分　　　　　E. 月经后 5 天

【A3/A4 型题】

(9～10 题共用题干)

李某，女，32 岁，因停经 50 天行人工流产术，术中患者突然出现面色苍白，恶心、呕吐、出冷汗。检查：血压 70/50mmHg，脉搏 48 次/分。

9. 该患者最有可能出现的是（　　）

    A. 羊水栓塞　　　　　　　B. 人工流产综合反应　　　C. 子宫穿孔

    D. 吸宫不全　　　　　　　E. 休克

10. 下列护理措施不正确的是（　　）

    A. 继续配合医生尽快结束手术

    B. 改变患者体位

    C. 给予阿托品 0.5～1mg 静脉注射

    D. 吸氧

    E. 安慰受术者

（蒋　佩）

书网融合······

本章小结　　　　　　　　微课　　　　　　　　题库

第十七章 妇女保健

PPT

◎ 学习目标

1. 通过本章学习，重点掌握妇女保健工作的意义、目的和妇女保健工作内容。

2. 能应用所学知识对女童期保健、青春期、生育期、围产期、绝经过渡期、老年期妇女进行保健指导。

妇女保健是以妇女为对象，运用现代医学和社会科学的基本理论、基本技能及基本方法，研究妇女身体健康、生理发育及心理行为的变化，分析其影响因素，制定有效的保健措施，对女性的儿童期保健、青春期、生育期、围产期、绝经过渡期、老年期各阶段进行健康维护和健康促进。

≫ 情境导入

情境描述　患者，女，45 岁，自诉近一年月经周期不规律，有时候经期 5～12 天不等，量多少不定，近一个月自感阵发性潮热、出汗、心烦、心悸，有时眩晕，失眠。

讨论　1. 陈女士目前处于女性一生中的哪一个时期？

2. 这个时期的保健内容有哪些？

第一节　概　述

（一）妇女保健工作的意义

妇女保健工作的宗旨是维护和促进妇女身心健康，采取以预防为主，以保健为中心，以保障生殖健康为核心，以群体为服务对象，面向基层，保健与临床相结合的工作方针，开展妇女保健工作，维护和促进妇女身心健康，提高人口素质，维护家庭幸福和后代健康。

（二）妇女保健工作的目的

妇女保健工作目的是通过积极的预防、普查、监护和保健措施，做好妇女各期保健以降低患病率，消灭和控制某些疾病及遗传病的发生，控制性传播疾病的传播，降低孕产妇及围生儿死亡率，促进妇女身心健康。

（三）妇女保健工作的组织机构

1. 行政机构

（1）国家卫生健康委员会设置妇幼健康司，负责拟订妇幼卫生健康政策、标准和规范，推进妇幼健康服务体系建设，指导妇幼卫生、出生缺陷防治、婴幼儿早期发展、人类辅助生殖技术管理和生育技术服务工作。

（2）省（直辖市、自治区）卫生健康委员会下设妇幼健康处。

（3）市（地）级卫生委员会内设妇幼健康科或预防保健科。

（4）县（市）级卫生健康委员会设妇幼健康科或预防保健科。

2. 专业机构

（1）妇幼卫生专业机构　各级妇产科医院，综合性医院妇产科、计划生育科、儿科，儿童医院，预防保健科，中医医疗机构中妇科、儿科，妇产科、儿科诊所以及各级妇幼保健机构。不论其所有制关系如何（全民、集体、个体），均属妇幼卫生专业机构。

（2）各级妇幼保健机构　①国家级：目前为国家妇幼保健中心负责管理。②省级（直辖市、自治区）：省（直辖市、自治区）妇幼保健院及部属院校妇产科、妇幼系。③（地）市级：（地）市妇幼保健院（所）。④县级：县级妇幼保健院（所）。

第二节　妇女保健工作内容

妇女保健工作内容包括妇女各期保健；实行孕产妇系统管理，提高围生期保健质量；计划生育指导；常见妇女疾病及恶性肿瘤的普查普治和贯彻落实妇女劳动保障制度。

（一）妇女各期保健

1. 女童期保健　女童期是指从新生儿至青春早期（10 周岁）的阶段。10 周岁之前，女童的生殖器官仍为幼稚型，外阴发育不完善，阴道黏膜菲薄，大小阴唇未发育，加之缺乏雌激素，阴道酸度低，对入侵的病原菌缺乏自净能力，易发生外阴阴道炎。因此，应增加此期的保健教育，以更好地维护女童的身心健康。主要包括：①关注女童的生殖卫生保健。2 周岁的女童已经能独立行走，应避免穿开裆裤，以减少外阴、阴道污染的机会。养成良好的排便习惯，定时排便，便后需自前向后擦拭。②培养良好的饮食习惯。婴儿期最佳的营养品是母乳，于出生后 6 个月开始添加辅食。幼儿期要均衡营养，食物多样化，少吃零食和甜食。以保证身体发育所需的能量。③培养其良好的生活习惯。充足的睡眠是生长发育的必要条件，能保证神经系统的正常发育。一般年龄越小所需睡眠时间越长，小儿平均每天睡眠时间不应少于 11 小时。④重视心理健康和体格锻炼。

2. 青春期保健　青春期保健的目的是通过健康教育、保健干预等使青春期女性为维护自己的身心健康主动寻求保健服务，保证青春期能健康过渡到成年期。此期以加强一级预防为主。①营养指导：注意营养成分的搭配，提高足够的热量，定时定量，三餐有度。②卫生指导：注意外阴部卫生；选择宽松、棉质、透气性好的内裤；作好月经期卫生保健指导。③乳房保健：青春期少女在乳房发育之后应适时佩戴胸罩，选择合适罩杯，临睡前应取下胸罩。加强营养和锻炼是乳房发育的必要条件。④性教育：青春期最常见的心理特点是性意识明显增强。通过性教育使女性掌握基本的卫生保健知识，正确对待和处理性发育过程中的各种问题，以减少非意愿妊娠率，预防性传播疾病。二级预防包括小儿、妇科常见病的筛查和防治。通过学校保健等普及对青少年的体格检查，及早筛查出健康和行为问题。三级预防包括对青年女性疾病的治疗与康复。

3. 生育期保健　生育期妇女生殖功能旺盛，生殖作为妇女健康的核心，此期应得到良好的有关避孕、节育技术服务及与生殖有关的医疗保健服务，以维护女性正常的生殖功能。通过加强孕产期保健，及时诊治高危孕产妇，降低孕产妇死亡率和围生儿死亡率；给予计划生育指导，避免妇女在生育期内因孕育或节育引发各种疾病；根据妇女的生理、心理及社会特征，加强疾病普查及卫生宣传，以便早期发现疾病，早期治疗，确保妇女身心健康。

4. 围产期保健　围产期保健是指从妊娠前开始历经妊娠期、分娩期、产褥期、哺乳期、新生儿期，为保证孕妇、胎儿、新生儿的健康而进行的一系列保健措施。包括孕前保健、孕期保健、分娩期保健、产褥期保健、哺乳期保健。

5. 绝经过渡期保健　由于绝经过渡期性激素的减少可引发一系列临床和精神心理症状。故此阶段保健的主要目的是提高妇女的自我保健意识和生活质量，帮助其顺利度过这一特殊时期。保健内容包括：合理安排生活，加强营养，适度运动，并保持心情愉悦；积极防治绝经前期月经失调；重视绝经后阴道流血；鼓励并指导妇女进行缩肛运动，预防子宫脱垂和张力性尿失禁；此期是妇科肿瘤好发年龄，应每年定期体检；在医师的指导下，采用激素替代疗法或补充钙剂等综合措施防治绝经综合征和骨质疏松症；此期妇女但仍可能排卵，必须坚持避孕，妇女经期紊乱时，可适时取出宫内节育器，同时指导其避孕至停经 1 年以上。

6. 老年期保健　国际老年学会规定 65 岁以后为老年期。由于生理上的变化，使老年人的心理和生活发生改变，产生各种心理障碍，易患各种疾病，如萎缩性阴道炎、子宫脱垂和膀胱膨出、直肠膨出、妇科肿瘤、老年性痴呆等。因此，应指导老年人定期体检，对疾病做到早发现、早诊断、早治疗，适度参加社会活动和从事力所能及的工作，保持生活规律，注意劳逸结合，防治老年期常见病和多发病，特别是要注意妇科肿瘤的防治，以利身心健康，提高生活质量。

💡 素质提升

促进妇女全生命周期健康

《中国妇女发展纲要（2021—2030 年）》提出，要建立完善妇女全生命周期健康管理模式。针对青春期、育龄期、孕产期、更年期和老年期妇女的健康需求，提供全方位健康管理服务。坚持保健与临床结合，预防为主、关口前移，发挥多学科协作优势，积极发挥中医药在妇幼保健和疾病防治中的作用。为妇女提供宣传教育、咨询指导、筛查评估、综合干预和应急救治等全方位卫生健康服务，提高妇女健康水平和人均健康预期寿命。作为一名护士，维护和促进妇女健康是我们的责任，需要勇于创新、不断探索的科学精神，在实践中做好妇女各期保健服务，不断创新妇女生命周期健康管理模式，提升妇女健康水平。

（二）计划生育技术指导

积极开展计划生育知识的健康教育及技术咨询，以妇女为中心，大力推广以避孕为主的综合避孕措施，人工流产只能作为避孕失败后的最后补救措施，不应作为避孕措施。指导夫妇双方选择安全有效的节育方法，降低非意愿妊娠，预防性传播疾病。严格掌握节育手术的适应证和禁忌证，减少和防止手术并发症的发生，提高节育手术质量，确保受术者的安全与健康。

（三）妇女常见疾病及恶性肿瘤的普查普治

健全妇女保健网络，定期对育龄妇女进行常见病及恶性肿瘤的普查普治工作，35 岁以上妇女每 1～2 年普查 1 次，做到早期发现、早期诊断及早期治疗。普查内容包括：妇科检查（外阴、阴道、宫颈、双合诊、三合诊）、阴道分泌物检查、宫颈细胞学检查、B 型超声检查。倡导接种 HPV 疫苗，预防宫颈癌。针对普查结果，制定预防措施，降低发病率，提高治愈率，维护妇女健康。

（四）妇女劳动保护

我国政府十分重视保护劳动妇女的健康。目前已建立较完善的妇女劳动保护和保健法规，现将有关法律法规介绍如下。

1. 月经期　女职工在月经期不得从事重体力劳动及冷水作业。

2. 妊娠期　妇女怀孕后在劳动时间进行产前检查，可按劳动工时计算；孕期不得延长工作时间，妊娠满 7 个月后不得安排夜班劳动；不允许在女职工孕期、产期、哺乳期降低基本工资或解除劳动合同；对有两次以上自然流产史者，现又无子女的女职工，应暂时调离有可能导致流产的工作岗位。

3. 产期 女职工顺产假为 98 日，其中产前休息 15 日，难产增加产假 15 日，多胎生育每多生一个婴儿增加产假 15 日。女职工怀孕未满 4 个月流产的，享受 15 日产假；怀孕满 4 个月流产的，享受 42 日产假。我国女职工执行计划生育可按本地本部门规定延长产假。随着我国生育政策的调整，不同地区延长了产假时间。

4. 哺乳期 对哺乳未满 1 周岁婴儿的女职工，用人单位不得延长劳动时间或者安排夜班劳动。每日工作应安排 1 小时的哺乳时间；生育多胞胎的，每多哺乳 1 个婴儿每日多增加 1 小时哺乳时间。

（五）女性心理保健

健康的心理对妇女的身心健康有非常重要的意义。尤其对女性度过一生中几个特定的时期更重要。

1. 月经期心理卫生 月经初潮来临，身心发生的巨大变化对少女造成焦虑、困惑、烦躁，这需要对少女进行适当的性教育。月经周期中激素水平的变化可能和相应的情绪变化有关，经期前后的乏力、烦躁不安、嗜睡是常见的心理行为症状，需适当运动以利于放松。

2. 妊娠期和分娩期心理卫生 妊娠期孕妇最常见心理问题是焦虑或抑郁，这时的心理卫生保健重点是充分休息，进行心理咨询和心理疏导。产妇的常见心理问题是不适应心理、焦虑紧张心理、恐惧心理、依赖心理。因此，在分娩过程中，医护人员要耐心安慰产妇，提倡开展家庭式产房，有丈夫或家属陪伴，消除产妇的焦虑和恐惧。

3. 产褥期心理卫生 产后常见的心理问题是焦虑和抑郁症，心理因素抑制催乳素及缩宫素释放，影响母乳喂养。此期的心理保健要依靠家人和社区妇幼保健人员及时了解产妇的心理问题和心理需要，及时给予心理疏导，鼓励母乳喂养和产后锻炼。

4. 绝经过渡期及老年期心理卫生 绝经过渡期和老年期妇女雌激素水平显著降低，导致神经体液调节紊乱，引起绝经前后的心理障碍。主要表现为抑郁、焦虑、情绪不稳定、身心疲乏、个性行为发生改变。随着机体逐步适应，内分泌环境重新建立平衡，这些心理反应也会逐渐消失。必要时加强心理咨询和健康教育，鼓励从事己所能及的工作和增加社会文体活动。

 知识链接

《中国妇女发展纲要（2021—2030 年)》之妇女与健康

2021 年 9 月国务院印发的《中国妇女发展纲要（2021—2030 年)》（以下简称纲要）提出，到 2030 年妇女平等享有全方位全生命周期健康服务。纲要在妇女与健康发展领域提出了主要目标：①妇女全生命周期享有良好的卫生健康服务，妇女人均预期寿命延长。②孕产妇死亡率下降到 12/10 万以下，城乡、区域差距缩小。③妇女的宫颈癌和乳腺癌防治意识明显提高。适龄妇女宫颈癌人群筛查率达到 70% 以上，乳腺癌人群筛查率逐步提高。④生殖健康和优生优育知识全面普及，促进健康孕育，减少非意愿妊娠。⑤减少艾滋病、梅毒和乙肝母婴传播，艾滋病母婴传播率下降到 2% 以下。⑥妇女心理健康素养水平不断提升。⑦普及健康知识，提高妇女健康素养水平。⑧改善妇女营养状况。预防和减少孕产妇贫血。⑨提高妇女经常参加体育锻炼的人数比例，提高妇女体质测定标准合格比例。⑩健全妇幼健康服务体系，提升妇幼健康服务能力，妇女健康水平不断提高。

第三节 妇女保健统计指标

妇女保健统计指标是客观评价妇幼保健工作的质量和反映妇女儿童健康状况最基本的指标，同时也为进一步制定妇幼保健工作规划，开展科研工作提供科学依据。

（一）孕产期保健质量指标

1. 孕产期保健工作统计指标

（1）孕产妇系统管理率＝期内孕产妇系统管理人数/活产数×100%

（2）孕产妇建卡率＝期内由保健人员建立的孕产妇保健卡（册）人数/同期活产数×100%

（3）产前检查率＝期内产妇产前检查总人数/期内活产数×100%

（4）住院分娩率＝期内住院分娩活产数/期内活产总数×100%

（5）产后访视率＝期内接受产后访视的产妇数/期内活产数×100%

2. 孕产期保健质量指标

（1）高危孕产妇比重＝期内高危孕产妇人数/期内孕产妇总数×100%

（2）妊娠期高血压疾病发生率＝期内妊娠期高血压疾病患病人数/期内孕妇总数×100%

3. 孕产期保健效果指标

（1）孕产妇死亡率＝年内孕产妇死亡数/年内活产总数×10万/10万

（2）围生儿死亡率＝（孕满28周或出生体重≥1000g的死胎、死产数＋产后7日内新生儿死亡数）/活产数（孕产妇）×1000‰

（3）新生儿死亡率＝期内新生儿死亡数/期内活产数×1000‰

（4）新生儿访视率＝期内接受1次及以上访视的新生儿人数/期内活产数×100%

4. 人口和计划生育统计指标

（1）人口出生率＝某年出生人数/该年平均人口数×1000‰

（2）人口死亡率＝某年死亡人数/该年平均人口数×1000‰

（3）人口自然增长率＝年内人口自然增长数/同年平均人口数×1000‰

（4）出生人口性别比＝出生男婴数/出生女婴数×100

（5）出生人流比＝期内人工流产总例数/同期活产总数

（二）妇女病普查普治统计指标

1. 妇女常见病筛查率＝该年该地区妇女常见病实查人数/某年某地区妇女常见病应查人数×100%

2. 妇女常见病患病率＝该年该地区妇女常见病患病总人数/某年某地区妇女常见病实查人数×10万/10万

3. 妇女病治愈率＝治愈例数/患妇女病总例数×100%

目标检测

答案解析

选择题

【A1/A2 型题】

1. 青春期最常见的心理特点是（　　）

    A. 智力水平提高　　　　B. 身心发展的矛盾性　　　　C. 强烈的独立意识

    D. 孤独寂寞　　　　E. 性意识增强

2. 青春期性教育的特点是（　　）

    A. 养成健康的生活方式　　　　B. 预防疾病和意外　　　　C. 法制和品德教育

    D. 性心理教育　　　　E. 社会适应性培养

3. 妇女保健工作的基本内容是（ ）

    A. 妇女各期保健   B. 妇女病普查普治   C. 劳动保护

    D. 计划生育指导   E. 以上都是

4. 关于妇女劳动保护内容，下列说法错误的是（ ）

    A. 妊娠女职工在劳动时间内进行产前检查，所需时间不计入劳动时间

    B. 女职工哺乳时间为 1 年，不得安排其上夜班

    C. 产期女职工难产增加产假 15 日

    D. 对妊娠 7 个月以上的女职工，用人单位不得延长劳动时间

    E. 不得在女职工妊娠期解除劳动合同

5. 对 35 岁以上妇女常见疾病和恶性肿瘤的普查普治应（ ）

    A. 每半年普查一次   B. 每 1~2 年普查一次   C. 每 2~3 年普查一次

    D. 每 3 年普查一次   E. 每 4 年普查一次

6. 青春期保健的一级预防不包括（ ）

    A. 合理的营养   B. 培养良好的个人生活习惯

    C. 筛查健康和行为问题   D. 进行心理卫生和性知识等教育

    E. 治疗春期女性疾病

7. 某女孩，12 岁。月经初潮，自觉胸部胀痛，情绪焦虑，对其健康教育内容首先是（ ）

    A. 正确的人生观教育   B. 经常开展同伴教育   C. 经常坐浴，保持清洁

    D. 正确的生理卫生指导   E. 适当增加户外活动

8. 王某，女，14 岁，初中生，认为青春期女性以瘦为美，长期节食导致神经性厌食症。护士的以下护理措施中最重要的是（ ）

    A. 引导其树立正确的审美观   B. 请家属协助配合   C. 提供各种丰富的食物

    D. 安排丰富的业余活动   E. 顺应女孩心理

9. 李某，女，42 岁，近半年来出现月经不规律，心情烦躁，下面关于绝经过渡期保健，错误的是（ ）

    A. 合理安排生活   B. 预防生殖器发生感染   C. 每年定期体检

    D. 防治绝经过渡期月经失调   E. 避孕至月经停止 3 个月以后

10. 陈某，女，30 岁，结婚 1 年后计划怀孕，应该到医疗保健机构接受的保健服务是（ ）

    A. 婚前保健   B. 孕前保健   C. 产前保健

    D. 产时保健   E. 产褥期保健

（蒋　佩）

书网融合……

本章小结   题库

第十八章　妇科常用护理技术

PPT

» 情境导入

  情境描述　患者，女，32岁，孕3产2，怀孕38周自然分娩一女婴，产后2天，主诉会阴疼痛，水肿明显。

  讨论　1. 护士采用哪种妇科护理技术可减轻会阴水肿？

     2. 在实施该护理技术时，有哪些护理要点？

第一节　坐　浴

坐浴是指通过水温和药液的作用，促进局部血液循环，减轻局部炎症与疼痛。

1. 目的　清洁外阴，控制和治疗炎症，促进血液循环，利于组织修复。

2. 适应证

（1）外阴、阴道手术或经阴道行子宫切除术的术前准备。

（2）治疗或辅助治疗外阴、阴道炎症、子宫脱垂患者。

（3）会阴切口愈合不良患者。

3. 物品准备　坐浴盆1个，30cm高的坐浴架1个，消毒小毛巾，水温计。根据患者病情准备和配置溶液。①滴虫阴道炎：常用1%乳酸，0.5%醋酸溶液，1∶5000高锰酸钾。②阴道假丝酵母菌病：2%~4%碳酸氢钠溶液。③外阴炎、其他非特异性阴道炎、外阴阴道手术术前准备：1∶5000高锰酸钾，1∶1000苯扎溴铵（新洁尔灭），0.02%的聚维酮碘（碘伏）等溶液。

4. 操作方法

（1）核对患者信息，解释坐浴的目的、方法和注意事项，取得患者配合。

（2）根据病情及治疗目的，配制坐浴液2000ml并调节温度。将坐浴盆置于坐浴架上。根据目的不同，坐浴分为3种：①热浴：水温41~43℃，适用于渗出性病变及急性炎症，可先熏后坐浴。②温浴：水温35~37℃，适用于慢性盆腔炎、术前准备等。③冷浴：水温14~15℃，刺激肌肉神经，使其张力增加，改善血液循环。适用于膀胱阴道松弛，性功能障碍等，坐浴时间2~5分钟。

（3）嘱患者排空膀胱后全臀和外阴部浸泡于溶液中。坐浴时间一般持续20分钟，坐浴完毕用消毒小毛巾擦拭外阴部。

（4）整理用物，洗手，记录。

5. 护理要点

（1）严格按照比例配置坐浴溶液，以免浓度过高烧伤皮肤黏膜或浓度过低影响治疗效果。坐浴水温适中，不能过高，以免烫伤皮肤。

（2）坐浴前将外阴及肛门周围擦洗干净。

（3）坐浴时需将臀部及外阴全部浸入药液中。

（4）月经期妇女、阴道流血者、孕妇及产后 7 日内禁止坐浴。

第二节　会阴擦洗

会阴擦洗是利用消毒液对会阴部进行擦洗和消毒的技术，是妇科临床护理中常用的护理操作技术。

1. 目的　保持会阴及肛门局部清洁，使患者舒适。促进会阴部伤口愈合，预防泌尿道和生殖道感染。

2. 适应证

（1）产后会阴部有伤口者；会阴部手术术后患者。

（2）妇科或产科手术后留置导尿管者。

（3）长期卧床，生活不能自理的患者。

3. 物品准备　会阴擦洗包（内有弯盘 2 个、卵圆钳 2 把、无菌纱布、无菌棉球若干），治疗巾或一次性垫巾 1 块，一次性手套 1 副。若行会阴冲洗，则准备冲洗壶 1 个，消毒溶液（如 1∶5000 高锰酸钾溶液、0.02% 聚维酮碘溶液等）500ml，无菌干棉球若干个，水温计，便盆。

4. 操作方法

（1）核对患者信息，评估患者会阴情况，向其解释会阴擦洗的目的和方法，取得患者配合。注意保护患者隐私，屏风遮挡或围帘隔离。

（2）嘱患者排空膀胱，取屈膝仰卧位。协助患者脱去一条裤腿，双膝屈曲向外分开，充分暴露外阴部，注意保暖。

（3）在患者臀下垫治疗巾，将弯盘放在治疗巾上。

（4）行会阴擦洗。第一遍自上而下、由外向内，分别擦洗阴阜、大腿内侧 1/3、大小阴唇、尿道口、阴道口、会阴体至肛门，初步擦净污垢。第二遍自上而下、由内向外，分别擦洗尿道口和阴道口、大小阴唇、阴阜、大腿上 1/3、会阴及肛门。会阴有伤口时，应以伤口为中心擦洗。擦洗至少 3 遍，第 3 遍同第 2 遍，每个棉球只能用 1 次，将用过的棉球放于弯盘内，直至把分泌物擦干净。

（5）操作结束后，协助患者穿衣裤，取舒适体位，撤去臀下治疗巾。

（6）整理用物，洗手，记录。

5. 护理要点

（1）操作中动作轻柔，严格执行无菌原则。擦洗时注意观察会阴部及伤口情况，有无红肿、分泌物性质和伤口的愈合情况，如有异常应及时处理。

（2）擦洗时掌握由上到下的原则，擦过肛门的棉球和卵圆钳均不可再用。

（3）留置尿管的患者，应注意尿管是否通畅，避免脱落、打结或牵拉。

第三节　阴道冲洗

阴道冲洗是利用消毒液对阴道进行清洗的技术。通过阴道冲洗使宫颈和阴道保持清洁，避免子宫切除过程中阴道和盆腔相通，细菌或病原体进入盆腔引起感染，以减少术后阴道残端炎症等并发症。

1. 目的 清洁阴道，减少阴道分泌物，促进血液循环，缓解局部充血达到控制和治疗炎症的目的。

2. 适应证

（1）各种阴道炎、宫颈炎的治疗。

（2）子宫切除术前或阴道手术前的常规阴道准备。

3. 物品准备 一次性阴道冲洗器 1 个（带有控制冲洗压力和流量的调节开关），阴道窥器 1 个，弯盘 1 个，卵圆钳 1 把，无菌棉球和纱布若干，一次性手套 1 副，治疗巾或一次性垫巾 1 块，水温计 1 支，输液架 1 个，便盆 1 个。冲洗液（常用的溶液有 0.02% 碘伏溶液、0.1% 苯扎溴铵溶液、生理盐水、2% ~4% 碳酸氢钠、0.5% 醋酸、1% 乳酸、4% 硼酸溶液、1：5000 高锰酸钾）。

4. 操作方法

（1）核对患者的床号、姓名、住院号，向其解释阴道冲洗的目的和方法，取得患者配合，保护患者隐私。

（2）嘱患者排空膀胱，协助患者取膀胱截石位，臀下铺治疗巾，放置便器。

（3）根据患者的病情配置冲洗液 500 ~1000ml，将装有冲洗液的阴道冲洗器挂于床旁输液架上，其液面距离床沿 60 ~70cm，排去管内空气，试水温（41 ~43℃）适当后备用。

（4）护士戴手套，右手持灌洗头柄部，开放止水夹，先冲洗外阴，然后分开小阴唇，将灌洗头插入阴道深部，边冲洗边在阴道内转动灌洗头；也可用阴道窥器暴露子宫颈后再冲洗，冲洗时转动窥器，以将阴道穹及侧壁冲洗干净。

（5）当冲洗液剩 100ml 左右时，关上开关。用阴道窥器者轻轻下压窥阴器，使阴道里的液体流出。协助患者坐于便盆上，保证阴道内残留液体流出。

（6）冲洗结束后用干纱布擦干外阴，撤去便盆、治疗巾，协助患者穿衣裤。

（7）整理用物，洗手，记录。

5. 护理要点

（1）冲洗液以 41 ~43℃ 为宜，温度过低可使患者不舒适，温度过高则可能烫伤阴道黏膜。

（2）冲洗器与床沿的距离不超过 70cm，以免压力过大，使冲洗液体或污物进入子宫腔或冲洗液与局部作用的时间不充足。

（3）冲洗头插入不宜过深，操作轻柔，切勿损伤阴道黏膜和宫颈组织。

（4）产后 10 日或妇科手术 2 周后的患者，出现阴道分泌物混浊、有臭味，阴道伤口愈合不良、黏膜感染坏死时，可行低位冲洗，冲洗器的高度一般不超过床沿 30cm。

（5）无性生活史女性一般不做阴道冲洗，必要时可用导尿管冲洗，不能使用窥阴器。

（6）宫颈癌患者有活动性出血时为防止大出血，禁止冲洗。

（7）月经期、妊娠期、产褥期、人工流产术后宫颈口未闭、不规则阴道出血的患者不宜阴道冲洗，以免感染。

第四节　阴道或宫颈上药

阴道或子宫颈上药是将治疗性药物经过阴道涂抹到阴道壁或子宫颈黏膜上，达到局部治疗作用。因为此操作简单，可在门诊由护士执行，也可教会患者在家自行治疗。

1. 目的 治疗各种阴道或宫颈炎症。

2. 适应证 各种阴道炎、子宫颈炎及术后阴道残端炎。

3. 物品准备 阴道窥器 1 个，长镊子 1 把，一次性手套 1 副，无菌治疗巾 1 块，消毒长棉签，带尾线的大棉球/纱球，无菌棉球若干，便盆。

常用药品有：①阴道后穹窿塞药：甲硝唑、制霉菌素等片剂、丸剂、栓剂等。②局部非腐蚀性药物：1%甲紫、新霉素、氯霉素等。③腐蚀性药物：20%～50%硝酸银溶液、20%或100%的铬酸溶液等。④宫颈棉球上药：止血药、消炎止血药、抗生素等。⑤喷雾器上药：土霉素、呋喃西林、乙烯雌酚、磺胺嘧啶等。

4. 操作方法

（1）核对患者信息，向其解释操作的目的和方法，取得患者配合。

（2）嘱患者排空膀胱，协助取膀胱截石位，臀下铺治疗巾或一次性臀垫。

（3）上药前先行阴道冲洗或擦洗，用阴道窥器暴露宫颈，用消毒的干棉球试去宫颈黏液或炎性分泌物，使药物直接接触炎性组织面以取得良好效果。根据病情及治疗目的可采用以下方法。

1）阴道后穹窿塞药　常用于滴虫性阴道炎、外阴阴道假丝酵母病、萎缩性阴道炎及慢性宫颈炎等患者。护士用长镊子夹取药片放置道阴道后穹窿处，也可指导患者自行用药。护士可指导患者于临睡前洗净双手，取蹲位或半坐卧位，左手分开阴唇，右手示指将药片沿阴道后壁向上、向后推进，直到示指完全进入为止。为保证药物局部作用的时间，宜睡前用药。

2）局部用药　包括腐蚀性及非腐蚀性药物的应用，常用于宫颈炎或阴道炎患者。①非腐蚀性药物：如1%甲紫、新霉素、氯霉素，可用长棉球蘸药液直接涂擦于阴道壁或子宫颈。②腐蚀性药物：用长棉签蘸少许20%～50%硝酸银溶液涂于宫颈糜烂面，并插入宫颈管内约0.5cm，片刻后用生理盐水棉球洗去表面残余的药液，再用干棉球吸干，每周1次，2～4次为一疗程。

3）宫颈棉球上药　适用于子宫颈亚急性或急性炎症伴有出血者。用窥阴器充分暴露子宫颈，用长镊子夹持带有尾线的宫颈棉球浸蘸药液后塞压至子宫颈处，同时将窥阴器轻轻退出阴道，然后取出镊子，以防退出窥器时将棉球带出或移动位置，将线尾露于阴道口外，并用胶布固定于阴阜侧上方。嘱患者放药12～24小时后拉尾线将棉球取出。

4）喷雾器上药　适用于非特异性阴道炎及萎缩性阴道炎患者。各种阴道用药的粉剂如土霉素、呋喃西林等药均可用喷雾器喷射，使药物粉末均匀散布于炎性组织表面上。

（4）上药完毕，撤去治疗巾，协助患者穿衣裤，取舒适体位。

（5）整理用物，洗手，记录。

5. 护理要点

（1）使用非腐蚀性药物时，应转动窥阴器，使阴道各壁均能涂上药物。

（2）应用腐蚀性药物时要保护阴道壁及正常组织。上药前应将纱布或小棉球垫于阴道后壁及后穹窿部，以免药液下流灼伤正常组织；药物涂好后用棉球吸干，随即取出棉球或所垫纱布。

（3）阴道栓剂宜晚上或休息时上药，以免活动时脱出，影响治疗效果。

（4）棉签上的棉花必须捻紧，涂药须向同一方向转动，避免棉花落入阴道。

（5）未婚妇女上药时不用窥阴器，可用长棉签上药。

（6）经期或子宫出血者不宜阴道上药。

（7）用药期间应禁止性生活。

第五节　会阴湿热敷

会阴湿热敷是应用热原理及药物化学反应直接接触皮肤患区，促进局部血液循环，增强局部白细胞吞噬作用和组织活力的一种护理技术。

1. 目的 促进局部血液循环，加强组织再生，抗炎、消肿、止痛，以促进伤口愈合。

2. 适应证

（1）会阴部水肿及会阴血肿的吸收期。

（2）会阴伤口硬结及早期感染等患者。

3. 物品准备 治疗碗2个，无菌镊2把，无菌纱布若干，无菌治疗巾，棉签若干，医用凡士林，热水袋或红外线灯，热敷溶液常用煮沸的95%乙醇或50%硫酸镁溶液。有伤口需要换药者备换药用。

4. 操作方法

（1）核对患者信息，向其解释会阴湿热敷的目的，取得患者配合。

（2）嘱患者排空膀胱，协助其松解衣裤，暴露会阴部，臀下铺治疗巾。

（3）热敷部位先涂一薄层凡士林，盖上无菌纱布，再轻轻敷上浸有热敷溶液的温纱布，外面覆盖棉布垫保温。

（4）每3~5分钟更换热敷垫一次，热敷时间为15~30分钟。可将热水袋置于棉布垫外保温，减少敷料更换次数，或使用红外线灯照射。

（5）热敷后移去敷料，观察热敷部位皮肤，用纱布擦净皮肤上的凡士林。

（6）撤去治疗巾，协助患者穿好衣裤，整理床单位、用物。洗手，记录。

5. 护理要点

（1）会阴湿热敷应在会阴擦洗、清洁局部伤口后进行。

（2）湿热敷的温度一般为41~48℃。湿热敷面积应为病损面积的2倍。

（3）湿热敷过程中注意观察患者的反应，对休克、昏迷及术后皮肤感觉不灵敏的患者应密切观察，警惕烫伤。

（4）湿热敷过程中，护理人员应随时评价热敷效果，为患者提供生活护理。

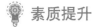 **素质提升**

妇科护理操作中的人文关怀

　　妇科常用护理技术涉及女性隐私部位，具有特殊性和私密性。作为妇科护士，不仅要技术好、质量高，更要有爱心、同情心和责任心，耐心向患者解释操作目的和配合要点，解除心理负担，建立良好的护患关系。如何遵循"以人为中心"的护理理念，科学地运用人性化护理，努力使护理对象在心理、社会、精神上处于满足而舒适的状态，减少或降低不适的程度，在细微之处体现对生命和健康的关爱，作为妇科护士，我们还需要更多的思考和努力。

目标检测

答案解析

选择题

【A1/A2 型题】

1. 阴道冲洗一次冲洗液量为（　　）

　　A. 1300~1500ml　　　　　　B. 1100~1200ml　　　　　　C. 900~1000ml

　　D. 500~1000ml　　　　　　E. 300~400ml

2. 以下不属于会阴擦洗目的的是 （　　）

  A. 防止生殖系统和泌尿系统的逆行感染　　　B. 保持会阴部清洁

  C. 消除外阴部水肿、减轻疼痛　　　　　　　D. 会阴、肛门手术前准备

  E. 宫颈炎的治疗

3. 会阴湿热敷的时间为 （　　）

  A. 40 ~ 60 分钟　　　　　　B. 20 ~ 30 分钟　　　　　　C. 15 ~ 30 分钟

  D. 5 ~ 10 分钟　　　　　　　E. 5 ~ 8 分钟

4. 以下不属于会阴湿热敷目的的是 （　　）

  A. 术前准备　　　　　　　　B. 减轻局部肿胀　　　　　　C. 软化会阴伤口

  D. 促进局部血液循环　　　　E. 消除疼痛

5. 宫颈癌患者有活动性出血者为防止大出血，应禁止 （　　）

  A. 会阴擦洗　　　　　　　　B. 会阴湿热敷　　　　　　　C. 坐浴

  D. 阴道冲洗　　　　　　　　E. 阴道上药

6. 陈某，女，52 岁，因妇科手术 2 周后，阴道伤口愈合不良等，行低位灌洗，冲洗与床沿距离不超过 （　　）

  A. 20cm　　　　　　　　　　B. 30cm　　　　　　　　　　C. 40cm

  D. 50cm　　　　　　　　　　E. 60cm

7. 李某，女，45 岁，患有急性宫颈炎并伴有出血，护士在行宫颈棉球上药后，棉球取出的时间是 （　　）

  A. 1 ~ 2 小时　　　　　　　B. 8 ~ 10 小时　　　　　　　C. 12 ~ 24 小时

  D. 24 ~ 48 小时　　　　　　E. 24 ~ 72 小时

【A3/ A4 型题】

患者，女，48 岁，因性交后阴道出血 3 天就诊，入院检查后诊断为宫颈癌，需做广泛性子宫切除和盆腔淋巴结清扫术。

8. 手术前 1 天的准备内容不包括 （　　）

  A. 阴道冲洗　　　　　　　　B. 皮肤准备　　　　　　　　C. 导尿

  D. 镇静　　　　　　　　　　E. 肠道准备

9. 该患者术后保留尿管时间是 （　　）

  A. 1 ~ 2 天　　　　　　　　B. 3 ~ 5 天　　　　　　　　C. 6 ~ 9 天

  D. 10 ~ 14 天　　　　　　　E. 2 ~ 3 周

10. 指导患者进行会阴坐浴，操作不正确的是 （　　）

  A. 水温约为 40℃　　　　　　B. 浸泡 20 ~ 30 分钟　　　　C. 液体量约为 1000ml

  D. 坐浴前需排空膀胱　　　　E. 选用药物为 2% ~ 4% 碳酸氢钠

（蒋　佩）

书网融合……

    本章小结　　　　　　　　　微课　　　　　　　　　题库

参考文献

[1] 谢幸，孔北华，段涛. 妇产科学［M］.9 版，北京：人民卫生出版社，2018.

[2] 谭严，王玉. 妇科护理学［M］. 北京：中国医药科技出版社，2018.

[3] 夏海鸥，妇产科护理学［M］.9 版，北京：人民卫生出版社，2019.

[4] 王丽君. 妇科护理［M］. 北京：人民卫生出版社，2020.

[5] 许红，张蕾. 妇产科护理学［M］.2 版，北京：人民卫生出版社，2020.

[6] 李耀军，妇产科护理学［M］.3 版，北京：科学出版社，2022.

[7] 安力彬，陆虹. 妇产科护理学［M］.7 版，北京：人民卫生出版社，2022.

[8] 王玉东，生秀杰，张师前，等. 妊娠期卵巢肿瘤诊治专家共识（2020）［J］. 中国实用妇科与产科杂志，2020，36（05）：432－440.

[9] 汪利群，顾向应，刘欣燕，等. 早中期妊娠合并卵巢肿瘤终止妊娠的中国专家共识［J］. 中国实用妇科与产科杂志，2021，37（06）：654－659.

[10] 郎景和. 协和的守望：林巧稚和她的医生们［M］. 北京：生活•读书•新知三联书店，2021.

[11] 中华医学会妇产科学分会妇科盆底学组. 盆腔器官脱垂的中国诊治指南（2020 年版）［J］. 中华妇产科杂志，2020，55（5）：300－306.

[12] 国务院印发《中国妇女发展纲要（2021－2030 年)》和《中国儿童发展纲要（2021－2030 年)》［J］. 上海护理，2021，21（10）：22.

[13] 阴道毛滴虫病诊治指南（2021 修订版）［J］. 中华妇产科杂志，2021，56（01）：7－10.

[14] 中国抗癌协会妇科肿瘤专业委员会. 子宫颈癌诊断与治疗指南（2021 年版）［J］. 中国癌症杂志，2021，31（6）：474－489.

[15] 中国抗癌协会妇科肿瘤专业委员会. 子宫内膜癌诊断与治疗指南（2021 年版）［J］. 中国癌症杂志，2021，31（6）：501－512.

[16] 中国抗癌协会妇科肿瘤专业委员会. 卵巢恶性肿瘤诊断与治疗指南（2021 年版）［J］. 中国癌症杂志，2021，31（6）：490－500.

[17] 中国抗癌协会妇科肿瘤专业委员会. 妊娠滋养细胞疾病诊断与治疗指南（2021 年版）［J］. 中国癌症杂志，2021，31（6）：520－532.

[18] 华医学会妇产科学分会妇科内分泌学组. 排卵障碍性异常子宫出血诊治指南［J］. 中华妇产科杂志，2018，53（12）：801－807.

[19] 中华医学会妇产科学分会绝经学组. 绝经管理与绝经激素治疗中国指南（2018）［J］. 中华妇产科杂志，2018，53（11）：729－739.

[20] 中国医师协会妇产科医师分会子宫内膜异位症专业委员会. 子宫腺肌病诊治中国专家共识［J］. 中华妇产科杂志，2020，55（6）：376－383.